THÉRAPEUTIQUE OCULAIRE

PAR

L. DE WECKER

LEÇONS RECUEILLIES ET RÉDIGÉES

PAR

LE Dr MASSELON

REVUES PAR LE PROFESSEUR

Avec figures dans le texte

PREMIÈRE PARTIE

PARIS

OCTAVE DOIN, ÉDITEUR

8, PLACE DE L'ODÉON, 8

—

1878

Tous droits réservés.

THÉRAPEUTIQUE OCULAIRE

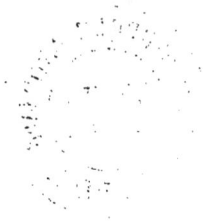

PARIS. — TYPOGRAPHIE TOLMER ET ISIDOR JOSEPH,
rue du Four-Saint-Germain, 43.

THÉRAPEUTIQUE OCULAIRE

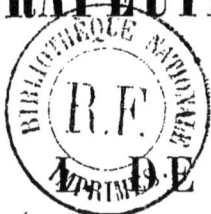

PAR

L. DE WECKER

Leçons recucillies et rédigées

PAR

LE Dr MASSELON

REVUES PAR LE PROFESSEUR

Avec figures dans le texte

PREMIÈRE PARTIE

PARIS

OCTAVE DOIN, ÉDITEUR

8, PLACE DE L'ODÉON, 8

—

1878

INTRODUCTION

MESSIEURS,

On est unanime à reconnaître que, parmi toutes les branches de la médecine, l'ophthalmologie est celle qui soit plus spécialement parvenue à un degré de perfectionnement tel, qu'on puisse la ranger parmi les sciences exactes. Elle doit ce haut degré de développement au concours des études expérimentales et physiques, ainsi qu'aux nombreux moyens d'exploration auxquels, mieux que tout autre organe, se prête celui de la vision. Pourtant jamais l'ophthalmologie n'aurait acquis, parmi les sciences sœurs, cette grande renommée de précision et de sûreté si, dans le dédale de ses recherches, elle n'avait eu constamment comme fil conducteur, comme guide, le but que doit poursuivre toute science médicale, celui de guérir.

Depuis vingt-cinq ans, c'est-à-dire depuis qu'*Helmoltz* nous a doté du moyen d'explorer l'intérieur de l'œil, depuis les recherches physiologiques qui nous ont dévoilé le fonctionnement physique de l'œil, recherches auxquelles *Donders* a, à jamais, attaché son nom, depuis enfin que *de Græfe* a voué son incomparable talent de clinicien aux études ophthalmologiques, notre spécialité a été en quelque sorte transformée de fond en comble. Parallèlement à cette transformation, nous sommes heureux de le reconnaître, a marché la thérapeutique oculaire.

Il m'a paru utile, messieurs, de fixer votre attention par une série de leçons sur le revirement que la thérapeutique oculaire a subi dans ce dernier quart de siècle, dont les travaux ont révolutionné l'ophthalmologie, et de vous faire profiter des ressources nombreuses dont elle a, à sa grande gloire, fait bénéficier l'humanité. Cette tentative m'a paru d'autant plus justifiée que, il faut le reconnaître, l'art de guérir est, au détriment du plus grand nombre, encore trop monopolisé en ophthalmologie.

Je puis aller plus loin, non-seulement la connaissance des nombreux moyens dont la thérapeutique oculaire s'est enrichie n'a guère pénétré dans l'esprit de la plupart des membres de notre vaste famille médicale, mais il règne chez la majorité de nos confrères, en ce qui touche le traitement des maladies des yeux, un esprit tel, que je serai tolérant en ne l'appelant qu'hérétique.

A cet égard je rappelle toujours le fait d'une révolution qui éclata en Chine, où le peuple voulait expulser les médecins, les accusant d'accroître le nombre des maladies. L'empereur, désirant agir avec justice et voulant se convaincre si les plaintes de ses sujets étaient en réalité fondées, divisa ses provinces, ne laissant aux médecins le droit d'exercer leur profession que dans une moitié de ses États. De studieux mandarins dressèrent, après un certain nombre d'années, une statistique sur l'état de santé et la mortalité du vaste empire chinois, et apprirent à l'empereur qu'aucune différence ne pouvait être constatée entre les provinces dotées et celles dépourvues de médecins. Aussi l'empereur, reconnaissant la fausseté de l'accusation portée contre les médecins et leur innocence parfaite, leur accorda libre exercice dans toute l'étendue de l'empire.

Il serait, à mon avis, dangereux pour le corps médical de renouveler pareille expérience en Europe, en ce qui concerne les soins à donner aux malades atteints d'affections des yeux, et vous ne me taxerez pas d'exagération si vous parcourez les établissements de jeunes aveugles et si vous vous rendez compte que le plus grand nombre des pensionnaires ont été privés de la vue par des maladies qui, comme l'ophthalmie des nouveau-nés, ne doivent jamais, lorsqu'elles sont bien soignées et en temps convenable, entraîner la perte de la vision.

Cette tentative de réunir en un faisceau, par une série de leçons, l'exposé des grandes ressources thérapeutiques dont jouit l'ophthalmologie moderne pourrait peut-être vous paraître manquer d'opportunité pratique ; vous me direz que, le plus souvent, pour exécuter ses prescriptions, il faut la main exercée d'un opérateur et que, s'il y a en effet monopole, il est justifié par cette particularité que la thérapeutique oculaire est en grande partie chirurgicale.

A ces objections, je répondrai qu'il y aurait déjà un très-grand bénéfice pour l'humanité à ce que tout médecin praticien sût soigner rationnellement les maladies oculaires, dont le traitement ne réclame aucune intervention opératoire, et que, par cette seule diffusion de connaissances, on verrait sûrement, dans un certain laps de temps, les asiles et les maisons d'aveugles se dépeupler dans une forte proportion et, conséquemment, l'État se trouver dégrevé d'une lourde charge. Car, qui a jamais calculé ce qu'un chirurgien ignorant en ophthalmologie, appelé cependant, dans un vaste établissement, à donner des soins principalement aux enfants atteints d'ophthalmies, coûte à l'État par l'accumulation des pensions que reçoivent ses anciens malades, qu'il n'a pas réussi à guérir, pour ne pas dire qu'il a empêchés de guérir ?

Je ne nie pas que les plus brillants succès de l'ophthalmologie ne lui soient fournis par la chirurgie oculaire ; mais s'il n'est pas donné à tous de prendre le couteau et d'agir, n'est-ce pas déjà rendre un signalé service à un malade que de reconnaître si une intervention chirurgicale est opportune ou urgente, et de faire qu'une main agisse, même si ce n'est pas la nôtre? Est-ce que vous ne pensez pas que la confiance qu'une famille place dans un médecin ne s'accroisse considérablement, si celui-ci, après avoir reconnu avec précision qu'une opération était indiquée, a su faire un choix éclairé de l'opérateur? J'ai ordinairement vu qu'en pareil cas la reconnaissance se partageait également entre celui qui avait agi et celui qui avait conseillé, et souvent même elle s'étalait avec plus d'expansion pour ce dernier.

Le plan de ces leçons sera le suivant : nous parcourrons ensemble la thérapeutique des membranes enveloppantes de l'œil, en commençant par les paupières. Après avoir terminé cet exposé par les milieux de l'œil et le nerf optique, nous arriverons aux annexes, les muscles, l'orbite et les voies lacrymales. Ne pouvant pas comprendre dans ces leçons une description des procédés opératoires, nous nous bornerons à les indiquer et les préciser, et nous nous efforcerons surtout de bien exposer les méthodes thérapeutiques accessibles à tout praticien.

Le très-vaste matériel clinique dont nous disposons me permettra, je l'espère, d'accompagner chaque exposé théorique d'une série d'exemples pratiques, en vous fournissant ainsi véritablement la *demonstratio ad hominem*.

Si ces leçons arrivaient à vulgariser la connaissance de nos ressources thérapeutiques médicales, si elles pouvaient contribuer à bien préciser les cas où l'intervention chirurgicale devient urgente, je me flatterais d'avoir fait chose utile et mon but se trouverait atteint.

Paris, 15 novembre 1877.

MALADIES DES PAUPIÈRES

PREMIÈRE LEÇON

MALADIES DE LA PEAU DES PAUPIÈRES

Avant d'aborder le traitement des diverses maladies cutanées dont les paupières peuvent devenir le siége, il sera indispensable d'étudier si, par sa structure anatomique, le derme de la région palpébrale se différencie de celui du reste de la face et de l'enveloppe générale du corps. La peau des paupières est délimitée en haut par le sourcil placé au devant de l'arcade osseuse homonyme, et en bas par le pli palpébro-malaire, qui descend un peu plus bas que le rebord orbitaire. Quoique se continuant directement avec la peau du visage qui lui est contiguë, celle des paupières s'en différencie par ses nombreux plis, résultant du fonctionnement de ces voiles membraneux et en corrélation avec la durée de ce fonctionnement. Joint à une flaccidité remarquable du tissu sous-cutané, ce plissement permet une très-grande extensibilité par soulèvement de cette portion du derme.

Un caractère essentiel de la peau des paupières, c'est que son tissu sous-cutané se montre absolument dépourvu de graisse; en outre, entre la conjonctive, qui est la continuation directe du tégument externe, et la peau mince des paupières, il n'existe pas seulement interposée une couche musculaire, mais encore on trouve une plaque de tissu cellulaire enfeutré et condensé à laquelle on a donné improprement le nom de cartilage tarse. La peau des paupières est donc extrêmement fine, ridée, à tissu cellulaire sous-cutané dépourvu de graisse, éminemment extensible et superposée à une trame de tissu cellulaire condensé très-résistante.

Les maladies cutanées dont nous avons à traiter dans cette première leçon sont : 1° les *épanchements ;* 2° les *hypérémies,* et 3° les *inflammations ;* les *hypertrophies* et les *tumeurs,* enfin les *sécrétions morbides,* dont le tégument des paupières peut devenir le siége, feront l'objet de la seconde leçon.

1° Les épanchements des paupières peuvent être *a*) séreux, *b*) sanguinolents et *c*) de nature gazeuse.

Épanchements séreux.

a) Un point de prédilection pour les épanchements séreux sous-cutanés nous est fourni par les paupières, et cela est si vrai, que fréquemment l'inspection de cette région engage le praticien à porter son attention de préférence sur le système circulatoire et les fonctions d'excrétion. Mais à part cet œdème symptomatique et celui qui accompagne si souvent le développement d'un petit furoncle ou d'un bouton d'acné occupant le bord palpébral, formes dont le traitement ne réclame aucuns soins particuliers, nous rencontrons chez de très-jeunes sujets à constitution faible et lymphatique, ou chez des vieillards anémiés, une variété d'œdème qui effleure, par sa persistance et la dilatation des vaisseaux lymphatiques qui l'accompagne, une forme de tuméfaction dont nous aurons à dire un mot plus tard, c'est-à-dire le *lymphangiome.* Cette sorte d'œdème est très-rebelle au traitement, qui doit consister de préférence dans la compression continue, mais légère, obtenue au moyen d'un bandeau compressif en flanelle qu'on laisse appliqué toute la nuit et qu'on pratique, chez des sujets à imagination inquiète, avec de la ouate aromatisée. Afin d'accélérer la résorption de la sérosité infiltrée, on applique à diverses reprises une couche de collodion riciné et l'on prescrit des lotions spiritueuses (avec de l'eau de Cologne simplement ou un mélange d'alcoolat de lavande, de romarin et d'alcool à 90°, par parties égales, 50 grammes de chacun par exemple).

Ce n'est que dans le cas où ces moyens seraient restés inefficaces qu'on se déciderait à quelques mouchetures des paupières; ou bien, si les paupières œdématiées recouvraient les yeux comme un voile, on en viendrait à l'excision de quelques plis verticaux qui, en se cicatrisant, attireraient en haut la paupière tombée.

b) Les *extravasations sanguines* des paupières sont le plus souvent l'effet d'une contusion. Ces épanchements peuvent atteindre des proportions considérables, mais ne réclament le plus souvent aucune intervention, quelque abondants qu'ils puissent être. Ils se résorbent en effet très-rapidement et ne tendent guère à se transformer en abcès phlegmoneux. En Angleterre, cette arène de la boxe, on ne se décide à une évacuation instantanée que pour permettre la continuation de ces luttes sauvages, menacée par la trop grande distension qu'acquièrent parfois les paupières. Si le traitement n'a guère à jouer dans les épanchements sanguins un rôle de quelque importance, ces extravasations ont, comme vous le savez, une valeur considérable au point de vue du diagnostic des fractures craniennes; bien moindre est leur signification comme symptôme d'un état morbide général facilitant la diapédèse.

c) L'*emphysème des paupières*, qui peut se produire par suite d'une rupture des voies lacrymales, d'une fracture des parois osseuses des fosses nasales, ou consécutivement à l'établissement d'une communication avec les sinus frontaux et sphénoïdaux, n'oblige guère à un traitement direct. Bénigne dans les deux premiers cas, cette affection ne peut nécessiter que l'emploi, pendant quelques jours, d'une compression méthodique, sans que jamais il soit indiqué de recourir à une évacuation de l'air, à quelque haut degré d'ailleurs que soit portée la distension. Maligne par excellence, lorsqu'elle

Épanchements sanguins.

Emphysème des paupières.

ésulte d'une fracture du crâne qui a déterminé une communication avec les sinus sphénoïdaux, cette sorte d'emphysème ne réclamera dans aucun cas une attention particulière au point de vue du traitement.

2° L'*hypérémie* des paupières est susceptible d'occuper la totalité des voiles protecteurs de l'œil ou de ne siéger exclusivement qu'au bord palpébral. Nous ne traiterons pour le moment que de la première forme, nous réservant de parler de la seconde à l'occasion de la blépharite dont elle n'est souvent que le prélude.

La congestion érythémateuse des paupières peut n'être que symptomatique d'une inflammation du voisinage et principalement du périoste orbitaire ; elle est alors la conséquence d'un obstacle siégeant du côté de la veine faciale ou de l'ophthalmique supérieure. Enfin l'érythème en question se présentera seulement comme symptôme précurseur d'une inflammation généralisée de la peau. Dans tous les cas, l'affection ne saurait devenir le sujet d'un traitement direct.

Il n'en est plus ainsi lorsque l'érythème constitue une entité pathologique. Généralement d'une persistance désespérante, cette forme d'érythème est un sujet de désolation pour les malades et surtout pour les femmes, à cause de la défiguration qui en résulte en faisant apparaître, comme par un dessin, la forme des creux orbitaires. Ce fâcheux aspect des paupières devient d'autant plus accusé que, par suite de la persistance d'une légère tuméfaction et de la rougeur des parties hypérémiées, ainsi que consécutivement au relâchement des fibres musculaires de l'orbiculaire, il se développe une pigmentation d'une teinte plombée pendant que le réseau veineux se dessine d'une façon assez disgracieuse.

C'est surtout cette défiguration qui réclame l'intervention du médecin, car la légère sensation de cuisson et l'augmentation directe de la température ne présente guère d'inconvénients pour le malade. La très-grande persistance que nous avons signalée comme caractère de cette désagréable affection, doit déjà engager à explorer soigneusement l'état général de santé du sujet, afin de diminuer autant que possible tout trouble provenant directement des organes circulatoires ou d'un fonctionnement irrégulier de la respiration.

Le traitement direct n'offre que de faibles ressources, et consiste à accélérer par une irritation passagère la circulation dans les parties hypérémiées. Nous obtenons ce résultat en passant rapidement sur les parties hypérémiées une légère couche d'une solution de nitrate d'argent (1 gramme pour 30), quoique la teinte plombée se trouve ainsi passagèrement accentuée ; ou bien, ce que les malades préfèrent généralement, en plaçant à plusieurs reprises sur les paupières, pendant cinq à dix minutes, des compresses imbibées d'une solution de sous-acétate de plomb liquide (4 pour 300) ou de sulfate de zinc (1 pour 300). La contraction vasculaire peut encore être provoquée par l'emploi répété de lotions avec de l'esprit-de-vin rectifié (eau de Cologne), ou en appliquant avec un pinceau une légère couche d'un mélange d'huile de cade et d'esprit-de-vin (parties égales), en ayant la précaution de se tenir soigneusement éloigné des commissures palpébrales et de se servir du pinceau bien étanché. C'est exceptionnellement que l'on réussira à atteindre le but désiré par l'application d'une couche de collodion, ou par une compression nocturne des paupières avec le bandeau compressif. La métallothérapie pourrait peut-être avoir quelque effet avantageux dans ces cas rebelles. Actuellement le maquillage et le charbonnage du bord des paupières, dans le but d'obtenir plutôt un effet de contraste, arriveront encore mieux, chez bien des femmes, au résultat réclamé que nos moyens thérapeutiques.

3° L'*inflammation* nous occupera maintenant, mais autant toutefois qu'elle a envahi la totalité des paupières, et qu'elle ne s'est pas localisée sur leur bord, sous une des diverses formes de blépharite. Les états morbides dont nous avons à parler d'abord sont l'érysipèle et le phlegmon des pau-

Inflammations des paupières.

pières. Nous traiterons ensuite des inflammations circonscrites, de l'orgelet, de l'anthrax, etc.

Erysipèle.

a) L'*érysipèle* qui, au point de vue anatomique, n'est constitué que par une dissémination de petits abcès microscopiques, avec transsudation séreuse généralisée du derme, n'est le plus souvent que symptomatique d'une semblable inflammation du tégument de la face, et se rattache toujours à une lésion du derme (écorchure, furoncle, etc.). Pour le médecin, l'érysipèle palpébral a une importance particulière en ce sens que, tout en restant localisé aux voiles palpébraux, la confluence de ces innombrables abcès microscopiques peut donner lieu à la formation d'un abcès ou d'un phlegmon diffus. En outre, on ne doit pas oublier à quel danger l'œil est exposé ou, pour mieux dire, le nerf optique, par suite de la propagation de la phlegmasie au tissu de l'orbite et principalement à la capsule de Tenon. Ayons aussi présent à l'esprit que, dans certains cas, l'inflammation, portant surtout sur les veines, peut se propager aux sinus veineux et déterminer des accidents rapidement mortels.

Toutes ces considérations font que le traitement doit être dirigé avec la plus grande attention, quoi qu'il ne diffère pas essentiellement de celui de l'érysipèle des autres régions. Après avoir débarrassé le malade, au moyen de purgations salines, de toute constipation, on pourra recourir, si la température est très-augmentée, à l'emploi des compresses froides et même glacées qui amènent souvent beaucoup de soulagement, sans que l'on ait à redouter de prétendues métastases. L'emploi du froid ne sera cependant pas poussé au point de déterminer une anesthésie cutanée qui, de son côté, est fort pénible pour le malade. Si l'on constate que l'érysipèle a la moindre tendance à se propager, il faudra encadrer toutes les parties tuméfiées avec des bandelettes de taffetas de Vigo qui seront renouvelées tous les jours.

Une exploration des plus attentives par le palper, devra nous rassurer sur ce point, qu'il n'existe pas une confluence en masse de leucocythes tendant à la formation d'un abcès ou d'un phlegmon diffus. En pareil cas on s'empresserait de recourir aux compresses émollientes, afin de localiser autant que possible la suppuration à laquelle on fournira une issue par une ouverture pratiquée promptement, principalement si l'on remarque la moindre tendance au développement d'une phlébite.

b) Le *phlegmon* des paupières peut donner lieu à des distensions énormes par l'accumulation du pus qui, ordinairement, s'entasse d'une manière circonscrite dans le tissu cellulaire lâche et dépourvu de graisse de la peau située en deçà du rebord orbitaire. Le plus souvent ce sont de fortes contusions qui provoquent ces phlegmons, s'ils ne sont pas partis d'un sac lacrymal enflammé ou du périoste malade, circonstances qu'il est de toute nécessité d'éclaircir préalablement. En règle générale, l'ouverture des abcès des paupières doit être précoce, et, s'il n'existe pas une tendance marquée à ce que l'abcès fuse vers la conjonctive, l'incision doit être faite en longeant le bord ciliaire. Il est surtout important de suivre ce conseil pour la paupière supérieure, afin de ne pas voir le pus s'y accumuler comme dans une sorte de poche. Dans les cas où le pus a très-largement décollé la peau, il ne faut ménager ni l'étendue, ni le nombre des sections ; en outre, on appliquera, immédiatement après l'évacuation du pus, le bandeau que l'on renouvellera souvent, en ayant soin de laver chaque fois avec de l'eau phéniquée (5 grammes pour un litre) et de tenir ainsi les plaies aussi propres que possible. La guérison, dans le cas de simple phlegmon, s'effectue de cette manière très-rapidement et, vu la multiplicité des plis de la paupière, il n'y a aucune crainte à avoir qu'une cicatrice ne persiste, même quand on a largement débridé la peau.

c) Furoncle, orgelet (hordeolum), anthrax des paupières, bouton d'Alep, pustule maligne (œdème charbonneux), pustule variolique. Nous avons vu, messieurs, que l'inflamma-

Phlegmon

Furoncle

tion généralisée de la peau n'empruntait guère de particularités, au point de vue de son traitement, à la conformation anatomique et histologique de la région qu'elle occupait. Il en est à peu de chose près ainsi pour les inflammations localisées et circonscrites d'une partie du tégument, dont je viens de vous donner l'énumération. Le furoncle qui se développe près d'un follicule pileux du bord palpébral, et qui est connu sous le nom vulgaire d'orgelet, est susceptible, tout en étant une chose insignifiante, de compromettre parfois la considération du praticien. L'extensibilité considérable du tissu sous-cutané de cette région, la facilité à s'imbiber de sérosité au moindre flux inflammatoire, font que la paupière, surtout la supérieure, se gonfle souvent d'une manière démesurée et acquiert une teinte violacée ; cette paupière recouvrant une conjonctive bulbaire soulevée par un chémosis gélatineux qui se presse près de l'angle externe et fait saillie en dehors de la fente palpébrale, en même temps qu'une légère sécrétion muco-purulente agglutine les cils, il en résulte que l'œil prend un aspect rappelant le début d'une ophthalmie purulente intense. Dans de grandes familles, on voit quelquefois le médecin de la maison effrayé demander une consultation pour un pareil cas. Cependant, s'il avait soigneusement palpé la paupière, il aurait trouvé qu'en pressant le long du bord palpébral, le malade accusait une vive douleur sur le point occupé par le corps du délit ; en outre, l'absence d'une sécrétion véritablement purulente, de larmoiement, ainsi que de tout gonflement de la conjonctive tarsienne, révélant le début d'une ophthalmie purulente, devaient amplement le rassurer. L'emploi de cataplasmes et, chez les personnes résolues, une petite incision de la partie indurée avec le bistouri auront bien vite dissipé l'inquiétude répandue dans l'entourage du malade, par la méprise du médecin.

Furonculose palbébrale.

Quelque insignifiante et inoffensive que semble l'apparition d'un furoncle de la paupière, la répétition de cette maladie, autrement dit la *furonculose palpébrale*, peut créer au médecin le plus expérimenté de grandes difficultés. L'irritation qui est la cause de ces inflammations localisées autour des follicules pileux et sébacés, peut provenir d'un séjour trop prolongé du cil dans la gaîne que vient déjà d'occuper un nouvel hôte ; l'épilation doit donc être recommandée tous les deux ou trois jours, mais on doit l'exécuter simplement à l'aide d'une légère traction exercée sur la rangée des cils. Cette même irritation résulte encore de ce que, chez certaines personnes, il se fait une condensation anormale dans le produit des glandes sébacées, soit du revêtement palpébral même, soit des glandes tarsiennes. Afin d'obvier à cet inconvénient, on recommande d'enduire, avant le coucher, le bord palpébral avec un corps gras le moins irritant possible, et à cet effet se place en première ligne la pommade à l'oxyde de zinc prescrite d'après la formule suivante :

> Oxyde de zinc. . . . . . . 0,50 centigr.
> Cold cream non parfumé. 10 grammes.

L'action si favorable de l'oxyde de zinc (*nihilum album*) est attestée, comme vous le savez, par un proverbe qui existe en bien des langues et d'après lequel il est dit que « rien n'est bon pour les yeux ». Évidemment c'est encore une fois faire allusion à la question de l'opportunité en thérapeutique oculaire de l'intervention d'un médecin peu expert.

Il faut en outre éloigner toute cause d'irritation directe du tégument des paupières, recommander les lotions, le matin, avec de l'eau très-chaude afin d'obtenir un nettoyage exact et une propreté absolue de cette région si exposée à être souillée, s'opposer au froissement répété des paupières par les massages intempestifs auxquels nombre de personnes se livrent au réveil, exercer une surveillance sur la monture de lunettes ou autres instruments optiques, loupes, microscopes, etc., afin que les paupières ne se trouvent pas fréquemment heurtées.

Pendant toute la durée du traitement on relèvera la nutrition au moyen des préparations ferrugineuses ou arsénicales, et l'on aromatisera (*sit venia verbo*) l'excrétion cutanée par un abondant usage de l'eau goudronnée.

Vous excuserez, messieurs, la longueur de cet exposé, en considérant que la *furonculose palpébrale* a créé, surtout chez de jeunes sujets, un état tellement désespérant que l'on en est venu à l'emploi des dérivatifs les plus barbares (et aussi absolument inutiles), comme les sétons, les larges vésicatoires à la nuque, etc., en même temps que l'on faisait voyager les malades au loin et séjourner dans les stations thermales.

Anthrax, bouton d'Alep, de Biskara.

Sous l'influence de conditions nutritives et climatériques spéciales, le furoncle peut acquérir les proportions d'un *anthrax* et en Orient prendre les caractères du bouton *d'Alep*, de *Biskara*, de *Bagdad*, etc. « Car chaque pays, dit le regretté *Godard*, a sa variété de bouton.» Le point essentiel pour le médecin est, dans la majorité de ces cas, d'arriver par des incisions à débrider rapidement et largement, afin que la compression et l'étranglement des vaisseaux n'amènent pas, dans les tissus, le sphacèle qui caractérise ces affections. Une propreté extrême est ici de rigueur et s'obtient surtout au moyen de jets pulvérisés d'eau phéniquée ou d'acide salicylique en solution.

Acide salicylique . . . . . 5 grammes.
Borate de soude. . . . . . 1 gramme.
Eau distillée. . . . . 1 litre.

Pustule maligne, œdème charbonneux.

Dans le cas où, indépendamment de l'affection locale, on soupçonne une tendance à l'infection virulente, il faut toujours rechercher par quel moyen le virus a pu être colporté, pour déterminer les formes si funestes de la *pustule maligne* ou de l'*œdème charbonneux*. La situation sociale et la profession du malade peuvent déjà fournir de précieux renseignements, surtout si l'on considère combien fréquemment s'opère le frottement des paupières avec des mains maculées. J'aurais pu vous présenter, messieurs, il y a quelques mois, une bouchère qui, ne se faisant pas scrupule de débiter à ses clients de la viande charbonneuse, passa par distraction ses mains sur son œil droit ; le charbon dépouilla complétement cet œil de ses paupières.

Toutes les fois que l'on redoute une infection charbonneuse, il faut tâcher de localiser le mal par une cautérisation facile à diriger et à limiter. Sous ce rapport, le galvano et le thermo-cautère sont des moyens souverains. Cette cautérisation est une sauvegarde et pour le sujet même, en empêchant l'absorption du virus, et pour son entourage en prévenant la contagion. Lorsqu'on a ainsi agrandi, par la brûlure, la destruction du tégument des paupières, il ne faut jamais oublier de recourir à une réparation par la greffe dermique, dès que les plaies deviennent bourgeonnantes, sujet sur lequel nous reviendrons d'ailleurs à l'occasion des brûlures.

L'*éruption variolique* des paupières réclame une attention particulière afin d'éviter que la rangée de pustules, qui longe dans bien des cas le bord ciliaire, ne vienne à amener une destruction profonde du derme, suivie de l'oblitération de tout l'appareil glandulaire et des follicules pileux de cette région, en déterminant une calvitie et une rougeur du bord des paupières, désignées sous le nom de *madarosis*. Dès le début du développement des pustules, on recouvrira les paupières de bandelettes imbriquées de taffetas de Vigo qui longeront exactement le bord ciliaire, et on prescrira un repos absolu, difficile à obtenir, il est vrai, chez les enfants. Comme pendant cette période il existe toujours une sécrétion conjonctivale exagérée, on écartera de temps en temps les paupières et on lavera l'œil avec de l'eau carbolisée chaude (au centième). Les paupières bien séchées, on les saupoudrera soigneusement avec un mélange de poudre de riz et d'oxyde de zinc. A-t-on à donner des soins dans un cas où une érup-

Éruption variolique.

tion pustuleuse s'est effectuée (ce qui arrive d'ailleurs parfois, en dépit de l'imbrication avec les bandelettes), on s'efforcera de s'opposer au bourgeonnement du derme par des
cautérisations avec le nitrate d'argent, dont les effets seront
circonscrits avec un pinceau trempé dans de l'eau salée. Au
moment de la rétraction cutanée, on surveillera surtout
l'emplacement des points lacrymaux inférieurs, afin qu'un
larmoiement ne s'établisse pas et n'éternise pas l'irritation
conjonctivale.

Eczéma.

d) Eczéma. Nous nous occuperons de l'eczéma des paupières, surtout à l'occasion de la blépharite, actuellement
nous dirons quelques mots de cette affection lorsqu'elle
occupe la totalité des paupières et qu'elle s'y est spontanément développée, comme il arrive sur des enfants à peau
délicate, blonds, chez lesquels l'eczéma se localise de préférence dans des régions à peau fine et fréquemment humectée.
Il est vrai que le traitement ne nécessite pas en pareil cas de
modifications particulières à celui généralement employé
pour cette dermatose. Rappelons seulement que les compresses avec le nitrate d'argent ou le sulfate de zinc (1 pour
300) agissent merveilleusement lorsqu'il s'agit d'un eczéma
rubrum et à sécrétion abondante ; on s'oppose en outre à
une humectation continuelle en saupoudrant la région avec
un mélange d'amidon et d'oxyde de zinc (parties égales). En
général les corps gras sont mal supportés par ces enfants à
peau fine, aussi les évitera-t-on autant que possible, et lorsqu'après l'emploi des compresses astringentes, l'épiderme
se sera raffermi, on aura immédiatement recours aux préparations goudronnées (huile de cade et alcool, parties
égales).

Herpès palpébral

e) Herpès palpébral. Nous avons deux formes d'herpès à
signaler ici : une absolument bénigne, analogue à l'hydroa
fébrile, qui apparaît avec une légère brûlure, sans douleurs
véritables, sous forme de plaques, souvent assez symétriquement superposées sur les deux paupières et ne réclamant

d'autre traitement que l'emploi de poudres desséchantes (amidon); l'autre, l'herpès ophthalmique ou zona, qui est une affection grave se développant sous l'influence d'une altération morbide des branches de la cinquième paire, et se compliquant ordinairement d'inflammation du côté du globe oculaire. Les vives douleurs qui accompagnent cette éruption peuvent nécessiter l'emploi des injections de morphine, de liniments avec le chloroforme, et surtout l'usage des courants continus, lorsque la névralgie péri-orbitaire persiste. L'éruption herpétique elle-même ne devient pas non plus le sujet d'un traitement, à part peut-être l'usage d'une poudre desséchante.

Nous arrivons maintenant aux affections inflammatoires du bord palpébral même.

f) Hypérémie du bord palpébral et blépharite. Le bord des paupières peut devenir le siége d'une congestion chronique, à la suite d'une élimination tardive des cils, consécutivement à une excrétion lente des produits des glandes tarsiennes et cutanées ; cet état congestif se montre aisément par le fait de légères irritations conjonctivales résultant d'une évacuation irrégulière des larmes, ou d'un excès dans l'afflux de celles-ci qu'un effort trop soutenu dans l'application des yeux provoque, ainsi qu'il arrive lorsque les personnes atteintes d'un vice de réfraction exercent la vue d'une manière continue. Cette hypérémie du bord ciliaire, à part qu'elle menace de se transformer en véritable inflammation ou blépharite, offre déjà par elle-même le grave inconvénient de rendre les yeux, comme on dit vulgairement, très-tendres ou sensibles, et d'interdire aux personnes ainsi atteintes un travail nocturne prolongé, de leur rendre insupportable le séjour dans un air confiné, vicié par la fumée de tabac, et de les exposer, si elles veulent résister à la gêne (picotements, difficulté de tenir les yeux ouverts) qu'elles éprouvent, à de fréquents accès de catarrhe conjonctival. Le traitement de cette affection si répandue rentre dans celui de la blépharite,

Hypérémie palpébraie.

2

disons seulement que si certaines pommades, dans la composition desquelles entre comme principe actif le précipité rouge, ont pu, à l'instar des pommades de la Poste, de la veuve Farnier, de Montebello, etc., acquérir une réputation populaire, c'est parce qu'on en a fait, dans cette maladie si commune, un usage prolongé et méthodique, et que nombre de personnes en ont ainsi retiré un véritable bénéfice, en employant ces remèdes avec bien plus de ténacité et de persévérance que si elles en avaient reçu la prescription d'un médecin.

Blépharite. La *blépharite*, qui le plus souvent dérive des mêmes causes que la simple hypérémie, n'est le plus ordinairement rien autre chose qu'une des diverses formes d'*eczéma* qu'on peut, lorsqu'il a été provoqué par une cause émanant directement de l'œil, appeler *traumatique*, tandis qu'on désignera comme *spontanés* les cas où le rôle prédominant reviendra à la constitution générale du sujet, à des dispositions diathésiques. Disons tout de suite que les blépharites unilatérales sont constamment de nature traumatique et provoquées par une humectation excessive et prolongée, résultant de la stagnation des larmes.

Parmi la diversité des formes d'eczéma dont le bord palpébral peut devenir le siége, nous avons à distinguer une *blépharite simple* (eczéma furfuracé, rubrum), une *blépharite hypertrophique* (eczéma chronique avec induration du derme) et une *blépharite exulcéreuse* (les diverses variétés d'eczéma sycomateux). De même que les formes variées de pityriasis, et d'eczéma peuvent, dans d'autres régions (sur le cuir chevelu, par exemple), laisser des traces ineffaçables, de même aussi nous voyons, à la suite de ces affections, apparaître sur le bord des paupières une calvitie très-disgracieuse, une destruction suppurative d'une multitude de glandes (tarsiennes et cutanées), un épaississement souvent très-inégalement réparti, laissant des vestiges indélébiles.

La chronicité de l'affection eczémateuse peut donc entraîner des désordres irréparables constituant une véritable infirmité pour ceux qui en sont victimes. Cela est d'autant plus vrai que l'arrondissement du bord palpébral, le défaut de coaptation exacte des paupières, la déviation des cils, par suite d'une rétraction cicatricielle des parties circonvoisines ou des follicules suppurés, engendrent un cercle vicieux en provoquant des larmoiements, des irritations conjonctivales, dont il est fort difficile de délivrer le malade. Disons en passant que les maladies parasitaires et la production de champignons dans les follicules sont, dans nos contrées occidentales, tout à fait exceptionnelles.

Evidemment il est nécessaire de bien reconnaître l'étiologie de chaque cas (ce qui est fort difficile dans les blépharites anciennes), afin de pouvoir instituer un traitement rationnel ; en outre, il faut se bien pénétrer de l'idée qu'une guérison complète n'est possible que pour les cas simples, tandis que dans les formes hypertrophique et ulcéreuse on se voit ordinairement réduit à pallier les désordres. Quoique le traitement des variétés d'eczéma joue ici un rôle capital, la région où l'eczéma s'est localisé, les désordres qu'il peut déjà avoir amenés, fournissent, pour les soins à donner, des indications particulières. Dans toutes les variétés de blépharite, la *propreté* des paupières a une importance considérable. Donc, chez tous les malades, il faut recommander des lotions chaudes avec de l'eau simple ou additionnée de quelques gouttes d'extrait de saturne si la peau est faiblement excoriée, ou conseiller des lotions d'eau savonneuse chaude si le sujet est enclin à la séborrhée. Les personnes soigneuses feront usage d'une petite pince à curette (fig. 1), avec laquelle elles débarrasseront le bord palpébral de toutes les pellicules ou croûtes.

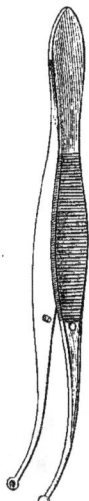

Fig. 1.

Une épilation des cils n'est nécessaire que dans les cas où il s'agit d'une forme sycomateuse d'eczéma, lorsque l'on voit qu'autour de la racine épaissie des cils il se forme de

petits abcès ou que les cils mal formés, sur des points devenus le siége de cicatrices, se dirigent contre le globe oculaire. Toutes les autres variétés d'eczéma peuvent être traitées
sans recourir à une épilation toujours pénible pour le
malade et fort disgracieuse.

Dans tous les cas où il s'agit de blépharite par eczéma
furfuracé, rubrum, sans excoriations, sans formation de
croûtes, on fait bien de recourir simplement à l'emploi de
l'huile de cade qu'on applique journellement ou tous les
deux jours avec un pinceau à aquarelle bien étanché, en se
gardant de se trop rapprocher des commissures. Après avoir,
par l'usage des préparations goudronnées, bien raffermi le
derme, on peut recourir à l'emploi d'une pommade au
précipité rouge que le malade, au moment de se coucher,
applique lui-même, à l'aide d'un petit pinceau, sur l'emplacement des cils, avec la précaution de n'en déposer qu'une
très-mince couche. La formule que nous employons le plus
ordinairement est la suivante :

Précipité rouge obtenu par voie humide.   5 centigrammes.
Sous-acétate de plomb liquide. . . . . . . 10 gouttes.
Cold-cream non parfumé et très-frais . .   5 grammes.

L'usage prolongé de cette pommade doit surtout être
recommandé aux personnes prédisposées à l'acné et à la
séborrhée.

Dans tous les cas de blépharite à forme d'eczéma impétigineux, où des croûtes plus ou moins épaisses se sont formées, où le bord palpébral se montre épaissi, l'usage des
cataplasmes joue un rôle principal, et, comme tel, on peut
recourir à l'emploi d'une pommade de plomb que nous avons
baptisée du nom de *pommade antiblépharitique*, et qui se
rapproche, comme composition, de celle que *Hebra* emploie

dans les cas d'eczéma impétigineux. Voici sa composition :

Emplâtre de plomb. ⎫ ââ. . 30 grammes.
Huile de lin. . . . . ⎭
Baume du Pérou . . . . . . 1 gr. 50.

L'emplâtre doit autant que possible être frais et exactement débarrassé de la glycérine. On le fait fondre au bain-marie avec l'huile et on ajoute le baume, en remuant jusqu'à complet refroidissement. Une bonne confection de cette pommade ne s'obtient qu'à condition d'opérer sur une assez grande quantité et de la renouveler souvent. On enduit avec cette pommade de petits ronds de toile (en forme de lunettes) avec lesquels on recouvre les yeux, que l'on tient fermés pendant toute la durée de la nuit. Le matin, on enlève soigneusement avec de l'eau chaude ce qui peut rester de pommade attachée aux cils. Un emploi prolongé de cette pommade, à l'usage nocturne de laquelle on s'habitue fort bien dans le cas de non-cohabitation, doit toujours être recommandé dans les blépharites hypertrophiques.

Dans ces circonstances, on peut aussi avec avantage recourir à une ancienne formule connue sous le nom de baume de Saint-Yves.

Beurre très-frais. . . . . 90 grammes.
Cire blanche. . . . . . . 15 »
Oxyde rouge de mercure. 10 »
Tuthie préparée. . . . . . 4 »
Camphre trituré . . . . . 2 gr. 25
Huile d'œufs . . . . 2 grammes.

On passe tous les soirs une couche de ce baume sur les paupières, en évitant autant que possible sa pénétration dans le cul-de-sac conjonctival.

Dans les formes où l'hypertrophie est très-accusée, on tirera de bons effets du moyen, récemment employé, suivant : après avoir saisi la paupière dans la pince de Desmares ou de Snellen afin d'éviter l'écoulement du sang, on procèdera avec l'aiguille à tatouage à un piquetage profond et serré des parties hypertrophiées, puis on imprégnera, à l'aide d'un pinceau, les piqûres d'une solution concentrée de nitrate d'argent qui sera immédiatement neutralisé par le sel marin. Ces petites plaies, ainsi cautérisées en l'absence de l'écoulement du sang, deviennent le centre d'une rétraction qui s'étend par la multiplicité des piqûres à toute la paupière.

Le moyen souverain, dans toutes les variétés de blépharite ulcéreuse (acné mentagra), consiste dans l'emploi des caustiques, soit sous forme de compresses (1 gramme de nitrate d'argent, de sulfate de zinc ou de cuivre pour 300 grammes d'eau), soit, lorsque les petits ulcères se tiennent circonscrits aux follicules pileux, au moyen d'une cautérisation directe avec un crayon de nitrate d'argent mitigé, suivie d'une neutralisation avec du sel marin. L'épilation des cils malades précédera cette cautérisation, qui ne sera répétée que lorsque les croûtes des précédentes cautérisations se trouveront détachées. En pareil cas, on peut, dans les intervalles des cautérisations, passer chaque jour, sur le bord des paupières, un pinceau trempé dans une solution de nitrate d'argent (1 gramme pour 20), et neutraliser immédiatement, afin d'empêcher que cette solution concentrée ne s'insinue dans le cul-de-sac conjonctival.

Il est presque inutile d'ajouter que l'on devra surveiller attentivement l'évacuation régulière des larmes, la sécrétion conjonctivale, et qu'on tâchera de régulariser le fonctionnement de la peau par des ablutions généralisées avec de l'eau salée ou de l'eau de mer.

La santé générale deviendra le sujet d'une préoccupation constante; on prescrira l'emploi des préparations arsenicales et ferrugineuses aux sujets faibles et diathésiques, et on surveillera soigneusement le fonctionnement des yeux (correction de toute amétropie); on évitera la tension prolongée de l'accommodation et surtout les veilles, ainsi que tout ce qui peut congestionner la face (repas trop copieux, boissons alcooliques).

Je terminerai les affections inflammatoires du tégument des paupières par quelques mots sur les *affections syphi- litiques* dont il peut devenir le siége. Les ulcérations primi- tives et secondaires, les éruptions pustuleuses et papuleuses, enfin les productions gommeuses peuvent se montrer sur les paupières. On ne s'étonnera pas de voir apparaître des acci- dents primitifs sur cette région de la face, si l'on songe com- bien est répandue l'habitude d'embrasser sur les yeux. Le développement de gommes est aussi bien plus fréquent qu'on ne le croit généralement. On sait que dans les cas où une éruption gommeuse envahit la face, elle choisit comme point de prédilection les sourcils. En outre, le bord palpébral est aisément occupé par une série de petites gommes qui, s'ex- ulcérant, constituent une variété de blépharite fort rebelle désignée sous le nom de *gommeuse*. Cette affection nécessite un traitement particulier, consistant dans l'emploi de com- presses imbibées d'une solution de sublimé (1 gramme pour 500) et l'application, la nuit, de bandelettes de taffetas de Vigo imbriquées.

Affections syphilitiques.

Il est bien entendu que toutes les affections syphilitiques des paupières, menaçant de laisser des désordres graves du côté de ces voiles protecteurs, exigent l'usage des mercuriaux, et on ne cédera pas sans un sérieux danger à l'entêtement et aux ridicules préjugés des anti-mercurialistes. La cure d'inonction fera la base de ce traitement et, comme moyen topique, à part les compresses de sublimé, on aura recours, dans les cas où il s'agit de déterger de vastes gommes ulcé- rées, à des nettoyages avec le pulvérisateur, en employant de faibles solutions de sublimé (0,50 centigrammes pour 1000). Le calomel à la vapeur projeté avec le pinceau, en très-légère couche, peut aussi être utilement employé.

Dans les anciennes ulcérations secondaires, qui présentent parfois autour des paupières détruites une persistance éton-

nante, on joindra à la cure d'inonction, des lavements d'iodure de potassium (2 lavements par jour, à 2 grammes pour
60 d'eau), ainsi que des transpirations prolongées obtenues,
soit par des tisanes sudorifiques, soit par des injections sous-
cutanées de pilocarpine (5 gouttes d'une solution de chlorhydrate de pilocarpine à 0,20 centigrammes pour 2 grammes
d'eau). Dès que les plaies commencent à se réparer et à
bourgeonner, on se hâtera de recourir à la greffe, sans se
préoccuper de la diathèse, qui n'empêche nullement ces
sortes de transplantations.

DEUXIÈME LEÇON

HYPERTROPHIES ET TUMEURS DE LA PEAU DES PAUPIÈRES.
SÉCRÉTIONS MORBIDES.

Hypertrophies.
Verrues.
Télangiectasies.

L'*hypertrophie* du derme des paupières nous amène à
l'étude des tumeurs de cette région. Les *verrues* comprennent
les *verrues* à proprement parler, le *papillome* ou *nœvus folliculaire* et les *nœvi materni vasculaires* ou *tumeurs érectiles*. Pour ce qui concerne les deux premières variétés, nous
n'avons pas autre chose à dire, relativement au traitement,
qu'il importe de faire l'ablation de ces petites productions,
surtout si elles deviennent gênantes, et cela en considération
de ce fait, qu'il est assez fréquent, à une époque avancée de
la vie, d'assister à leur transformation en épithéliome.

Les *tumeurs érectiles* doivent surtout être opérées chez les
jeunes sujets, dans les cas où elles montrent une tendance
marquée à se propager et à devenir une cause de difformité
et de gêne pour les petits malades, en même temps que les

plus grandes difficultés surgiraient pour la guérison. Trois moyens se présentent pour le traitement, ce sont : la destruction par le galvano-cautère, les injections avec le perchlorure de fer, et la ligature. De ces trois modes de traitement nous appliquons de préférence le dernier. Les injections ne doivent être employées que lorsqu'il est possible, vu le peu d'étendue de la tumeur, de comprendre la paupière dans une pince de Desmares ou de Snellen, et de se garantir ainsi contre tout danger d'une pénétration de la substance coagulante dans la circulation, accident qui est imminent si cette précaution est négligée. Ainsi, en Angleterre, on a signalé plusieurs cas de mort foudroyante, survenus au moment même où l'on injectait quelques gouttes de perchlorure de fer.

Pour ces petites télangiectasies, je préfère une méthode de ligature, que j'emploie assez souvent, et qui consiste à passer sous la tumeur deux fines épingles de Carlsbad, en les entre-croisant, avec la précaution de se tenir exactement dans des parties saines de la peau ; on insinue alors, au-dessous des épingles, un fort fil de soie avec lequel on étrangle et on lie tous les tissus placés au-dessus de la croix.

Cette petite opération est à la portée de tout praticien ; elle est bien supérieure à l'emploi des ligatures, qui, traversant les parties télangiectasiques, exposent ainsi à des hémorrhagies, et surtout à ce qu'une partie de la tumeur échappe à la ligature et devienne le point de départ d'une récidive, comme vous avez pu l'observer chez un petit garçon de quatre ans, portant au-devant du sac lacrymal gauche une tumeur érectile de la grosseur d'une fève. Une ligature avait été faite avec un simple fil passé à travers la tumeur, et l'enfant fut pris, au milieu de la nuit, lors de la chute du fil, d'une hémorrhagie des plus inquiétantes. La ligature, pratiquée au-dessous des deux épingles en croix, tomba, chez lui, après trois jours, et la guérison obtenue depuis quatorze jours, peut actuellement être regardée comme définitive. La compression de ces sortes de tumeurs ne sera tentée au moyen d'appareils spéciaux, que dans les cas où l'étendue du mal fera redouter une opération grave (ligature de la carotide).

Cornes des paupières. Je ne mentionnerai qu'en passant, les hypertrophies épidermiques connues sous le nom de *cornes des paupières*, et dont l'ablation s'effectue aisément en enlevant simultanément leur support papillaire et dermique. Il en est de même

Fibrome. Éléphantiasis. des diverses formes de *fibromes* et d'*éléphantiasis* dont le traitement ne consiste que dans l'ablation.

Angiomes. Arrêtons-nous quelques instants sur un état précurseur de l'éléphantiasis, c'est-à-dire sur ces formes rares d'*angiomes* qu'on a cependant quelquefois occasion de rencontrer chez de jeunes sujets. Contre cette affection, qui constitue une sérieuse difformité et qui, chez certaines personnes, devient une véritable gêne, en rendant difficile l'écartement des paupières transformées en bourrelets mollasses, d'apparence œdémateuse, trois sortes de traitement ont été préconisés. Les injections coagulantes qu'on a employées, à l'instar de celles conseillées pour les tumeurs à dilatation vasculaire, dans le but d'oblitérer les vaisseaux lymphatiques dilatés, doivent être rejetées comme fort dangereuses : car il est impossible, par la compression avec des anneaux, d'isoler de la circulation générale les parties que l'on veut injecter. Un second moyen consiste à pratiquer des ponctions réitérées, qui, jointes à une compression méthodique, doivent arriver au but désiré de réduire le calibre des lymphatiques dilatés.

Enfin, un troisième mode de traitement est le suivant : on place, sous les bandes comprimantes, de petites canules (à trocart) destinées à faciliter un écoulement continu, et on a soin de renouveler fréquemment le pansement. Cette façon de procéder est celle à laquelle nous nous arrêterions le plus volontiers, car les simples ponctions se sont montrées en quelques cas inefficaces, de même que la compression appliquée seule ou sur des couches de collodion, ainsi que tous les moyens employés intérieurement dans le but de hâter l'absorption de la sérosité épanchée dans le tissu sous-cutané. Ces sortes d'angiomes idiopathiques, si difficiles à traiter, sont heureusement rares ; mais il est déjà plus fréquent, d'avoir à soigner des épaississements du derme reposant aussi sur une dilatation du système lymphatique, et reconnaissant pour origine des attaques répétées d'érysipèle ou un eczéma ancien et très-rebelle. Dans ces cas, le traitement à écoulement continu de lymphe, peut aussi être mis en pratique.

Il ne me restera que quelques mots à ajouter sur les hypertrophies généralisées du tégument palpébral, en m'arrêtant particulièrement sur une hypertrophie suivie d'une dégénérescence graisseuse des éléments cellulaires de la gaîne des vaisseaux et connue sous le nom de *xanthélasma*. L'apparition d'une tache bistrée au-dessus du ligament palpébral interne signale le début de cet étrange affection, qui atteint de préférence les femmes ayant dépassé la quarantaine, et dont la moitié environ ont eu, dans le courant de leur existence, un ictère. La difformité pour les yeux que cetencadrement jaune, tacheté, occasionne, suffit déjà pour légitimer une excision des parties dégénérées. Celle-ci s'effectue très-facilement en soulevant les plaques avec une pince et se servant de ciseaux courbes pour leur ablation. Des points de suture ferment aisément ces plaies irrégulières, qui se trouvent comblées par attraction des parties voisines, constituées, chez ces malades, par une peau en général très-flasque. Je serais porté à penser que l'ablation précoce des premières plaques apparues entrave la marche de la maladie. Chez bien des malades ainsi opérés par moi, j'ai adressé la recommandation expresse de se représenter immédiatement dans le cas où, à côté des parties cicatrisées, se montreraient de nouvelles taches ; or je n'ai pas encore revu de récidivistes.

Nous abordons maintenant les *tumeurs* des paupières, mais pour ne nous occuper que de deux variétés qui se présentent fréquemment au praticien, à savoir : les granulomes et les épithéliomes. Les tumeurs kystiques, les lipomes, sarcomes

Xanthélasma.

Tumeurs.

et carcinomes, nécessitant exclusivement un traitement chirurgical consistant dans l'ablation, seront passés sous silence.

Granulome.
Chalazion.

Le *granulome* des paupières est connu sous le nom de *chalazion*. Il a été longtemps confondu avec les kystes athéromateux, très-rares dans le derme des paupières, ainsi qu'avec une dilatation cystoïde des glandes méibomiennes qui, à elle seule, ne constitue jamais le chalazion. Toutefois cette altération peut faire partie d'un granulome palpébral ayant envahi l'intérieur d'une glande tarsienne et amené l'oblitération du conduit excréteur principal, ou seulement un diverticule de la glande, de façon à faire subir à celle-ci un développement cystique. Le granulome peut apparaître de préférence sur la surface externe du tarse, dans lequel il empiète toujours plus ou moins, ou bien il envahit primitivement le tissu enfeutré du tarse, en le distendant par son développement en tous sens, mais de manière à l'amincir surtout du côté de la conjonctive, ou enfin le chalazion se localise particulièrement vers l'orifice d'une glande tarsienne et proémine alors sous forme de tumeur bourgeonnante, du côté de la partie tranchante du bord palpébral.

Au point de vue pratique, on peut ainsi distinguer des chalazions *externe, interne* et *marginal*. Tous les trois pénètrent dans la trame tarsienne, et suivant quelques auteurs (*de Vincentiis*), les cellules géantes prendraient leur origine de l'épithélium même des glandes de Méibomius. Tout ce qui peut provoquer une irritation des glandes tarsiennes, est suceptible d'engendrer le granulome; c'est ainsi qu'il faut signaler l'endurcissement du contenu de ces glandes, chez les personnes disposées à un pareil état, pour tout le système des glandes huilifères de leur tégument externe; en sorte que les sujets atteints d'acné, sont aussi ceux chez lesquels se montre de préférence le chalazion. L'hypérémie palpébrale, qui détermine une congestion autour des conduits excréteurs des glandes tarsiennes, rendant ainsi moins aisé l'écoulement de leur produit, en se propageant dans les conduits excréteurs, peut encore donner lieu au développement de ces petites tumeurs bourgeonnantes.

Le traitement du chalazion, doit essentiellement consister dans l'incision et le raclage avec la curette à bords tranchants (fig. 2). Lorsque le granulome s'est particulièrement développé vers la face interne du tarse, il se complique presque toujours, en pareil cas, d'une rétention du contenu glanduleux avec liquéfaction de ce dernier, donnant à la partie amincie du tarse une teinte brunâtre semi-transparente. Pour procéder à l'incision et au raclage, on saisit préalablement entre le pouce et l'index, la paupière renversée (il s'agit le plus souvent de la supérieure), et on arrête ainsi l'écoulement du sang, aussi sûrement qu'avec une pince à anneau.

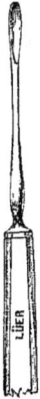

Fig. 2.

A-t-on affaire à un chalazion qui s'est développé particulièrement vers le tégument externe qu'il a sensiblement aminci? Il est alors préférable de maintenir la paupière dans une pince de Desmares ou de Snellen, et d'énucléer autant que possible le granulome, comprenant au besoin dans une section ovalaire la peau par trop amincie. On se sert aussi de la curette tranchante pour bien nettoyer la portion du tarse envahie par le granulome. Un point de suture rapprochera les lèvres de la plaie cutanée.

Que l'on fasse l'incision du côté de la conjonctive ou qu'on pratique l'énucléation après section de la peau, nous nous abstenons toujours des cautérisations avec le nitrate d'argent, pratiquées dans le but d'éviter une récidive, car le grattage avec la curette nous garantit suffisamment une ablation complète du granulome, et n'expose pas à l'irritation et au gonflement des paupières, que détermine la cautérisation qu'il est toujours difficile de bien limiter à la plaie.

Les chalazions marginaux sont évidemment ceux qui opposent le plus de difficultés au traitement. Ici il convient de les diviser par une large incision perpendiculaire au bord palpébral et au tarse, de bien racler les côtés sur lesquels a empiété le granulome, en pénétrant avec la curette du côté conjonctival de l'incision qu'on a pratiquée, et de terminer l'opération en égalisant le bord palpébral par un coup de ciseaux dirigé le long de ce bord, sur lequel proéminent ordinairement des bourgeons.

Toutes les pommades (à l'iodure de potassium ou à l'iodure de plomb) ne peuvent avoir d'action qu'autant qu'il s'agit de chalazions offrant une tendance marquée à rétrograder, et le nombre en est assez considérable, ce qu'il est bon de faire connaître aux malades qu'une opération effraye.

Lorsque toutes les paupières sont transformées en bourrelets irréguliers par le développement de nombreux granulomes, entraînant ainsi une déformation parfois hideuse, on se contente d'extirper et de racler les plus volumineux, et l'on prescrit alors un usage prolongé de la pommade anti-blépharitique (voy. p. 24).

Épithéliome. De toutes les tumeurs malignes siégeant aux paupières, c'est l'épithéliome que l'on rencontre le plus souvent. Il peut se présenter sous trois aspects : on peut avoir affaire aux formes *plate*, ou *phagédénique*, ou encore à l'épithéliome *papilliforme*.

La forme plate, la plus fréquente de toutes, débute ordinairement près du grand angle, au voisinage du bord ciliaire, sous forme d'une petite plaque indurée, composée de quelques bosselures, parfois d'une transparence assez accusée. La forme phagédénique, qui ordinairement siége tout d'abord sur des parties moins rapprochées du bord ciliaire, est caractérisée par l'existence de bosselures très-accusées, rappelant, à part la coloration, celles du lupus, qui se fondent pour laisser de vastes creux ombiliqués empiétant les uns sur les autres. Enfin l'épithéliome papilliforme n'est autre chose qu'une plaque de cancroïde plat sur lequel il s'est développé des bourgeons charnus, qui saignent au moindre attouchement. Le diagnostic ne saurait présenter de difficultés qu'au début, alors qu'il serait permis de songer à une affection syphilitique (gomme exulcérée, ulcère secondaire), mais les antécédents, le long laps de temps qui s'est écoulé depuis le moment où l'épithéliome ne paraissait être qu'une simple verrue jusqu'à ce qu'il se soit exulcéré, permettent d'autant plus sûrement de fixer le diagnostic qu'il s'agit, dans la grande majorité des cas, de malades ayant dépassé la cinquantaine. Ce n'est que tout à fait exceptionnellement qu'on peut avoir à traiter de jeunes sujets, de moins de trente ans, pour un cancroïde palpébral.

Le traitement doit consister, lorsque les épithéliomes n'ont que très-peu d'étendue, dans l'ablation, en ayant soin de ne trancher que dans des tissus absolument sains, et d'obtenir à tout prix une réunion par attraction de la peau, par glissement des lambeaux, ou enfin par greffe cutanée sur surface cruente. S'agit-il de vastes plaies cancroïdales s'étant déjà étendues profondément, et dans lesquelles le périoste paraît compromis? Alors le meilleur traitement se résume dans l'usage *intus et extra* du chlorate de potasse, ainsi que *M. Bergeron* l'a conseillé.

Vous pouvez voir, Messieurs, un malade qui, depuis 1848, est atteint d'un épithéliome qui se serait développé consécutivement à une légère blessure du grand angle de l'œil gauche, produite par un éclat de pavé provenant d'une barricade. Cet épithéliome, qui s'est développé pendant une durée de vingt-neuf années, a détruit la moitié de la paupière supérieure et du sourcil, les deux tiers de la paupière inférieure, et a envahi les os du nez, de manière à laisser une perte de substance permettant d'y placer la première phalange du pouce. Le malade, souffrant cruellement, voulait se soumettre à une opération que nous nous refusions d'entreprendre vu l'étendue des lésions. On lui conseilla le traitement par le chlorate de potasse, consistant dans l'usage journalier de deux cuillerées d'une solution de ce sel à 10 grammes pour 200, et dans un pansement non interrompu des plaies avec des compresses imbibées d'une solution saturée de chlorate de potasse. Ce malade a éprouvé un soulagement qui peut presque faire croire à une guérison. Les plaies se sont rapprochées, leurs bords affaissés, le creux qui occupait le nez s'est comblé, enfin les vives souffrances ont disparu. Heureusement, il supporta fort bien le contact permanent sur les plaies de la solution concentrée de chlorate de potasse, ce qui, chez d'autres, est fort pénible.

En général, je crois, d'après ce que m'a enseigné la pratique, que ce sont surtout les épithéliomes dans le développement desquels l'acné confluente et rosacée dégénérée a joué un rôle important, qui tirent un grand bénéfice de la méthode de traitement de *M. Bergeron*. A ces malades, je conseille aussi l'usage prolongé des bains de mer, avec un avantage marqué.

Dans les cas d'épithéliomes peu étendus et à surface non exulcérée, ou dont une partie se trouve à vif, on peut employer les cautérisations avec l'acide acétique, ainsi que *M. Broadbent* l'a conseillé. Ces cautérisations sont pratiquées avec une baguette de verre effilée en pointe, que l'on trempe dans de l'acide acétique concentré, et dont on se sert pour perforer en tous sens les boutons du cancroïde. On répète, deux ou trois fois la semaine, les séances de cautérisations qui ne sont pas excessivement douloureuses, pourvu que l'on ait la précaution de bien égoutter la baguette, afin que l'acide ne s'écoule pas sur les parties saines de la peau. Je préfère cette façon de procéder aux injections, qu'on ne peut guère exécuter qu'avec des seringues de verre assez grossières, et aussi aux badigeonnages qui deviennent très-douloureux lorsqu'il s'agit de surfaces étendues.

Les trois modes de traitement sus-mentionnés, l'ablation, l'emploi du chlorate de potasse et les piqûres à l'acide acétique nous suffisent pour combattre ce mal très-rebelle, mais ordinairement très-lent dans sa marche. Les cautérisations tant vantées avec la pâte de Canquoin, la poudre du frère Côme, ont été complétement abandonnées par moi, car il n'est pas possible de bien limiter leur emploi, et j'ai souvent observé que ces cautérisations, pratiquées ailleurs, avaient imprimé une vive impulsion à la marche de la maladie.

Avant de quitter les maladies des paupières, j'ai encore à dire quelques mots des *anomalies de sécrétion* dont ces voiles membraneux peuvent devenir le siége. Pour ce qui concerne l'appareil glandulaire, nous pourrons y rencontrer une exagération de la sécrétion des glandes sébacées, connue sous le nom de *séborrhée* ; pour ce qui regarde les glandes sudoripares, nous avons à noter l'*éphidrose* ou *hyperhidrose*.

Anomalies de sécrétion.

La *séborrhée* peut affecter une forme *sèche*, ou *fluide*. Dans l'une et l'autre, le bord des paupières se trouve hypérémié, recouvert de petites croûtes fines et friables, et dans la séborrhée fluide on observe en outre un enduit graisseux et luisant. Généralement, les personnes qui sont atteintes de cette maladie fort désagréable présentent encore une affection semblable sur d'autres points du corps et se plaignent d'un fonctionnement irrégulier des organes sexuels (dysménorrhée, abstinence, puberté, âge critique).

Séborrhée

Le traitement doit consister essentiellement dans des soins particuliers de propreté. Des lotions avec de l'eau savonneuse sont surtout indiquées ici, en faisant choix d'un savon médical ou simplement de savon de Thridace. Aux dames, on recommande d'appliquer fréquemment sur les paupières un papier de soie, sur lequel elles doivent exercer une légère pression de manière à l'imprégner de la graisse. Dans les cas de séborrhée sèche, on emploie de faibles pommades à l'oxyde de zinc (0,25 centigrammes pour 10 grammes) ou simplement une très-petite quantité de cold-cream. Toutes les personnes atteintes de séborrhée feront usage, après s'être nettoyé la figure avec de l'eau très-chaude, de lotions avec de l'alcool rectifié (eau de Cologne), afin de contracter les orifices glandulaires dilatés et autant que possible les glandes elles-mêmes. Lorsque l'affection est très-ancienne, on étend, deux fois la semaine, sur les paupières, une légère couche d'un mélange d'huile de cade et d'alcool rectifié.

Millet.
Herpès miliaris.

La rétention dans les glandes sébacées mêmes d'une sécrétion, n'ayant pas acquis un degré suffisant de fluidité pour s'écouler, peut produire les diverses formes d'*acné*. Tandis que les *comédons* occupent de préférence des régions où le derme offre une certaine épaisseur, l'agrandissement des follicules sébacés avec occlusion de l'orifice excréteur, état connu sous le nom de *millet*, se développe surtout dans les parties du corps où le derme est extrêmement fin et, parfois, en telle abondance que l'on a désigné l'affection sous le nom d'*herpès miliaris*. Afin de faire disparaître la défiguration qu'occasionne l'apparition de ces nombreuses efflorescences blanchâtres, dont certaines présentent parfois la grosseur d'une petite perle, on érode, avec une aiguille à cataracte, dans des séances répétées, les petites saillies, afin de faire sortir le contenu épaissi de la glande.

Moluscum
contagieux.

Une autre transformation des glandes sébacées pouvant aussi simuler une véritable éruption des paupières, est celle constituée par le *moluscum* dit *contagieux*. Le follicule dilaté par son contenu est, par suite d'une hypergenèse du tissu cellulaire qui l'entoure, repoussé au dehors, et se présente sous l'aspect d'une petite tumeur arrondie, avec une sorte de cratère, renfermant une masse pultacée, le plus souvent pigmentée, composée d'épithélium et de corps semblables à l'amidon gonflé, qui sont propres au moluscum. Il est incontestable que cette masse soit douée de propriétés contagieuses et que parmi les enfants (les frères et sœurs d'une même famille) l'affection se propage assez facilement, quoique, chose bizarre, on ne réussisse pas à produire soi-même cette éruption par inoculation.

J'aurai assez souvent occasion de vous présenter des enfants atteints de moluscum, qui n'acquiert jamais chez nous les proportions d'une fève ou d'une noisette, mais ne dépasse guère celles d'un petit pois. Il est assez facile de débarrasser les enfants de ce mal à la fois défigurant et repoussant; il suffit de saisir vivement entre les pinces à cils le follicule proéminent et de l'arracher. Ces glandes transformées et déjà chassées du derme s'en détachent aisément, et en quelques séances on arrivera facilement à la guérison.

Un excès de sécrétion des glandes sudoripares peut, comme *Ephidrose.* dans d'autres régions du corps, être observé pour les paupières; sur celles-ci, cette sécrétion exagérée est susceptible de déterminer une hypérémie de la peau et même un eczéma, ou de provoquer, en s'insinuant dans la fente palpébrale, un état catarrhal de la conjonctive extrêmement rebelle, et qui surprend celui qui n'a pas reconnu l'existence d'une cause permanente d'irritation pour la muqueuse. Cette *éphidrose* réclame, lorsqu'elle a donné lieu à la production d'excoriations, l'emploi des remèdes indiqués pour la blépharite simple (pommade antiblépharitique, compresses astringentes, huile de cade coupée avec de l'alcool). Afin de combattre directement l'éphidrose, on peut se servir d'un moyen qui s'adresse d'une façon générale à l'eczéma qui reconnaît pour causes occasionnelles le frottement et l'humidité résultant de la transpiration, c'est de saupoudrer les parties affectées avec un mélange d'amidon et d'acide salicylique (0,50 centigrammes de ce dernier pour 10 grammes d'amidon).

Nous ne parlerons pas des dilatations cystiques des glandes *Kystes transparents.* sudoripares donnant naissance à de petits kystes transpa- *Hématidrose.* rents, ni de l'hématidrose, ni de la chromidrose. Ces deux *Chromidrose.* dernières affections sont fort rares et ont plutôt été un objet de curiosité, en même temps qu'elles ont donné la mesure de la facilité avec laquelle certains médecins se laissent duper. S'agit-il d'un véritable cas de chromidrose? alors le traitement ne diffère en rien de celui de la séborrhée en général, dont elle ne se distingue que par la présence d'une certaine quantité d'indigo végétal.

TROISIÈME LEÇON

AFFECTIONS DU TARSE ET DES MUSCLES DES PAUPIÈRES

Comme nous avons déjà eu occasion de le mentionner, le tarse n'est qu'une partie condensée du tissu cellulaire sous-cutané qui se continue avec le tissu sous-conjonctival d'une manière si intime qu'il est très-difficile de l'en déta- cher exactement. Dans ce tissu enfeutré qui ne renferme aucun élément cartilagineux, se trouvent enfermées les glandes tarsiennes, offrant une grandeur différente suivant la largeur du tarse. L'ouverture de ces glandes, qui rappel- lent comme configuration celles du pancréas, aboutit à une ligne assez régulière près du bord tranchant de la paupière, en dedans de la rangée des cils. La conformation des glandes devient visible par transparence lorsqu'on renverse le tarse, grâce à l'émulsion blanchâtre qu'elles contiennent. Sous une faible pression, les conduits glandulaires laissent échapper une quantité appréciable de cette émulsion graisseuse desti- née à lubrifier le bord palpébral, de telle façon que l'on peut ainsi voir aisément la série des orifices excréteurs disposée en ligne régulière.

Acné tarsienne.

Les glandes tarsiennes qui ne se différencient d'ailleurs pas beaucoup des autres glandes sébacées du reste du tégu- ment, peuvent subir des changements morbides semblables. Ainsi il est possible d'observer, en quelque sorte, une véri- table acné tarsienne aboutissant à la suppuration, à l'indu- ration du contenu et même à une transformation calcaire (*lithiase palpébrale*).

Par suite de la distension que subit la glande et la compression qu'elle exerce sur le tissu ambiant et enfeutré du tarse, on peut voir se produire des déformations portant sur cet organe, ainsi que sur le calibre de la glande, de telle façon que des coupes présentent les figures les plus bizarres. Ce que, dans la pratique, on désigne comme *chalazion enflammé* n'est ordinairement rien autre chose qu'un bouton d'acné tarsienne suppuré.

L'infarctus de la glande amène parfois l'expulsion de petits corps cylindriques, transparents et très-résistants, qui, en s'insinuant dans la fente, produisent la sensation et l'irritation que détermine la pénétration entre les paupières d'un corps étranger. Lorsque la glande a été fortement distendue par une masse infarctée dans laquelle il s'est déposé en abondance des sels calcaires, l'élimination s'opère ordinairement du côté de la conjonctive, et l'on peut être appelé à désenchatonner de véritables pierres acquérant parfois le volume d'un petit noyau de cerise (lithiase palpébrale). *Infarctus glandulaire.* *Lithiase palpébrale.*

Comme ordinairement toute irrégularité dans le fonctionnement de l'appareil glandulaire du tarse est accompagnée d'une hypérémie accusée du bord palpébral, le traitement qui convient à cette dernière affection se trouve également indiqué ici. L'inspection de la surface du tarse, après renversement de la paupière, est toujours de rigueur, dans le but de remédier à une procidence possible d'un produit calcaire vers la surface conjonctivale. Une pareille production devrait être immédiatement enlevée, afin d'obvier aux frottements pénibles et fâcheux qu'elle exerce sur la cornée.

Une véritable *tarsite* (improprement appelée aussi *chondrite*) s'observe consécutivement à des eczémas très-prolongés, des inflammations érysipélateuses ou des catarrhes chroniques de la conjonctive dont les paupières ont été affectées. Celles-ci deviennent alors le siége d'un engorgement strumeux, qui rappelle exactement celui des lèvres et des ailes du nez que l'on rencontre chez les sujets scrofuleux. Le *Tarsite scrofuleuse.*

doigt permet de reconnaître dans la paupière empâtée, que le tarse a gagné en épaisseur et s'est gonflé sensiblement. L'usage prolongé de cataplasmes, de la pommade antiblé-pharitique, une hygiène bien réglée, des lotions salées ou d'eau de mer, des préparations arsenicales ou ferrugineuses, le séjour continuel dans un air pur et doux, peuvent faire disparaître cette altération rebelle des tarses et le gonflement si disgracieux des paupières.

Tarsite gommeuse.

Une autre variété de tarsite, à la vérité rare, c'est la *tarsite gommeuse* que l'on rencontre parfois à la suite de la blépharite gommeuse. Les paupières peuvent, en pareil cas, acquérir le volume d'un œuf de pigeon. En dépit d'une pareille affection, le traitement mixte (principalement celui des inonctions, avec les lavements à l'iodure de potassium) peut amener une guérison complète, bien qu'il persiste une usure atrophique marquée du tarse, mais qui ne porte pas atteinte à la configuration de la paupière.

Dégénérescence amyloïde.

Nous ne dirons que quelques mots d'une altération des tarses déterminant, comme celle que nous venons de décrire, un gonflement très-considérable : c'est la *dégénérescence amyloïde*, qui habituellement empiète plus ou moins sur les culs-de-sac. L'ablation des parties dégénérées, avec conser-vation de la peau et des portions saines de la conjonctive, a été parfois exécutée et a amené une guérison rapide que l'on avait vainement recherchée par d'autres moyens.

Maladies musculaires.

Pour étudier les divers traitements qu'il convient d'appli-quer aux maladies musculaires, nous n'avons pas à donner ici une description complète de la disposition anatomique et de l'action physiologique du muscle sphincter de l'orbite. Toutefois, nous dirons que, quoique ce muscle orbiculaire constitue une couche non interrompue étalée au devant de l'ouverture orbitaire, on peut néanmoins différencier trois portions, qui sont : les muscles orbitaires, les muscles palpé-braux et le muscle malaire. Les muscles orbitaires sont cons-titués par les portions qui se trouvent adossées aux rebords orbitaires, les muscles palpébraux reposent sur les paupières mêmes, enfin le muscle malaire n'appartient qu'à la paupière inférieure et embrasse, entre deux faisceaux disposés en V, la partie inférieure du muscle orbitaire, pour se perdre dans la peau vers l'angle de la bouche et le tégument circonvoisin.

La contraction du muscle orbiculaire ne se fait pas ordinairement dans un mouvement d'ensemble ; ce phénomène ne se présente que lorsque l'on contracte brusquement les paupières sous l'influence d'un vif éblouissement, et encore dans ce cas, ce sont plus particulièrement les portions orbitaires du muscle qui entrent en jeu, tandis que les portions palpébrales ne se rapetissent que faiblement.

Les muscles palpébraux sont les seules parties de l'orbiculaire susceptibles de se contracter isolément, soit que les deux muscles agissent simultanément, soit même séparément. Ainsi, lorsqu'on élève le regard, le muscle de la paupière inférieure subit une légère contraction, et l'inverse a lieu dans le cas où la vue est modestement baissée. La contraction simultanée des deux muscles palpébraux rapetisse la fente pour obtenir l'effet d'une lunette sténopéique chez les myopes et les astigmates, ou pour donner à la physionomie un air provocateur. Si à cette expression se joint le dédain, alors a lieu la contraction de la portion supérieure de l'orbiculaire, l'orbitaire, qui, conjointement avec le frontal, détermine un léger froncement du sourcil. Lorsque la partie inférieure du muscle orbiculaire se contracte, c'est-à-dire le muscle malaire et la portion inférieure de l'orbitaire, contraction qui est toujours simultanée, alors apparaît l'expression du dégoût, pour une légère action de ces muscles, et celle de l'horreur lorsque la contraction est violente. Si, chose curieuse, la contraction de ce muscle ne porte que sur une partie de ses fibres, portion externe de l'orbiculaire et du malaire, alors survient l'expression de la gaieté et du rire. Mais, inversement, les portions correspondantes internes de l'orbiculaire entrent-elles en action ? alors c'est la douleur qui se peint sur le visage. Nous nous arrêterons ici, car on n'aura guère occasion d'utiliser pareilles connaissances physiologiques, sinon dans le but d'agir sur le moral de son malade.

Disons seulement quelques mots encore sur les fibres musculaires lisses répandues dans les paupières, dont le rôle dans les affections du grand sympathique est d'une certaine importance. On distingue aussi, pour ces fibres lisses, un muscle palpébral supérieur et un inférieur, ce qui ne peut que jeter de la confusion, à cause des dénominations semblables déjà assignées à des muscles striés. Le supérieur naît tout près du muscle élévateur de la paupière, conserve son parcours, et se termine librement près du bord convexe supérieur du tarse par des extrémités tendineuses et élastiques. Les quelques fibres lisses auxquelles on a donné le nom pompeux de muscle palpébral inférieur, sont juxtaposées à la conjonctive, offrent une disposition assez irrégulière et courent du cul-de-sac conjonctival vers le bord inférieur du tarse.

Spasme et paralysie sympathique.

Ce sont ces fibres lisses, animées par le sympathique, qui peuvent être le siége d'un excès d'innervation déterminant un spasme, ou d'un défaut d'excitation entraînant une paresse sympathique. Le spasme donne à la personne qui en est atteinte, un air étonné et même effrayé; lorsqu'elle regarde en face, le bord supérieur de la cornée et parfois aussi une petite bande scléroticale sont découverts. Il en est de même lorsque le regard est dirigé en bas ou en haut. Du surcroît d'action des parties intéressées des muscles palpébraux lisses, il résulte un écarquillement disgracieux de la fente palpébrale. Ce spasme fait habituellement partie d'autres névroses. Il s'observe surtout chez les femmes enceintes et les hystériques, et appartient au goître exophthalmique. Ce même spasme se rencontre à la suite d'irritations spinales, principalement au début de l'ataxie, lorsqu'il existe une mydriase prononcée. C'est cette rétraction de la paupière qui souvent révèle le caractère funeste de l'amaurose. Un traitement n'a guère à intervenir pour combattre ce qui n'est qu'un symptôme; toutefois, au besoin, les injections de morphine pourraient arriver à faire disparaître momentanément le spasme.

La paralysie sympathique se révèle par le rapetissement de la fente, simulant un ptosis qui résulterait d'une prépondérance d'action des parties palpébrales de l'orbiculaire, ayant pour effet de descendre le tarse supérieur et de relever l'inférieur. Conjointement avec l'air endormi que donne cette paresse sympathique, on rencontre un myosis accusé, une boursouflure de tout le côté de la face; souvent une accentuation de la rougeur et de la chaleur, rappelant les phénomènes qui se passent du côté de l'oreille des lapins, dont on a coupé le sympathique d'un côté. Cette affection, qui se rencontre lorsque d'autres symptômes nerveux graves ont éclaté, peut à elle seule mettre le praticien sur ses gardes. Elle ne devient guère l'objet d'un traitement direct; pourtant, s'il en était autrement, il faudrait s'adresser aux injections sous-cutanées de très-faibles doses d'atropine (5 à 6 gouttes d'une solution de 0,05 centigrammes de sulfate d'atropine pour 20 grammes) et à l'emploi des courants continus (6 à 8 éléments), en plaçant le pôle négatif sur le haut et le milieu de la poitrine et promenant le pôle positif sur la région de la branche ascendante du maxillaire inférieur.

Le spasme qui occupe le muscle orbiculaire est bien autrement fréquent que les affections attaquant les éléments musculaires lisses répandus dans les paupières. Nous y rencontrons le spasme à forme *clonique* ou *tonique*. La première, qu'on peut aussi appeler *chorée palpébrale*, s'observe surtout chez des enfants délicats, lorsqu'ils commencent à fréquenter l'école et à exécuter un travail d'accommodation qui ne leur avait pas jusque-là été demandé. Cette variété de chorée mineure nécessite une correction très-exacte de l'amétropie, ainsi qu'un traitement roborant par les ferrugineux, les ablutions froides, etc.

[marginal note:] Spasme du muscle orbiculaire.

[marginal note:] Chorée palpébrale.

Le spasme tonique de l'orbiculaire peut se présenter avec le caractère *intermittent* ou *continu*. Souvent il débute par l'intermittence et devient, particulièrement chez les enfants, continu après un certain temps. On peut, au point de vue étiologique, différencier trois variétés de blépharospasme; ce sont : le blépharospasme traumatique, l'inflammatoire, et celui qui est lié au tic convulsif de la face. La première forme s'observe à la suite d'une lésion des nerfs de la cornée (égratignure, érosion), mais surtout consécutivement à la pénétration d'un corps étranger. Il faut donc apporter un soin tout particulier à la recherche d'un pareil corps, lorsqu'un spasme tétanique des paupières a succédé à une blessure ou à une contusion de la région orbitaire. Comme les efforts pour écarter les paupières peuvent assez facilement, chez les enfants, entraîner des attaques épileptiformes, il est indiqué d'avoir recours aux anesthésiques pour exécuter de semblables explorations.

La forme inflammatoire coïncide, particulièrement chez les jeunes sujets, avec le développement de pustules conjonctivales ou de légères efflorescences phlycténulaires de la cornée. Ici le larmoiement qui accompagne l'affection et les excoriations, ou même de véritables fissures, de la commissure externe jouent, pour l'orbiculaire, un rôle tel qu'une comparaison peut être établie avec ce qu'on observe pour le sphincter de l'anus. En outre du traitement de l'affection inflammatoire, qui a été la cause première du spasme, on peut, par une dilatation forcée de la fente, au moyen de deux écarteurs pleins, ou par une incision de la commissure avec élargissement définitif de la fente, agir directement contre le spasme même.

Le tic convulsif de la face débute parfois par l'orbiculaire et n'envahit qu'ultérieurement toute la moitié de la face. Cette propagation est surtout à craindre lorsque le malaire (la portion inférieure de l'orbiculaire) commence à se contracter sensiblement, et que le resserrement de la fente se combine avec un relèvement de l'angle de la bouche. Le traitement de ce tic n'offre de chances de succès qu'autant qu'on a affaire à la variété de spasme qui représente une névrose réflexe de la cinquième paire, que des névralgies ou des lésions traumatiques des fibres du trijumeau ont précédé l'apparition du tic.

En pareils cas, la compression de la branche de la cinquième paire, dans l'épanouissement de laquelle a résidé la cause première d'où est née la névrose réflexe, peut fournir l'indication d'une ressource thérapeutique qui consiste à interrompre le cercle vicieux qui perpétue le spasme, par la section du nerf sensitif. On recherche donc, sur le parcours des branches du trijumeau, des points dont la compression modérée, sur un plan osseux résistant, permette d'arrêter le tic convulsif. Ces points sont d'ailleurs quelquefois empiriquement découverts par les malades. Ils existent principalement à la sortie des nerfs sus et sous-orbitaires, mais peuvent aussi être trouvés par la compression du subcutaneus malarii sur l'os malaire, ou du nerf alvéolaire inférieur contre la branche montante du maxillaire inférieur. Il ne faut jamais oublier d'explorer attentivement les dents et les gencives.

Lorsqu'on a reconnu que la compression modérée d'une branche de la cinquième paire arrête le spasme, on procède à sa section ou à sa résection. Le plus souvent, c'est la section du sus-orbitaire qu'on aura à pratiquer; on y procèdera en glissant un ténotome ordinaire le long du sourcil, après avoir pénétré sous la peau du côté de la tempe, et incisant vigoureusement le périoste au-dessus de la réunion du tiers interne avec le tiers moyen du rebord osseux.

Quand une semblable opération ne réussit pas à guérir le blépharospasme convulsif, on ne trouve que fort peu de ressources dans notre thérapeutique. Les courants continus sont encore le moyen auquel on devra s'adresser le plus volontiers. On peut appliquer, suivant *Remak*, le pôle négatif sur les parties contractées de l'orbiculaire, et le positif sur l'apophyse transverse de la cinquième vertèbre cervicale, qui correspond au ganglion moyen de la partie cervicale du sympathique, ou encore placer le pôle négatif sur la région cervicale, et le positif sur les points qu'une exploration a fait découvrir et qui semblent exercer une influence favorable sur le spasme, lors de leur compression. Cette méthode tout empirique de traitement, ne doit être appliquée qu'avec de faibles courants, ne déterminant qu'un éclair peu sensible, lorsqu'on ouvre ou ferme le courant. On pourrait aussi essayer, dans ces cas, l'emploi de très-faibles courants (2 à 3 éléments de Trouvé), appliqués d'une façon prolongée pendant la nuit. Enfin, dans cette désespérante affection, on pourra recourir à la métallo-thérapie, qui paraît avoir une action palliative sur le tic dou-loureux de la face, ainsi que vous le constatez chez un malade que la Société de médecine d'Upsal a adressé à Paris, pour être soigné par M. Charcot et moi.

Un moyen évidemment efficace contre le blépharospasme est l'usage à l'intérieur de l'ésérine (1 à 4 milligrammes par jour, c'est-à-dire une à quatre cuillerées à bouche d'une solution de 0,01 centigramme pour 200 grammes d'eau); mais habituellement les nausées, le véritable mal de mer, que produit l'ésérine, font que le médicament n'est guère sup-porté longtemps par les malades. Notons que le sulfate d'é-sérine agit ici à dose presque homœopathique et que son absorption à dose infiniment minime, lorsqu'on l'instille dans l'œil, provoque, surtout sur les parties internes de l'orbicu-laire (les muscles palpébraux), des contractions cloniques parfois très-accusées. Par des instillations d'ésérine très-souvent répétées, on détermine aussi chez certains sujets le mal de mer et même des vomissements.

La morphine exerce, de même que l'ésérine, une action paralysante sur les fibres du grand sympathique et, lorsqu'on l'emploïe en injections sous-cutanées, on arrête momentané-ment les contractions spasmodiques de l'orbiculaire, à con-dition toutefois de porter le morphinisme à un haut degré.

Le bromure de potassium à haute dose n'a pas paru avoir d'action favorable. Un moyen qui mérite d'être expérimenté dans les cas de blépharospasme, c'est le nouveau myotique, la pilocarpine. Cet alcaloïde introduit sous la peau (à la tempe) provoque aussi cet affaissement général avec nausées qu'occasionne l'emploi de l'ésérine.

On ne se résignera, en aucun cas, à la section de l'orbiculaire pour remédier au blépharospasme dans les cas où tous les moyens auraient échoué, il serait encore préférable d'avoir recours à la compression du facial à l'aide d'appareils construits *ad hoc*.

QUATRIÈME LEÇON

PARALYSIES DES MUSCLES PALPÉBRAUX. ANOMALIES DE LA FENTE PALPÉBRALE

Lagophthalmos.

La paralysie de la septième paire, le plus souvent unilatérale, entraîne du côté de l'orbiculaire un défaut d'action qui ne permet plus à l'œil de se fermer. Cet état, connu sous le nom de *lagophthalmos*, se révèle immédiatement lorsqu'on engage le malade à fermer les deux yeux ; mais cette paralysie se manifeste aussi par une attraction du sourcil en haut, un affaissement de la joue et de l'aile du nez, ainsi que par une déviation de la bouche vers le côté non paralysé. Le symptôme qui incommode plus particulièrement le malade consiste dans le larmoiement résultant de la mise hors d'action de l'appareil aspirateur des larmes que représente le sac lacrymal, ainsi que de la déviation du point lacrymal inférieur, dont le support, c'est-à-dire la paupière inférieure, a perdu ses rapports avec le globe oculaire. Dans le but de remédier à ce larmoiement, on ne doit pas tenter l'incision du conduit, comme dans les autres cas de déplacement du point lacrymal inférieur, car même si on rétablissait le contact entre les voies lacrymales et les larmes accumulées dans la rainure palpébrale, l'aspiration de ces dernières ne s'effectuerait pas.

On sait que les paralysies du facial sont le plus souvent, lorsqu'elles se présentent isolées, de cause périphérique, et que la compression exercée par des ganglions enflammés, l'os ou le périoste gonflé, joue ici un rôle principal. Nous rappellerons encore qu'une paralysie partielle ne se complète jamais lorsque cette affection de l'orbiculaire constitue un des signes caractéristiques de la lèpre.

Le traitement doit, on le comprend, être surtout basé sur l'origine de la paralysie : s'agit-il d'une affection rhumatismale, on prescrira les transpirations obtenues soit au moyen d'injections de pilocarpine, soit par des bains turcs ou des bains de vapeur pris tous les deux ou trois jours. L'usage abondant de l'iodure de potassium doit d'autant plus être recommandé qu'on ne saurait éliminer avec assurance une cause spécifique. La cure sera complétée par des frictions mercurielles, si les antécédents permettent de supposer le développement d'une gomme ou d'une exostose spécifique.

Lorsque l'on constate qu'un degré de contractilité a réapparu dans le muscle paralysé, il est possible alors de hâter la guérison par des injections de strychnine pratiquées dans le voisinage, vers la tempe. On se sert, pour ces injections, de la solution suivante dont on injecte de 12 à 15 gouttes :

> Nitrate de strychnine. . 0,20 centigrammes.
> Eau distillée. . . . . 20 grammes.

Il faut, dans l'emploi de ces injections, procéder avec les

plus grandes précautions, s'il s'agit d'enfants, et la dose ne doit guère dépasser 3 à 4 gouttes. Ce n'est, en effet, que chez eux que l'on rencontre des phénomènes d'intoxication.

Les courants continus peuvent aussi être employés dans le but d'accélérer la guérison, en apportant une stimulation à la nutrition dans les parties du muscle affaiblies par un défaut d'action.

Un traitement chirurgical doit être mis en œuvre dans les cas d'anciennes paralysies, ou lorsque l'affection se montre rebelle à tout traitement. Il s'agit ici de garantir le globe oculaire d'un contact permanent avec l'air ambiant. Dans ce but, on relève la paupière inférieure, aussi bien en dehors qu'en dedans, par une tarsorrhaphie qui ne doit laisser libre qu'une étendue un peu moindre que celle de la fente palpébrale saine. La tarsorrhaphie interne ne dépassera pas le point lacrymal, afin que plus tard, si on vient à dégager les paupières, on n'ait pas à déplorer une occlusion définitive du point lacrymal et un larmoiement irrémédiable. Ces opérations seront, bien entendu, remplacées par l'usage temporaire du bandeau compressif, toutes les fois que l'on aura le moindre espoir de voir disparaître la paralysie dans un laps de temps pas trop éloigné.

La paralysie que l'on rencontre le plus fréquemment est celle qui porte sur le releveur, et qui a pour effet de déterminer une chute de la paupière supérieure plus ou moins complète connue sous le nom de *ptosis*. Nous avons à distinguer trois variétés de ptosis. Signalons d'abord une forme *congénitale* qui repose très-probablement sur un développement incomplet du muscle, et qui ne doit pas être confondue avec un ptosis qui ne serait que le résultat d'une paralysie de la troisième paire par traumatisme, survenant au moment d'un passage laborieux de l'enfant.

A part le ptosis congénital, la chute plus ou moins complète de la paupière peut être la conséquence d'une *insuffisance relative*, c'est-à-dire que le poids sur lequel le rele-

Ptosis.

veur doit agir est disproportionné à sa puissance. Le ptosis par *insuffisance musculaire relative*, résulte de ce que le tégument de la paupière a acquis un poids ou un volume insolite, ou de ce que le muscle antagoniste du releveur, c'est-à-dire l'orbiculaire, a pris une prépondérance d'action, comme il arrive à la suite d'une irritation inflammatoire provenant, le plus souvent, de la conjonctive et ayant ce double effet de stimuler son action et d'accroître à la longue son développement. La résistance peut encore être disproportionnée à une puissance normale du releveur, lorsque celui-ci doit lutter contre un obstacle qui s'oppose à son action. Tel est le cas, si de fortes aspérités de la conjonctive (hérissée de granulations ou de papilles hypertrophiées) rendent difficile le glissement de la paupière sur le globe de l'œil, ou quand des bandes cicatricielles du cul-de-sac viennent s'opposer d'une façon constante à l'action du releveur.

Le ptosis le plus commun est incontestablement celui qui dépend d'une *insuffisance réelle*, c'est-à-dire d'une paralysie totale ou partielle des branches de la troisième paire.

Il est absolument nécessaire d'analyser au point de vue étiologique chaque cas particulier avant d'instituer un traitement dont le but, évidemment, doit être d'harmoniser le rapport entre la force motrice et la résistance à vaincre. Nous n'insisterons pas sur le traitement du ptosis paralytique, attendu que nous nous en occuperons en parlant de la paralysie de la troisième paire. Afin de pallier l'effet fâcheux d'une chute complète de la paupière, suite de paralysie, on peut faire porter une petite pince à ptosis (fig. 3), dont la

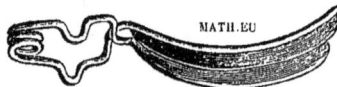

Fig. 3.

construction se rapproche des serres-fines, ou encore réunir les plis de la paupière dans une anse de fil d'argent, qu'on passe à travers la peau et qu'on dissimule autant que possible dans le creux sus-orbitaire, chez les personnes dont les yeux sont enfoncés. Souvent on est obligé de renoncer à ce relèvement temporaire de la paupière, parce qu'en découvrant le globe oculaire, on expose le malade à une diplopie fort gênante.

Dans tous les cas de ptosis par insuffisance relative, c'est-à-dire lorsque la paupière a acquis un volume trop considérable et le muscle orbiculaire une force disproportionnée relativement à son antagonisme, on peut s'attaquer à l'un ou à l'autre de ces obstacles, ou même aux deux en même temps. Les moyens chirurgicaux qu'on emploie ici ne seront, bien entendu, mis en œuvre qu'autant qu'on demeurera convaincu qu'il s'agit d'un défaut d'équilibre définitif, que le poids que doit soulever le releveur n'est pas temporairement rendu excessif par un gonflement inflammatoire transitoire de la peau, ou une irritation passagère de l'orbiculaire, etc. Les principaux moyens auxquels on a recours, dans ces cas, consistent à rapetisser le voile membraneux sur lequel le releveur faible est appelé à agir, en excisant sur la peau un pli ovalaire ou en feuille d'olivier. Cette excision ne doit pas être pratiquée sur une étendue trop considérable, ni surtout se rapprocher trop du bord ciliaire, de crainte qu'il ne subsiste, même après une réunion par première intention, une déviation disgracieuse de la paupière.

On échappe complétement à cet inconvénient, si on ne cherche pas à donner un surcroît d'effet à l'action du releveur, en diminuant le poids de la paupière, mais bien en affaiblissant le muscle antagoniste. Dans ce but, on incise la peau, comme *de Græfe* l'a indiqué, à 5 millimètres de distance du bord palpébral supérieur, et parallèlement à celui-ci. On écarte soigneusement le tégument, que l'on détache pour mettre à nu les fibres de l'orbiculaire, puis on excise sur le muscle une portion ovalaire ou plutôt en feuille d'olivier. Un soin tout particulier doit être apporté à la façon dont on réunit la plaie ; il faut en effet comprendre dans les sutures, de chaque côté de l'incision, non-seulement la peau, mais encore le bord de la plaie pratiquée au muscle, afin qu'il ne puisse pas arriver que, sous la peau réunie, le muscle reste avec un écart correspondant à la perte de substance qu'on lui a fait subir et que, par suite, il ne se montre par trop affaibli. Veut-on obtenir une action très-puissante? Mieux vaut alors combiner cette excision musculaire avec une excision semblable de la peau, comme nous le faisons habituellement, mais aussi, dans ce cas, il importe de procéder avec soin à une réunion simultanée des plaies musculaires et cutanées. L'effet de l'opération n'apparaît qu'après que le gonflement traumatique a disparu; car la tuméfaction est d'autant plus considérable, les premiers jours, qu'on est forcé, pour rendre ces opérations faciles et en assurer l'exécution précise, de faire usage de pinces hémostatiques de *Desmarres*, de *Snellen*, de *Warlomont*, etc.

Il serait beaucoup plus rationnel, au lieu de diminuer la force du muscle antagoniste, de chercher à augmenter la puissance du muscle trop faible, et de faire, à l'instar de ce que nous enseigne l'opération du strabisme, un avancement du muscle affaibli; mais les dispositions anatomiques particulières du releveur, et surtout la crainte de voir échouer la coaptation, ont fait renoncer aux tentatives d'avancement du releveur.

Anomalies de la fente palpébrale. Avant d'aborder les anomalies concernant la fente palpébrale, il sera nécessaire d'en bien connaître les proportions et la position normales. Chez l'adulte, l'étendue de cette ouverture est de 14 à 15 millimètres pour les sujets à grands yeux; lorsqu'il s'agit de personnes dont les yeux sont peu fendus, les Mongols en particulier, l'écart n'est plus que de 10 à 12 millimètres. Chose de prime abord surprenante, l'homme offre, comparativement à la femme, une étendue plus considérable dans l'écartement des bords palpébraux. Ce qui, chez l'enfant, caractérise l'aspect des yeux, c'est que la fente présente une étendue en longueur à peu de chose près égale à la hauteur. Toutefois on observe que, pour les enfants chinois et japonais, cet aspect rond. des yeux est beaucoup moins accusé, et que de bonne heure la fente s'incline sensiblement du côté de la tempe.

Chez nous la direction de la fente n'est pas non plus horizontale, mais l'extrémité interne descend aussi de 4 à 5 millimètres plus bas que la commissure externe. L'examen attentif de la peau environnante, sa plus ou moins grande flaccidité, surtout son degré de tension au-devant des ligaments des paupières, peuvent nous fournir des indications précieuses relativement à l'âge que certaines malades voudraient nous cacher. Mais ces données ne sauraient trouver leur place dans un traité de thérapeutique.

La fente palpébrale peut être anormalement *élargie* ou *rétrécie*. Notons qu'une symétrie parfaite n'existe pas sur les deux yeux, sans que pour cela nous soyons le moins du monde choqués d'un faible écart dans la longueur ou la largeur de la fente, mais il en est autrement lorsqu'un excès dans ces dimensions s'accuse quelque peu, nous trouvons alors cet état fort disgracieux. Une exagération dans l'étendue de la fente se produit par le spasme des muscles lisses, connus sous le nom de palpébraux supérieur et inférieur, dont nous avons déjà parlé (voy. p. 40), mais elle apparaît principalement aussi lorsque le contenu de l'orbite a été repoussé en dehors, ou simplement à la suite d'une distension du globe oculaire par accroissement de l'axe antéro-postérieur, état qui se manifeste parfois uniquement d'un côté, et rend la modification de la fente plus choquante. Une circonstance dans laquelle on a fréquemment occasion de constater une disproportion dans l'étendue de la fente, c'est consécutivement à une opération de strabisme, exécutée sur un œil, lorsqu'on n'a pas ménagé la capsule de Tenon, et qu'on a dégagé très-fortement la conjonctive. Vous m'avez vu, messieurs, il y a peu de jours, pratiquer la tarsorraphie partielle

Élargissement de la fente.

pour remédier à une asymétrie choquante, survenue précisément dans ces conditions.

Ma façon de procéder est des plus simples ; j'insinue mon indicateur gauche dans le sac conjonctival en saisissant entre le pouce et l'index la commissure externe et comprenant dans ces deux doigts le tiers externe des deux paupières. Cette manœuvre est exécutée dans le double but de fixer le terrain sur lequel on doit opérer, et surtout de s'opposer par la compression à l'écoulement du sang. A l'aide de ciseaux courbes, très-fins, j'enlève alors l'épiderme à partir de la rangée des cils jusque vers l'arête tranchante du bord palpébral, en ménageant autant que possible les orifices des glandes meibomiennes et ayant soin de bien aviver de la même manière le repli de la commissure. Deux fines sutures de fil d'argent, qui traversent tout le bord palpébral, réunissent ensuite exactement les parties avivées, et le bandeau compressif garantit la réunion. Vous avez constaté, chez notre jeune malade qui s'était présentée à la consultation, pour un écart de la fente palpébrale survenu à la suite d'une opération de strabisme trop largement exécutée, comment on peut exactement réunir les bords des paupières, de quelle façon, en conservant la rangée des cils, on masque cette réunion, combien enfin il est aisé de remédier à un excès de coaptation, qu'il faut d'ailleurs toujours s'efforcer d'obtenir au début, en détachant, à l'aide de ciseaux droits, les paupières, de manière à arriver à une égalité parfaite des fentes. Les grossiers procédés de tarsorraphie suivant lesquels l'avivement se faisait en enlevant toute une portion du bord palpébral avec les cils, et que *de Grœfe* a encore préconisés, doivent être à jamais abandonnés.

Dans des états pathologiques de la septième paire, on peut, si l'on ne veut pas pratiquer la tarsorraphie externe et interne de manière à permettre la fermeture des paupières, obtenir une coaptation temporaire en réunissant, non le bord des paupières, mais des plis cutanés au-dessus et au-dessous de la feňte, après les avoir légèrement avivés comme le veut *de Arlt*, ou qu'on laisse intacts en y passant simplement deux à trois sutures, ainsi que nous le pratiquons chez des enfants menacés de kératite neuro-paralytique.

La fente peut être anormalement rapetissée pour donner lieu à un état connu sous le nom de *blépharophimosis*. Le rétrécissement porte particulièrement sur la partie externe de la fente. Cette affection s'observe assez fréquemment chez des vieillards qui, à la suite de catarrhes prolongés de la conjonctive et de larmoiement, ont longtemps souffert de fissures de la commissure externe. Dans ces cas, il finit par se développer entre les extrémités externes des bords palpébraux une soudure rappelant la membrane clignotante. Si la réunion des bords palpébraux s'est effectuée, comme il arrive surtout après des traumatismes, des brûlures, sur une large étendue, le cul-de-sac conjonctival ayant participé ordinairement à cette réunion, on désigne cet état sous le nom d'*ankyloblépharon*. *Blépharophimosis.*

C'est à la *canthoplastie* qu'il faut s'adresser pour remédier à cette affection et obtenir un élargissement définitif de la fente. Cette opération est aisément exécutée lorsque l'on dispose d'une surface conjonctivale suffisante pour garnir les lèvres des plaies cutanées que l'on pratique dans le prolongement de la fente, avec des ciseaux droits. Si cette ressource fait défaut, l'opération échoue nécessairement, à moins que l'on n'arrive à couvrir les plaies par le glissement d'un lambeau conjonctival détaché du globe oculaire, exécutant ainsi de véritables opérations autoplastiques conjonctivales, ou bien que l'on n'ait recours à la greffe de conjonctive humaine ou animale. On peut, pour obvier à l'attraction cicatricielle des lèvres cutanées, s'aider d'un moyen agissant en sens opposé et que fournit l'emploi des sutures *de Gaillard*, qui doivent comprendre les fibres les plus centrales de l'orbiculaire en même temps que la peau, de manière à provoquer un ectropion transitoire des paupières. *Ankyloblépharon.* *Canthoplastie.*

Epicanthus.

Je ne dirai que quelques mots d'un écart anormal des angles internes des yeux qui se trouvent recouverts habituellement par des replis de la peau, trop abondante sur le dos du nez. Cette anomalie, désignée sous le nom d'*épicanthus*, et donnant à la physionomie quelque chose du Mongol, s'observe fréquemment chez les nouveau-nés. Elle ne devient que très-rarement le sujet d'un traitement consistant dans l'excision d'un lambeau cutané ovalaire sur le dos du nez, suivie d'une coaptation qui doit être exécutée avec le plus grand soin. Ces méthodes rentrent absolument dans le domaine de la chirurgie, mais rappelons ici qu'on ne doit jamais se décider à opérer de jeunes enfants, attendu que la croissance corrige le plus souvent cet état disgracieux.

Trichiasis
ou Distichiasis,

Parmi les *anomalies de position* que nous avons à signaler pour les paupières, nous devons tout d'abord noter une altération qui ne porte que sur le revêtement cutané du bord ciliaire en intéressant les cils. Cette anomalie, caractérisée par une exagération d'irrégularité dans l'emplacement des cils, se trouvant alors disposés d'une manière tout à fait disparate et ayant le plus souvent leur pointe dirigée vers la fente, est désignée sous le nom de *trichiasis* ou de *distichiasis*. L'intégrité de la charpente palpébrale fait reconnaître que cette déviation, dans la direction des cils, est due à des altérations cutanées et non consécutive à des incurvations, que la déformation des tarses peut indirectement avoir fait subir au champ d'implantation des cils. Les diverses variétés d'eczéma chronique du bord palpébral amènent, surtout aisément chez les personnes d'un certain âge, ces rétractions cutanées s'exerçant au voisinage des follicules pileux des cils. Un semblable état peut se développer d'une façon extrêmement insidieuse, sans qu'il existe aucun état inflammatoire apparent, mais simplement une hypérémie du bord palpébral plus ou moins continue. Cette même anomalie dans l'emplacement des cils résulte parfois aussi d'un léger état catarrhal de la conjonctive, ayant attaqué plus particulièrement le revêtement muqueux des bords palpébraux.

Le traitement n'est souvent, chez bien des vieillards, que palliatif ; le grand parent ainsi affecté a recours à l'un de ses petits enfants qui, grâce à son excellente vue, découvre les cils incolores déviés et les arrache avec une pince à cils. Ces séances doivent malheureusement être répétées toutes les deux ou trois semaines et deviennent à la longue fastidieuses. Aussi lorsque, par lassitude ou négligence, on a cessé l'épilation, que les cils déviés ont déterminé des états irritatifs graves de la cornée et sont devenus le point de départ d'un état qui engendre une nouvelle attraction morbide du bord ciliaire, alors on se résigne à une des méthodes de destruction du bord palpébral ou, ce qui est bien préférable, à un déplacement du support des cils.

Le moyen le plus simple pour obtenir ce dernier résultat consiste à placer, lorsqu'il ne s'agit que d'une petite quantité de cils déviés, une suture de Gaillard. On pénètre avec une aiguille munie d'un fil de soie forte, près des cils déplacés et, faisant glisser l'aiguille sur le tarse, on comprend, dans une anse mesurant à peu près un demi-centimètre, la peau, le tissu sous-cutané et les fibres musculaires. Le fil est ensuite très-fortement serré par un nœud, afin d'en obtenir l'élimination au bout d'une huitaine de jours. Une ou deux sutures, qui établissent des cicatrices ayant pour objet de dévier le bord ciliaire en dehors, suffisent lorsque le trichiasis est bien circonscrit, mais si la déviation porte sur une assez grande étendue de la rangée des cils, alors il vaut mieux se résoudre à une opération plus compliquée consistant dans une transplantation du support dermique des cils que l'on détache et transporte plus loin, après avoir préalablement excisé un lambeau ovalaire avoisinant la bandelette de peau sur laquelle sont les cils déviés. Ce mode de greffe par déviation, suivant le procédé de *Jaesche-Arlt*, est celui que l'on doit employer de préférence à tout autre, et cela pour les raisons suivantes : tout d'abord, parce que nos connaissances sur la

greffe cutanée nous ont maintenant appris que la mortifica-
tion de bandelettes même très-étroites du derme n'est nullement à redouter, pourvu que leur coaptation, sur le terrain
qui doit recevoir la greffe, soit bien assurée; en second lieu,
parce qu'il suffit d'un peu d'initiative chirurgicale pour
modifier soi-même la méthode de transplantation et la
délimiter à une étendue plus ou moins grande de la rangée
des cils qui ont pris une fausse direction.

Nous insistons sur ce point car il s'agit ici de reven-
diquer hautement les droits de la chirurgie conservatrice
et il faut, une fois pour toutes, en finir avec ces méthodes de destruction qui ne font que défigurer davantage des malades, déjà suffisamment éprouvés du côté de
l'aspect des yeux. En outre, toutes les méthodes barbares
d'excision, de cautérisation avec le galvano ou le thermo-
cautère, les acides, etc., laissent des cicatrices dures et
irrégulières qui frottent sur le globe oculaire dès que la
position des paupières n'est pas absolument exacte, comme
il arrive dans la majorité des cas.

Faisons d'ailleurs observer que l'établissement d'une cicatrice, sur le bord palpébral même, est aussi dans la transplantation du support des cils un inconvénient assez sérieux,
surtout si le bistouri, dans l'acte de la séparation de la partie
à transplanter, n'a pas (chose difficile) suffisamment ménagé
la rangée des cils, à ce point que la rétraction du tissu
cicatriciel marginal peut parfois attirer la bandelette trans-
plantée jusqu'à ce que les cils qu'elle supporte arrivent de
nouveau au contact du globe de l'œil. Afin d'échapper à cet
écueil, on peut, simultanément avec la transplantation par
glissement, hâter la cicatrisation de la plaie qui longe le
bord ciliaire mis à nu, en y greffant des parcelles d'épiderme
ou en y pratiquant même la greffe dermique.

La déviation des cils, que l'on obtient par simple excision
d'un lambeau cutané voisin, en laissant la plaie se cicatriser
spontanément, est tout à fait insignifiante et passagère.

CINQUIÈME LEÇON

Les changements de position des paupières portant simul-   *Ectropion.*
tanément sur leur charpente et leur revêtement cutané, et
qui sont désignés sous les noms d'*ectropion* et d'*entropion*,
ne pourront être qu'effleurés, attendu que leur traitement
purement chirurgical ne saurait comporter ici une description détaillée. Nous disons qu'une paupière est affectée d'ectropion, lorsqu'elle ne se coapte plus avec la surface du globe
de l'œil, mais s'en écarte sous un angle plus ou moins
accusé. Ce déplacement peut être engendré par une rétraction de la peau attirant au dehors le bord tranchant de la
paupière. Une traction analogue, mais agissant plutôt par
étranglement, peut être exercée sur ce bord palpébral, lorsque les portions les plus externes de l'orbiculaire l'emportent
en puissance sur les fibres internes, c'est-à-dire sur celles qui
rampent sur les tarses et sont désignées par la dénomination
de muscles palpébraux. Cette rupture dans l'équilibre du
muscle sphincter de l'ouverture orbitaire peut résulter de
ce que la portion la plus proche de la fente a été distendue outre mesure pendant un certain temps, comme on l'observe à la suite d'une propulsion de l'œil ou d'un gonflement
considérable de la conjonctive.

Si l'on réfléchit que le muscle orbiculaire montre des couches de plus en plus amincies à mesure que l'on va du rebord

orbitaire vers l'ouverture palpébrale, on comprendra que, le système musculaire devenant le siége d'une dégénérescence graisseuse comme le détermine si aisément l'âge sénile, il doive aussi facilement se développer une prépondérance d'action des portions orbitaires du muscle sur les parties palpébrales. Cet ectropion aura d'autant plus de tendance à se développer que, par suite du relâchement de la peau et des infiltrations dont elle devient souvent le siége chez les vieillards, l'augmentation du poids facilitera encore le renversement du bord palpébral pour la paupière inférieure.

Indépendamment de la première variété, que l'on qualifie de *cicatricielle*, et de l'ectropion *musculaire*, on rencontre encore l'ectropion *paralytique* dont il a déjà été question. Ces trois variétés, après un certain laps de temps, entraînent, lorsqu'elles sont bien accusées, une élongation plus ou moins marquée de la paupière, qui peut se compliquer d'une hypertrophie de la conjonctive irritée par un perpétuel contact de l'air, de façon à donner lieu à un état désigné alors sous le nom d'ectropion *sarcomateux*.

Le traitement doit nécessairement reposer sur les données étiologiques qui précèdent. S'agit-il d'un ectropion cicatriciel, dans lequel il ne s'est produit une rétraction que par suite du raccourcissement du derme devenu le siége de cicatrices étendues, mais très-superficielles? alors on peut essayer de provoquer une attraction en sens inverse, en amenant du côté de la conjonctive, le bord palpébral à se porter vers l'œil. A cet effet on peut établir au fond du cul-de-sac conjonctival une traînée cicatricielle au moyen d'une cautérisation énergique. Pour cela, on renverse encore davantage la paupière inférieure (car c'est de celle-ci qu'il s'agit de préférence), on la sèche en l'étanchant à plusieurs reprises avec un linge sec, puis on promène cinq à six fois, sur le cul-de-sac et dans toute sa longueur, un crayon de nitrate d'argent effilé de façon à cautériser une bande de muqueuse d'une largeur de 2 à 3 millimètres ; enfin on neutralise soigneusement avec de l'eau salée. Notons que cette cautérisation intense irrite profondément l'œil et ne réussit cependant pas toujours à amener un mouvement d'attraction suffisant.

Nous préférons obtenir cette rétraction cicatricielle au moyen de sutures, suivant le mode recommandé par *M. Snellen*, qui établissent au fond du cul-de-sac, entre celui-ci et la peau, des brides cicatricielles ayant pour effet d'attirer vers elle le bord palpébral renversé. A cet effet, on comprend dans une anse formée par un fil muni de deux aiguilles modérément courbes, un demi-centimètre de la portion du cul-de-sac la plus proéminente au-dessus de la paupière atteinte d'ectropion. On fait cheminer les deux aiguilles sous la peau, de manière qu'elles viennent sortir à 2 centimètres au-dessous du bord palpébral, à une distance l'une de l'autre d'un centimètre. Les deux extrémités du fil sont liées au-dessus d'un petit morceau de peau de gant enroulé, et serrées de façon à faire basculer en dedans le bord palpébral. Ordinairement, il faut placer sur une paupière, ainsi affectée d'ectropion, deux de ces anses qu'on laisse en place sous le bandeau compressif, pendant trois ou quatre jours.

Lorsqu'il s'agit d'une forme d'ectropion musculaire, on peut, si la prépondérance des muscles orbitaires, sur les palpébraux est tout à fait passagère, comme il arrive dans les cas d'ophthalmie purulente, se tenir à une simple réduction maintenue au moyen du bandeau compressif. On joindra au besoin à ce pansement, un débridement de la commissure externe et des scarifications de la muqueuse étranglée et engorgée par suite de la contraction excessive des fibres orbitaires.

Si par contre on a affaire à des formes d'ectropion musculaire qui se sont lentement développées, soit que les fibres des palpébraux aient souffert consécutivement à d'anciennes inflammations cutanées (blépharites) ou qu'elles se soient atrophiées à la suite d'états parétiques ou d'altérations séniles, alors on a recours à des procédés opératoires qui ont pour but d'affaiblir les portions les plus externes de l'orbiculaire et de déterminer une rétraction cicatricielle, et qui doivent aussi avoir pour effet de rétablir une coaptation exacte du bord ciliaire et de remédier à un larmoiement qu'entretient la prédisposition à l'ectropion. C'est ainsi que l'on pratique, suivant *M. A. Weber*, près de la commissure externe, des excisions cutanées en forme de demi-lune dont la concavité regarde en dedans, et qui doivent comprendre également l'aponévrose et le tendon. L'étendue et la courbure de cette demi-lune seront proportionnées au raccourcissement que l'on se propose d'obtenir.

Au lieu d'une demi-lune, on peut, lorsque l'on désire obtenir un effet plus considérable, faire deux sections à angle obtus ouvert en dehors. L'angle de la section interne touche la commissure externe, les côtés tombent assez verticalement sur l'orbiculaire et viennent rencontrer les branches du second angle, qui reste d'autant plus distant du premier qu'on veut obtenir un effet plus considérable. En faisant la réunion, on aura soin de comprendre dans la suture la peau et la couche musculaire.

A mesure qu'on veut obtenir un effet de plus en plus considérable, on écarte davantage les sommets des deux angles qui sectionnent le muscle orbitaire, de façon à transformer le lambeau excisé en rectangle, tout en ayant soin de ne pas intéresser dans les sections le ligament palpébral externe, qu'on met à nu, suivant le conseil de *M. Weber*, avant d'exciser le lambeau cutané.

On le voit, ces divers procédés ont pour but d'affaiblir les portions externes du muscle orbiculaire, au profit des parties internes, les muscles palpébraux, de rapetisser le tégument avoisinant les paupières, et d'amener une coaptation plus exacte, par suite de la traction cicatricielle du bord palpébral sur le globe de l'œil. Toutefois, il est incontestable que ces opérations ont l'inconvénient de trop localiser cette traction vers la commissure externe.

Aussi s'il s'agit d'un ectropion partiel qui, comme à la

suite d'une paralysie faciale, porte de préférence vers le grand angle, il vaut mieux recourir à une traction plus voisine de la partie atteinte d'ectropion, et procéder à un raccourcissement de la peau, ainsi que *de Arlt* vient de le conseiller. On saisit avec une petite pince à pupille un pli de la peau, d'une largeur de deux à trois millimètres et d'une longueur de six à sept, au-dessous du point lacrymal inférieur, en plaçant les branches horizontalement et en attirant la peau en avant. Ce pli excisé, on procède à l'ablation d'un semblable pli formant un triangle dont la pointe se trouve dirigée vers le point lacrymal supérieur, la base vers le nez, et le côté supérieur tourné de façon à effleurer la caroncule et la conjonctive. Le détachement avec les ciseaux du sommet des triangles, par lequel d'ailleurs on commence, doit être exécuté très-soigneusement, car la peau adhère en cette région très-intimement avec le ligament. En abandonnant une partie du derme, on s'exposerait à ne pas obtenir une réunion complète. On procède à celle-ci par l'application de trois sutures qui, mises en place, attirent les angles internes vers le nez et les coaptent avec le globe oculaire.

Si l'on veut modifier ce procédé et le rendre plus puissant, on peut comprendre dans l'excision de la peau une semblable ablation des fibres de l'orbiculaire, en affaiblissant ainsi, au bénéfice des portions palpébrales, les parties les plus périphériques ou orbitaires.

Il n'est pas possible que nous donnions ici la description des divers procédés opératoires destinés 1° à raccourcir la paupière allongée et lui faire reprendre ainsi sa place (procédés d'*Adams*, de *Dieffenbach*); 2° à détacher les cicatrices qui retiennent une paupière renversée, de façon à la rétablir à sa place en réunissant les parties dégagées (procédés de *Samson, Warthon Jones*); 3° à interposer par glissement, un lambeau entre la cicatrice, cause de la déviation (procédé de *Richet*); 4° à exciser la cicatrice (de *Ammon*),

.et y combiner la tarsorraphie (*Richet*) ou le rapetissement, après excision de la cicatrice de la paupière allongée (*Fred. Jæger*).

Tous ces procédés rentrent dans la grande chirurgie et ne trouvent qu'une application fort rare, même dans les cliniques les plus fréquentées. Ce qui a surtout contribué à diminuer leur emploi, c'est que, dans la plupart des cas d'ectropion cicatriciel, on a reconnu qu'une tarsorraphie combinée à la greffe cruente pratiquée sur les plaies, résultant du dégagement de la paupière renversée des parties cicatricielles, assurait bien mieux la réussite, et garantissait plus sûrement des rechutes que les procédés les plus ingénieux de déplacement et de glissement des lambeaux. Par ce fait même, un champ beaucoup plus vaste a été ouvert à l'initiative chirurgicale, à laquelle nous avons un des premiers convié nos confrères de la spécialité.

Entropion. Les causes de l'*entropion* consistent, contrairement à ce que nous avons vu pour l'ectropion, dans une traction du bord palpébral en dedans, consécutive à un rétrécissement cicatriciel de la conjonctive, ou du tissu sous-conjonctival dont le tarse représente, comme nous le savons, la partie enfeutrée et la plus résistante (incurvation tarsienne). C'est surtout le recoquillement de la charpente solide de la paupière qui a pour effet de porter le bord palpébral avec ses cils vers le globe oculaire, tandis qu'un simple rapetissement de la conjonctive tend bien plutôt à ramener la conjonctive du cul-de-sac et du globe de l'œil vers le bord palpébral. Il se passe ici un phénomène analogue à ce que l'on observe pour la production de l'ectropion; dans ce cas aussi, des pertes superficielles du derme sont compensées par attraction de la peau avoisinante, tandis que toute formation de tissu cicatriciel près de la charpente palpébrale (et comme telle nous regardons non seulement le tarse, mais aussi l'aponévrose tarso-orbitaire) détermine, quelque minime qu'elle soit, une déviation de la paupière, c'est ainsi que nous observons le renversement de la paupière, connu sous le nom d'ectropion *angulaire*, à la suite de cicatrisation d'une fistule résultant d'une carie.

La maladie qui détermine le plus fréquemment l'entropion est celle qui a pour résultat inévitable la transformation de la conjonctivite en tissu cicatriciel. Toutefois, toutes les conjonctives granulaires arrivées à leur période ultime, sont loin de se compliquer constamment d'une incurvation du tarse amenant l'entropion. Il faut donc qu'un autre facteur intervienne dans les cas qui se terminent par l'entropion avec trichiasis. En analysant les faits, nous retrouvons ici *l'entropion musculaire*, avec l'analogue des causes signalées tout-à-l'heure pour l'ectropion. Mais maintenant ce sont, non plus les parties externes de l'orbiculaire, mais bien les parties internes, les muscles palpébraux, qui interviennent. Si, pendant la période de l'infiltration lymphoïde qui accompagne habituellement le développement de véritables granulations, période pendant laquelle le tarse subit un ramollissement par imbibition et infiltration lymphoïde, des états irritatifs répétés ont attaqué la conjonctive, les parties de l'orbiculaire qui rampent sur les tarses sont soumises à une irritation plus ou moins continuelle, les muscles palpébraux se raccourcissent, et les tarses ramollis se moulent en quelque sorte sur ce cercle de fibres raccourcies. Pareille chose se passe également lorsque de fréquentes affections superficielles de la cornée ont entraîné un spasme orbiculaire intense, pendant la période d'infiltration des tarses.

En opposition avec l'ectropion paralytique, nous retrouvons un *entropion spasmodique*, autre variété de l'entropion musculaire, qui peut se développer rapidement, lorsque par une distension (imbibition séreuse) les parties périphériques de l'orbiculaire, les muscles orbitaires, ont été plus ou moins mises hors d'action, au détriment des parties internes de ce même muscle, les muscles palpébraux. Cet entropion spasmodique s'observe souvent pour la paupière inférieure,

sous le bandeau compressif qui a comprimé les fibres de
l'orbiculaire rampant au-devant du rebord orbitaire inférieur.

La variété d'entropion, désignée comme *sénile*, est aussi
une forme spasmodique. Elle est, d'un côté, facilitée par la
distension que peuvent subir les parties périphériques du
muscle orbiculaire, à la suite des infiltrations séreuses dont
la peau des vieillards, à l'entour de l'orbite, est si souvent le
siége, de façon à tirailler et à distendre les fibres sous-
jacentes de l'orbitaire inférieur. D'un autre côté, le développement de cet entropion spasmodique est encore favorisé
par l'enfoncement sénile du globe oculaire, résultant de la
diminution du coussinet graisseux de l'orbite; le bord
palpébral et les tarses perdent ainsi leur support et, par
suite, leur degré normal de distension, les fibres musculaires
des muscles palpébraux qui rampent en ce point tendent
de plus en plus à se raccourcir et à prendre la prépondérance
sur les portions périphériques du muscle orbiculaire. C'est
ce surcroît d'action qui peut donner lieu à l'entropion
spasmodique qui s'observe consécutivement à la phthisie ou
à l'énucléation de l'œil.

Le traitement de l'entropion est réclamé avec d'autant
plus d'urgence que le frottement des cils et du bord palpébral
sur le globe oculaire détermine des états irritatifs, dont
l'effet est d'accroître les conditions favorables au développement de l'entropion spasmodique, autrement dit d'augmenter
encore la prépondérance des muscles palpébraux sur les
orbitaires.

Lorsqu'on aura bien reconnu la cause de l'entropion, on
sera à même d'y porter remède d'une manière rationnelle.
On comprendra que, dans le cas où la déformation du tarse
joue un rôle capital, les simples excisions cutanées, qui ont
surtout tendance à se combler par attraction de la peau
voisine mobile, ne pourront guère être de quelque efficacité.
Il en sera de même de ces excisions, dans les formes spasmo-

diques d'entropion où la rétraction des palpébraux surmontera bientôt l'attraction provenant de l'ablation d'un lambeau cutané. Il faut donc, pour pouvoir combattre avec succès l'entropion cicatriciel, s'attaquer à la partie la plus essentiellement transformée par les cicatrices, c'est-à-dire le tarse ; dans l'entropion spasmodique, c'est plus particulièrement aux parties de l'orbiculaire atteintes de spasme, c'est-à-dire aux muscles palpébraux qu'il faut s'adresser. C'est donc en remontant à la cause première de l'entropion, qu'on arrivera à traiter efficacement le mal, et non en dirigeant ses soins sur un unique symptôme.

Les variétés d'entropion spasmodique, principalement la forme sénile, les entropions qui se sont développés sous le bandeau compressif, doivent être traités en annulant une portion des muscles palpébraux que l'on comprend dans deux ou trois sutures de Gaillard. M. *de Arlt* propose d'arriver à cette section des fibres musculaires au moyen de fils ne comprenant pas la peau, mais leur mode d'introduction et leur serrement sur de petits rouleaux de charpie rendent l'emploi de cette méthode peu pratique.

A l'inverse de la tarsorraphie qui a été recommandée pour l'ectropion, on fera avec profit pour l'entropion l'opération contraire, c'est-à-dire la *canthoplastie*, dans laquelle on sectionne les fibres les plus internes de l'orbiculaire, en même temps qu'on élargit la fente en interposant la muqueuse dans la plaie, de manière à affaiblir définitivement cette portion du muscle. A ce puissant moyen de combattre l'entropion musculaire, on peut en joindre deux autres qui s'attaquent à l'enroulement de la peau et à la conformation vicieuse du tarse. Le premier de ces moyens consiste, après avoir élargi la fente et garni les parties avivées de muqueuse, à placer deux ou trois sutures de Gaillard. Cette combinaison indiquée par M. *Pagenstecher* trouve surtout son utilité dans le traitement des granulations, mais il faut se rappeler qu'elle laisse persister des traces qui ne rendent son emploi vérita-

Canthoplastie.

blement pratique que dans la clientèle nosocomiale où le résultat cosmétique ne joue pas un rôle important.

Tarsotomie. Un second moyen a pour but de faciliter le redressement du tarse incurvé en le fendant du côté de la muqueuse dans toute sa longueur. Cette *tarsotomie* longitudinale de *de Ammon* peut être exécutée conjointement avec des ligatures de *Gaillard*, avec l'excision de lambeaux cutanés, mais elle réclame toujours pour être de quelque efficacité le dégagement du tarse du côté de la commissure externe par la canthoplastie.

Enfin il existe une autre opération, qui s'attaque de préférence à l'incurvation fâcheuse du tarse, dont le temps principal est, comme *Streatfeild* l'a conseillé, l'excision d'une portion du tarse découpée en forme de coin à base tournée en dehors. En même temps on enlève un lambeau du tégument externe, pour laisser à la cicatrice le soin de redresser le tarse, ou bien on place un système compliqué de sutures, comme *Snellen* l'a indiqué, après avoir préalablement enlevé simplement une bandelette de l'orbiculaire.

D'après ce qui précède, on peut aisément se rendre compte combien il sera nécessaire de remonter aux causes, avant de décider à quels moyens ils convient de s'adresser pour la guérison d'un entropion. L'intensité du mal nous guidera pour savoir si on doit se contenter de sutures de Gaillard, ou y joindre la canthoplastie combinée ou non avec la tarsotomie. Le procédé *Streatfeild-Snellen* se recommande surtout dans les cas où il importe de remédier à la déformation du tarse, tout en évitant des cicatrices apparentes.

Nous terminerons les maladies des paupières, en nous occupant des corps étrangers, des blessures et brûlures, ainsi que de l'absence des voiles protecteurs des yeux.

Corps étrangers. Les *corps étrangers* des paupières sont fort rares et l'on n'est guère appelé qu'exceptionnellement à constater la présence de pareils corps dans le tégument lâche de ces organes. Pourtant il n'est pas inutile de se rappeler que la très-grande laxité du tissu sous-cutané ainsi que sa remarquable extensibilité facilitent singulièrement le séjour prolongé de ces corps, en même temps que le boursouflement du tissu ambiant et la facilité avec laquelle ils se déplacent, sous l'instrument explorateur, les soustraient aisément à une recherche même attentive.

Après des blessures, les plaies des paupières doivent donc être scrupuleusement explorées avec le doigt, si l'on veut éviter de faire une réunion trop hâtive de ces plaies et d'y laisser séjourner des corps étrangers. A ce propos, je relate, dans le grand traité d'ophthalmologie, un cas où un morceau de canne brisée, long de 2 centimètres et large de 1 centimètre, fut laissé dans la paupière pendant dix-huit mois par un chirurgien jouissant d'une grande réputation. Mais à mon tour, après avoir extrait ce corps étranger, bien que j'aie exploré attentivement la paupière blessée, j'y abandonnai, probablement en le repoussant dans l'orbite avec le petit doigt, un second fragment de canne de 1 centimètre dont je ne fis l'extraction que trois mois plus tard.

Les *blessures* des paupières, entraînant facilement des déformations permanentes, nécessitent pour leur coaptation un soin tout particulier. A quelque moment que l'on soit appelé à soigner des déchirures des paupières ou des plaies par instrument tranchant, il faut de toute nécessité procéder à la réunion. Lors même qu'il s'est écoulé quelques jours depuis l'accident, on ne doit jamais hésiter à aviver les plaies, à les égaliser en enlevant les parties mortifiées et à les réunir à l'aide de quelques sutures métalliques. Les ligatures avec du fil d'argent fin offrent le grand avantage de pouvoir être laissées en place et de maintenir le rapprochement des parties séparées, alors même que l'on n'a pas réussi à obtenir une réunion par première intention.

Blessures. Déchirures.

S'agit-il de pertes de substance des paupières, par suite de brûlures occasionnant si aisément le renversement des paupières? alors il faut que tout médecin praticien sache bien

Brûlures. Greffes.

qu'il ne lui est pas permis de laisser cicatriser spontanément de pareilles brûlures, mais qu'il est impérieusement
indiqué de couvrir les plaies, dès qu'elles commencent à bourgeonner, de greffes dermiques que l'on prend sur le sujet
même ou sur quelque personne dévouée. La peau, sur laquelle
on enlève de petits lambeaux de 4^{mm}· carrés, qui convient le
mieux pour ces greffes, est celle de la partie interne de l'avant-
bras. On recouvre autant que possible les plaies par une mo-
saïque de ces petits lambeaux sur lesquels on applique une baudruche gommée afin de les tenir en place. *Reverdin* relate,
dans son premier mémoire sur la greffe épidermique, l'his-
toire d'un malade que nous avons ainsi traité et qui, en dépit
d'affreuses brûlures de la face, a été préservé d'un déplacement des paupières.

Ablépharon.
Blépharoplastie.

Si à la suite de blessures ou d'ulcérations, les paupières
ont été complétement détruites, leur restauration par la blépharoplastie est indiquée. Nous ne saurions, sans empiéter
sur le terrain de la chirurgie oculaire, exposer ici les diverses
méthodes de blépharoplastie. Contentons-nous de faire
observer que la plupart de ces procédés sont tombés dans
l'abandon depuis que nous jouissons des ressources de la
greffe dermique. Il y a plus de cinq ans que nous avons déjà
insisté sur ce fait, qu'en combinant la tarsorraphie avec la
greffe, on pouvait renoncer à la plupart des opérations de
blépharoplastie qui, en cas d'échec, laissent le malade encore
plus défiguré. Cette thèse vient d'être reprise, pour l'ectropion
cicatriciel, par M. *Verneuil,* et c'est incontestablement dans
cette voie de la chirurgie conservatrice que doit entrer le
médecin appelé à soigner l'*ablépharie,* s'il veut être assuré,
au cas où il serait impuissant à soulager son malade, d'éviter
le reproche de lui avoir été nuisible.

MALADIES DE LA CONJONCTIVE

SIXIÈME LEÇON

HYPÉRÉMIE ET CATARRHE DE LA CONJONCTIVE.

Avant d'aborder l'étude des maladies qui peuvent affecter le revêtement interne des paupières, c'est-à-dire la muqueuse de l'œil, il sera utile de donner une courte description des caractères anatomiques de cette membrane. La conjonctive présente une couche épithéliale, un stratum de tissu propre et un tissu sous-jacent qui la relie aux parties sur lesquelles elles repose.

L'*épithélium* affecte, dans les couches les plus superficielles, la forme cylindrique ; plus profondément on trouve une couche de cellules aplaties, rondes, montrant du reste des transitions multiples suivant les diverses régions de la conjonctive. Sur la conjonctive tarsienne, la muqueuse forme une série de sillons et d'élevures sur lesquels se continue la couche épithéliale, d'où il résulte sur des coupes une disposition rappelant celle de glandes utriculaires.

Le *support de l'épithélium* est constitué par le tissu propre de la conjonctive qui, sur les tarses, rattache cette membrane directement à la charpente palpébrale, tandis que sur les autres points, il s'y adjoint un tissu sous-muqueux. Le tissu conjonctival propre est composé d'un réseau à fines mailles dont les points d'intersection montrent de nombreux noyaux. Dans la constitution de ce réseau ne rentrent que peu d'éléments élastiques ; tout ce réseau est rempli d'une masse de cellules lymphoïdes qui lui donne l'aspect du tissu adénoïde de la muqueuse intestinale.

Le *tissu sous-conjonctival*, qui apparaît à partir du point où la muqueuse quitte le tarse, se compose, d'une part, des mailles moins entrelacées du tissu propre de la conjonctive enfeutré de cellules lymphoïdes et, d'autre part, de très-nombreuses fibres de tissu élastique. Ces différentes fibres s'unissent sur la conjonctive bulbaire à celles de la sclérotique.

Les *papilles*, ou *corps papillaire* de la conjonctive, ne sont autre chose que les saillies et les sillons que présente la muqueuse sur les tarses. Les enfoncements que la couche épithéliale affecte dans ces replis se présentent, sur une coupe verticale, comme des cônes épithéliaux qui s'enfonceraient entre des papilles, mais en réalité il s'agit ici de plis étendus qui se répandent longitudinalement sur la conjonctive tarsienne.

Quant aux *follicules lymphatiques*, il faut envisager ainsi l'infiltration lymphoïde généralisée de la conjonctive, qui par places s'accentue et se concentre pour former des agglomérations autour desquelles le tissu cellulaire se trouve plus condensé. Suivant les auteurs les plus compétents. comme *Waldeyer* par exemple, la conjonctive humaine ne renferme pas de véritables follicules, tandis que nombre d'auteurs non moins autorisés disent que la région du fornix (cul-de-sac) conjonctival présente constamment, quoique en très-petit nombre sur les yeux sains, des amas arrondis de corpuscules lymphoïdes qui ne diffèrent en rien comme structure des follicules lymphatiques clos.

Suivant *Krause*, il se trouve toujours, dans la région des culs-de-sac, une série de glandes acineuses, placées dans le tissu sous-conjonctival et aboutissant à la couche épithéliale par un étroit canal excréteur, comme vous pouvez le voir sur la coupe de *Morano* que je place sous vos yeux, et qui, dessinée d'après nature, permet de voir à la fois huit de ces glandes.

Si nous mentionnons encore de petits replis de la couche épithéliale qui siégent vers le bord cornéen et qui, emprisonnés dans les mailles du tissu conjonctival, ont été désignés par M. *Manz* comme des glandes, si enfin nous signalons les renflements qui terminent les nerfs de la conjonctive pour former les corpuscules terminaux sphériques de *Krause*, qu'on rencontre exclusivement au voisinage de la cornée et sur la conjonctive bulbaire, nous aurons fait connaître toutes les particularités anatomiques se rattachant à la muqueuse dont nous devons parcourir les divers états pathologiques.

Avant d'aborder la plus bénigne des affections de la conjonctive, l'hypérémie, il sera nécessaire de bien connaître les divers réseaux vasculaires de la conjonctive qui peuvent être le siége d'un engorgement sanguin. Une injection du réseau vasculaire propre de la muqueuse, qui rampe dans toute l'étendue de la conjonctive, peut se généraliser et constituer ce que l'on désigne comme *injection conjonctivale*.

L'injection morbide, si elle se localise à l'entour de la cornée, est alors appelée *péricornéenne*. Cette injection peut résider dans les vaisseaux terminaux de la conjonctive même, et être par conséquent *conjonctivale*, ou dépendre de l'injection des vaisseaux ciliaires antérieurs et devenir ainsi *sous-conjonctivale*. Habituellement une injection péricornéenne est à la fois conjonctivale et sous-conjonctivale. Cette dernière, appelée aussi *épisclérale*, se délimite par des arcades tournées vers les parties équatoriales du globe oculaire et longe les gros vaisseaux ciliaires, sans atteindre jamais l'équateur de l'œil. Quant à l'injection conjonctivale périkératique, elle se décompose toujours, comme on le peut constater avec un faible grossissement, en une réunion de fins vaisseaux serrés et radiés qui se dirigent vers le bord de la cornée et se superposent aux vaisseaux moins distincts et régulièrement disposés de l'injection épisclérale,

L'*injection sclérale* se présente sous forme de taches vineuses, mal limitées, et résulte d'un engorgement des vaisseaux qui se répandent de préférence dans les couches externes de la sclérotique. Cette injection peut apparaître sans que la conjonctive sus-jacente participe en aucune façon à l'engorgement sanguin. Tandis que l'injection conjonctivale peut être uniformément répartie sur toute la muqueuse, que l'injection sous-conjonctivale ou épisclérale ne se rencontre qu'autour de la cornée, d'où elle ne rayonne pas au-delà d'une petite distance, l'injection sclérale peut apparaître et près du bord cornéen et à une certaine distance de ce bord, sous forme de plaques tout à fait isolées et n'ayant aucun contact avec la cornée. Les trois injections peuvent donc se présenter à la fois, mais seulement près du bord de la cornée, comme il arrive souvent pour les phlyctènes de cette région.

Hypérémie conjonctivale.

Ce qui caractérise l'*hypérémie conjonctivale*, c'est l'injection généralisée, qui devient surtout apparente sur les tarses où elle masque les glandes tarsiennes, ordinairement visibles par transparence, et qui donne aux culs-de-sac une teinte jaunâtre. L'injection de la conjonctive bulbaire apparaît sous forme d'un lacis à larges mailles s'irradiant jusqu'au bord cornéen. Bien entendu, non-seulement la transparence de la muqueuse se trouve altérée par l'hypérémie, mais encore la régularité de sa surface. Les plis et les sillons qu'elle présente normalement, autrement dit les papilles, s'accusent davantage et donnent à la conjonctive tarsienne un aspect velouté. Cet engorgement sanguin du corps papillaire, le défaut de transparence plus ou moins accusé voilant les glandes tarsiennes et une légère transsudation séreuse sont les seuls signes qui frappent l'observateur, car l'injection de la conjonctive bulbaire n'apparaît que dans les cas aigus d'hypérémie, et s'efface dès que l'affection devient chronique.

Cet état ne mériterait guère de fixer notre attention aussi

longtemps, si il n'entraînait pas, pour les personnes ainsi
affectées, une gêne très-accusée et si, conséquemment, il ne
devenait pas souvent le sujet d'un traitement. Ainsi le séjour
dans un air confiné et vicié devient particulièrement insupportable, l'application prolongée des yeux est impossible dès
qu'un éclairage imparfait oblige à des efforts d'accommodation soutenus, et une sensation de lourdeur des paupières des
plus incommodes tourmente ces malades. La plainte la plus
communément adressée au médecin est l'énorme difficulté,
lors du réveil, d'ouvrir les yeux.

A l'occasion de l'hypérémie du bord palpébral, nous avons
déjà énuméré la plupart de ces symptômes, et de fait ces
deux états concordent aussi le plus souvent, l'hypérémie de
la muqueuse étant une propagation d'un semblable état
du revêtement cutané. Aussi tout ce qui tend à faire naître
l'une de ces affections, prédispose-t-il à l'autre, comme
l'infarctus des glandes tarsiennes, la stagnation des larmes.

Des causes plus ou moins directes, mais agissant d'une
façon plus ou moins continue, peuvent entraîner l'hypérémie
conjonctivale : tels sont le séjour prolongé dans des endroits
dont la température est très-élevée, ou dont l'air charrie
constamment des poussières, ou est chargé d'émanations
ammoniacales. Enfin, il ne faut pas oublier que, indirectement, des efforts d'accommodation soutenus et excessifs,
réclamés par une conformation amétropique du globe oculaire, peuvent avoir pour conséquence un état permanent
d'hypérémie conjonctivale.

Ce sont ces causes qui doivent nous guider pour instituer
un traitement qui consiste surtout à régulariser le travail et à
surveiller l'hygiène oculaire. Le choix de lunettes appro-
priées, le séjour dans un air pur suffisent déjà pour ache-
miner les malades vers une prompte guérison; celle-ci est
encore accélérée par les moyens que nous avons indiqués
pour le traitement de l'hypérémie du bord palpébral. L'emploi de solutions légèrement astringentes est ici particuliè-

rement indiqué. On prescrit à cet effet le sous-acétate de plomb liquide (4 grammes pour 300), le sulfate de zinc et le nitrate d'argent (1 gramme pour 300). Ce dernier agent, très-efficace il est vrai, a l'inconvénient de noircir d'une façon disgracieuse la peau, tandis que le sous-acétate de plomb laisse un dépôt blanc peu apparent.

Les instillations de collyres, qui doivent transformer un état chronique d'hypérémie en une affection aiguë et donner, par une poussée d'engorgement, un stimulus aux vaisseaux ayant pour effet d'exciter leur contraction, sont peu pratiques pour les cas de simple hypérémie. Le collyre au laudanum (parties égales de laudanum et d'eau distillée) peut seul amener parfois une amélioration sensible, résultant de l'effet produit par l'alcool que renferme la teinture d'opium.

Provoquer directement un stimulus sur les vaisseaux conjonctivaux par une cautérisation avec une solution de nitrate d'argent (au $\frac{2}{100}$) est d'autant moins indiqué que, sur ces yeux dont la sécrétion n'est pas augmentée, l'élimination de l'escharre produite par le caustique se fait très-lentement. La douleur se trouve aussi prolongée au point d'indisposer parfois vivement le malade contre son médecin.

Dans tous les cas où conjointement avec cette affection conjonctivale, le bord palpébral se montre hypérémié, en même temps que la disposition du sujet aux affections eczémateuses de la peau est manifeste, on obtiendra les meilleurs effets en conseillant des lotions chaudes matin et soir avec de l'eau blanche faible. Ainsi on prescrit 100 grammes de sous-acétate de plomb liquide, dont le malade fera tomber une vingtaine de gouttes dans un grand bol d'eau chaude. Si ces lotions ne se montrent pas suffisamment efficaces, on fait enduire tous les soirs, au moment du coucher, le bord des paupières avec une très-légère couche de pommade au précipité rouge ou à l'oxyde de zinc, suivant les formules indiquées à l'occasion de l'hypérémie palpébrale (pag. 13 et 20). N'oublions pas que chez ces personnes eczémateuses et rhumatisantes, l'action prolongée de l'humidité ou du froid est toujours mal supportée.

Pour que l'hypérémie conjonctivale devienne inflammation de la conjonctive, il faut qu'il s'ajoute aux signes déjà indiqués, les produits de l'inflammation. Ce n'est pas uniquement par la nature de ces produits inflammatoires que nous classifions les diverses conjonctivites, car nous aurions grand tort de croire qu'ici nous reconnaissons l'arbre à ses fruits, mais bien plutôt suivant l'endroit où ces mêmes produits sont déposés. En nous basant surtout sur cette dernière considération, nous trouverons un guide plus sûr pour arriver à une classification qui, il est vrai, reste toujours plus ou moins artificielle. Deux grandes catégories d'inflammations peuvent être établies : l'une où les produits sont déversés au dehors et *sur* la surface de la muqueuse, l'autre où ils sont déposés *dans* la trame même de la conjonctive malade. La première catégorie comprend les inflammations catarrhale, purulente et croupale, la seconde les conjonctivites diphthéritique phlycténulaire, folliculaire et granulaire.

Classification des inflammations.

Le *catarrhe conjonctival* nous montre les signes de l'hypérémie de la conjonctive auxquels il s'est joint une sécrétion morbide de cette membrane, se caractérisant par un excès de sécrétion sans que les qualités anatomiques du produit aient été sensiblement modifiées. La conjonctive sécrète normalement une certaine quantité de mucus, entremêlé des cellules épithéliales détachées et dégénérées. Lorsque ce mucus est sécreté en plus grande abondance, il se présente sous forme de traînées glaireuses, filamenteuses ou bien en paquets purulents qui nagent dans le sac conjonctival et sont chassés en dehors de la fente où ils se dessèchent et donnent lieu à des croûtes cassantes et d'aspect vitreux.

Catarrhe conjonctival

Outre que les signes de l'hypérémie sont bien plus accusés dans le catarrhe et vont jusqu'à voiler complétement les glandes tarsiennes, on voit aussi que la transsuda-

tion séreuse de la muqueuse se développe au point de déterminer aisément un soulèvement de la conjonctive bulbaire
sous forme de chémosis et de gagner le bord palpébral, en
y déterminant un léger degré d'œdème.

Ce qui différencie l'inflammation catarrhale de la forme
plus grave connue sous le nom d'ophthalmie purulente,
c'est que les signes de congestion, d'infiltration séreuse,
ainsi que la sécrétion, n'acquièrent, même dans les cas les
plus aigus et les plus intenses, qu'un degré modéré. Cette
question de simple nuance offre néanmoins au point de vue
pratique une très-grande importance, car, dans le catarrhe
conjonctival, les produits de l'inflammation, tout en renfermant des éléments de pus, ne sont jamais, à proprement
parler, absolument purulents; d'un autre côté, les desqua-
mations de la couche épithéliale de la cornée par macération
dans un liquide constamment sécrété sont moins à craindre,
ainsi que les désastreux effets des migrations cellulaires
dans les plaies de la cornée ainsi produites.

Aussi ces affections catarrhales tendent-elles facilement à
se localiser sur la conjonctive palpébrale et à affecter une
chronicité et une innocuité de plus en plus accusées; il n'est
pas rare de les voir se compliquer de blépharite et les deux
affections s'entretenir mutuellement.

Bien reconnaître les causes qui ont provoqué un catarrhe
conjonctival et qui l'entretiennent, tel est le point capital pour
instituer un traitement rapidement efficace. Comme causes
directes, citons un air vicié, des exhalations irritantes, le
séjour prolongé à la fumée et surtout l'irritation résultant du
contact répété des larmes ou de sécrétions cutanées décom-
posées. Comme cause résultant de l'état général, nous devons
signaler une prédisposition spéciale au catarrhe des muqueuses,
ainsi qu'on l'observe chez les personnes atteintes d'éruptions
exanthématiques ou de fièvre paludéenne.

Éloigner les causes nuisibles sera évidemment faire déjà
un grand pas vers la guérison, mais en outre il importera de

rechercher pour y remédier les causes locales qui pourraient entretenir le catarrhe, comme la présence d'un corps étranger, des cils déviés, etc. Ces conditions remplies, il s'agit de se bien renseigner si l'on a affaire à une forme aigüe, dans laquelle la muqueuse bulbaire se montre fortement hypérémiée et injectée. Rappelons ici qu'il ne doit y avoir aucun doute sur l'existence d'une complication cornéenne ou d'une irritation de l'iris (et combien de cas d'iritis, confondus avec des conjonctivites, avons-nous vu soigner par des instillations d'un collyre au nitrate d'argent) ; nous serons rassurés à cet égard par l'absence de toute injection épisclérale péricornéenne. Dans ces conditions, l'application des réfrigérants se présente alors comme un des moyens les plus efficaces et les plus puissants pour guérir promptement un pareil catarrhe. Des compresses froides, faites avec l'eau légèrement carbolisée (5 grammes pour 1000), et appliquées toutes les heures pendant 15 à 20 minutes, apportent un grand soulagement, en enlevant la sensation de cuisson et de chaleur si pénible pour les malades. De semblables compresses peuvent encore être employées, à deux ou trois reprises par jour, avec une solution de 1 gramme de nitrate d'argent ou de sulfate de zinc pour 300 grammes d'eau distillée.

Est-on absolument assuré de l'exactitude de son diagnostic et convaincu d'avoir affaire à un simple catarrhe (et ici les renseignements que le malade fournit sur la qualité et l'abondance de la sécrétion lèvent tous les doutes que l'on pourrait conserver sur la possibilité d'une iritis ou d'une kératite dans lesquelles la sécrétion fait défaut)? Alors on peut tenter l'emploi d'une méthode abortive, en passant sur les paupières renversées un pinceau trempé dans une solution, à parties égales, de sous-acétate de plomb liquide et d'eau, et lavant soigneusement après avec de l'eau simple, ou bien on fait d'une manière analogue, une cautérisation avec une solution de nitrate d'argent au $\frac{2}{100}$ et on neutralise exactement l'excès de caustique par un lavage avec de l'eau salée. Nous blâmons les badigeonnages de la muqueuse avec ces mêmes caustiques que l'on abandonne, sans lavages consécutifs, sur la face interne des paupières immédiatement replacées dans leur situation normale. En effet, ces cautérisations sont beaucoup plus pénibles que celles que nous venons de recommander ; d'autre part, on s'expose beaucoup plus, en agissant de la sorte, à déterminer, par suite de la cautérisation de l'épithélium cornéen, des complications du côté de cette membrane.

Bien plus, nous engageons vivement le praticien, avant de recourir pour un catarrhe à une cautérisation abortive, de toujours examiner soigneusement le malade à l'éclairage oblique, afin de s'assurer que la cornée (surtout près du limbe conjonctival) ne présente ni légers soulèvements, ni petites excoriations, car en pareils cas, les cautérisations sont mal supportées et il en est de même de l'emploi des réfrigérants.

Tandis que trois ou quatre cautérisations, répétées à un jour d'intervalle, arrivent aisément à guérir un catarrhe simple lorsque la cornée est absolument intacte, au contraire, il faut dans des conditions opposées abandonner absolument ces moyens et se tourner vers le traitement des altérations cornéennes dont il sera question plus loin, en employant surtout des fomentations chaudes avec une solution faible d'acide carbolique.

Dans les cas de catarrhe avec flaccidité très-accusée de la conjonctive et de la peau (chez les vieillards) et qui ont déjà pris un caractère de chronicité, les lotions astringentes chaudes, surtout avec une solution de sous-acétate de plomb, sont particulièrement indiquées. On peut aussi prescrire avec avantage un collyre composé de la manière suivante :

Sulfate de zinc..............	0,25 centig.
Teinture d'opium....	X gouttes
Eau distillée..	20 grammes

Pour instillations de quelques gouttes, répétées matin et soir.

Nous nous trouvons aussi fort bien d'un ancien collyre, connu sous le nom d'*Aqua Horstii*, et que nous désignons sous la dénomination de *collyre jaune*. Il nécessite, il est vrai, une préparation de plusieurs jours; aussi faut-il que l'on puisse le trouver tout prêt dans certaines pharmacies. La composition est celle-ci :

Chlorhydrate d'ammoniaque.....	0,75	centig.
Sulfate de zinc pur.....	2	grammes
Eau distillée........................	150	grammes
Camphre (dissous dans de l'alcool d'une		
densité de 0,850)	0,45	centig.
Safran....................	0,10	centig.

Mêlez et faites digérer à 35 ou 40°. Laissez refroidir, et prescrivez pur ou mieux encore mélangé à parties égales d'eau distillée.

Incontestablement les collyres au nitrate d'argent ont également ici une grande efficacité, toutefois nous les avons complètement bannis de la pratique usuelle, et cela pour certaines raisons. Tout d'abord en donnant aux malades une formule d'un semblable collyre, on ne peut prévoir quel abus ils en feront, et je pourrais vous montrer des sujets qui, par un usage prolongé du nitrate d'argent, ont fini par se noircir toute la conjonctive et donner à leurs yeux un aspect hideux. En outre, on ne peut savoir, chez un malade qui se soustrait à l'observation, s'il ne surgira pas quelque complication du côté de la cornée. Est-il ultérieurement affecté d'une exulcération cornéenne? il s'argentera une partie plus ou moins étendue du tissu de la cornée, alors que l'usage d'un collyre au sulfate de zinc n'aurait eu, de ce côté, aucun inconvénient.

Nous ne saurions trop insister sur l'importance qu'il y a à bien s'assurer que le catarrhe, pour lequel on doit instituer un traitement, n'est pas entretenu par une irrégularité dans l'élimination des larmes, ce qui, chez les vieillards, ne résulte souvent que d'une simple déviation des conduits inférieurs. Dans ces cas, une petite incision de la moitié du conduit remplace tous les collyres imaginables.

Chez beaucoup de personnes affectées d'une diathèse herpétique et atteintes de catarrhe de la conjonctive, les collyres, les compresses et lotions astringentes sont mal supportés, ou ne donnent qu'un soulagement passager, tandis que l'emploi de pommades à l'oxyde de zinc ou au précipité rouge, suivant les formules déjà indiquées (pag. 13 et 20) à l'occasion de la blépharite, appliquées tous les soirs, amènent, si l'on y joint une épilation régulière de tous les cils destinés à tomber, une rapide guérison.

Il est presque inutile d'ajouter que le travail des yeux doit être réglementé, que l'hygiène réclame une surveillance attentive, enfin que tout vice de réfraction exige surtout une exacte correction.

SEPTIÈME LEÇON

OPHTHALMIE PURULENTE.

Ophthalmie purulente. Une maladie que le praticien exerçant la médecine générale est au moins aussi souvent appelé à traiter que le spécialiste, est l'*ophthalmie purulente*, affection engendrée dans le plus grand nombre des cas par inoculation, et éclatant le plus ordinairement avec une intensité telle, que la période la plus importante pour le traitement, se déroule généralement en présence du médecin de la famille, sans qu'il lui soit possible d'user d'aucuns conseils. Il est donc nécessaire de bien fixer votre attention sur les signes qui permettent de reconnaître que l'on n'a plus affaire à l'une des affections catarrhales bénignes de la conjonctive, mais bien à une purulence de la muqueuse qui réclame les soins les plus attentifs.

Tous les symptômes que nous avons notés pour le catarrhe sont ici poussés à un plus haut degré. Ce qui nous frappe plus particulièrement, c'est d'abord l'engorgement séreux de la conjonctive, donnant lieu à un boursouflement de la muqueuse bulbaire qui empiète sur la cornée, en l'entourant d'un chémosis tel qu'elle paraît parfois reposer au fond d'une sorte d'entonnoir; d'autre part, la transsudation passant le long du bord palpébral, produit un œdème capable de transformer la paupière supérieure en une poche violacée de la grosseur d'un petit œuf de pigeon. Donc, aucune difficulté pour reconnaître une ophthalmie purulente aiguë.

Dans les formes chroniques, nous voyons, comme pour le catarrhe, les symptômes inflammatoires, quitter la conjonctive bulbaire, pour se localiser sur la muqueuse palpébrale, et pendant que la transsudation séreuse occupant la conjonctive bulbaire diminue, le corps papillaire se soulève de manière à former des villosités comme on n'en rencontre jamais dans la forme catarrhale, et qui recouvrent les tarses d'un couche tellement épaisse de tissu d'apparence charnue, qu'il n'existe plus de ressemblance avec le catarrhe, qui permet au moins encore de deviner la présence des glandes tarsiennes.

Un signe des plus caractéristiques distinguant nettement l'ophthalmie purulente du catarrhe, c'est la sécrétion qui, dans la forme aiguë de l'ophthalmie purulente, devient, peu de temps après le début de la maladie, franchement purulente; en sorte qu'un véritable pus s'écoule sur la joue et baigne de toutes parts la conjonctive enflammée.

Quelque intense que soit un catarrhe, il ne donne jamais lieu à une véritable blennorrhée, à un écoulement purulent. Le produit sécrété a besoin, pour s'échapper de la fente palpébrable, du clignotement, et la cohésion que lui imprime le mélange d'une certaine quantité de mucus, s'oppose à ce qu'il s'écoule de lui-même. Cette fluidité et des caractères chimiques et physiques, qui nous sont encore peu connus, différencient sensiblement la purulence conjonctivale du produit inflammatoire catarrhal. Plus j'observe les faits et plus je demeure convaincu que les redoutables complications cornéennes, qui constituent surtout le danger de l'ophthalmie purulente et la séparent ainsi nettement du catarrhe, découlent de l'influence funeste de la sécrétion sur l'épithélium cornéen et des qualités migratrices de ce liquide purulent à travers le tissu de la cornée dépouillé de sa couche protectrice épithéliale.

En outre, nous rencontrons souvent des cas où l'apparition d'ulcères cornéens ne saurait être mise sur le compte d'un étranglement des voies nourricières, attendu que les symptômes inflammatoires n'avaient pas été portés à un point qui rendît admissible une pareille explication. D'autre part, les complications cornéennes ne concordent pas avec le moment où se rencontre à son plus haut degré l'engorgement sanguin de la muqueuse, période à laquelle la sécrétion est relativement peu abondante, et où il s'agit plutôt d'une dacryorrhée que d'une blennorrhée, mais bien, d'une façon générale, avec l'époque où survient une détente des symptômes d'hypérémie et d'engorgement et où commence précisément la pyorrhée.

N'oublions pas non plus que les complications cornéennes affectent les caractères propres à l'ulcère infectant. Il est vrai qu'au début les points infiltrés semblent être recouverts par une couche épithéliale intacte, mais il faut reconnaître qu'il est fort difficile, chez les malades ainsi affectés, d'arriver à une exploration qui permette de se renseigner exactement jusqu'à quel point une insinuation de globules blancs a pu s'effectuer dans le stratum épithélial. Une fois l'ulcère constitué, il présente de prime abord les caractères de l'ulcère rongeant, avec ses bords soulevés, d'un jaune sale.

Il me paraît utile d'insister sur les dangers que présente l'ophthalmie purulente, au point de vue de la nature des produits qu'elle fournit, parce que cette manière d'envisager cette redoutable affection exerce, comme nous le savons, une influence capitale sur la direction qu'il convient d'imprimer au traitement.

En réalité, ce qui caractérise anatomiquement la maladie qui nous occupe, c'est le produit qui est rejeté au dehors, car il ne s'opère guère d'importants changements dans la trame conjonctivale, qui n'est que fortement imbibée de sérosité et montre un accroissement de ses éléments cellulaires et une imprégnation plus abondante de cellules lymphoïdes. Bien entendu que les vaisseaux du corps papillaire se trouvent fortement distendus et que le nombre des fins vaisseaux sous-épithéliaux semble s'être sensiblement accru.

La couche épithéliale n'est nullement amincie. On pourrait la croire détruite, usée consécutivement à la part active qu'elle prendrait à la formation du pus, mais il n'en est rien, et en général elle se montre au contraire épaissie ; elle s'est seulement imbibée de sérosité et n'a fait que livrer passage aux leucocytes qui s'échappent abondamment des vaisseaux enflammés. Ce point est encore essentiel à considérer, car il devra nous guider lorsqu'il s'agira d'instituer un traitement.

L'ophthalmie purulente, qui peut passer par des phases d'amélioration et d'aggravation, doit être distinguée d'autres ophthalmies plus graves et rapprochée des maladies catarrhales par ce fait que, tout en ayant montré une intensité formidable, elle est susceptible de laisser un organe absolument intact, une muqueuse complétement indemne.

L'ophthalmie purulente n'est que très-rarement une affection idiopathique. Dans les cas même où elle a eu pour point de départ un catarrhe chronique, elle n'en constitue qu'une complication, et l'origine doit en être recherchée dans la cause la plus active : l'inoculation. Il faut reconnaître ici que la sécrétion catarrhale altérée, fermentée ou décomposée, peut acquérir une action funeste sur une muqueuse déjà malade. Tout le monde sait que des transitions brusques de température, particulièrement comme y expose l'habitude de coucher en plein air, sont favorables à la production d'un catarrhe de la conjonctive, connu vulgairement sous le nom de « cocotte ». Or, dans les pays chauds, en Orient, par exemple, où règne une réputation usurpée de propreté, un des préjugés les plus déplorables est que les yeux enflammés ne doivent jamais être lavés. Quoi d'étonnant que la présence prolongée d'une sécrétion décomposée, dont l'impureté est encore accrue par toutes sortes de contacts malpropres (et en Orient, on peut voir souvent des mouches séjourner sur les paupières malades des enfants pauvres), inocule une muqueuse déjà atteinte de catarrhe et imprime à l'affection un caractère de virulence.

Une ophthalmie purulente dans nos régions n'éclate pas spontanément, et si vous la voyez se présenter chez des enfants où, en apparence, les conditions de contamination paraissent peu probables, examinez avec quelles éponges ont été lavés leurs yeux et vous pourrez souvent constater que ces prétendus objets de propreté ont fréquemment servi à des usages qui les ont rendu malpropres.

Avant d'aborder le traitement, nous avons encore à dire quelques mots de deux formes d'ophthalmie purulente qui, à cause de leur étiologie particulière, ont reçu des noms spéciaux, ce sont l'*ophthalmie des nouveau-nés* et *l'ophthalmie gonorrhéique.*

Ophthalmie
des nouveau-nés

L'ophthalmie qui atteint les nouveau-nés, lorsqu'elle affecte véritablement le caractère purulent, ne mérite pas de description à part. On sait combien malheureusement cette funeste affection fait encore de victimes, par suite de l'ignorance des personnes qui entourent ces petits malades. Un point sur lequel nous voulons insister ici, c'est que, pour l'ophthalmie des nouveau-nés, il ne saurait aussi persister le moindre doute que l'inoculation joue le rôle exclusif dans la production de cette maladie. L'enfant peut s'inoculer au passage ou être victime d'une inoculation lors du premier nettoyage. Si un plus grand nombre d'enfants n'est pas affecté d'ophthalmie purulente, car presque toutes les mères leur font courir un semblable danger, c'est qu'instinctivement les enfants enroulent en quelque sorte leurs paupières en dedans. Ce n'est que dans le cas où ils ouvrent les yeux prématurément, qu'ils s'exposent à la contagion. Notons que la possibilité d'une inoculation est encore accrue par ce fait que ces enfants quittent un milieu où les matériaux inoculables abondent. Je ne parle pas des cas où les enfants sont victimes de l'accumulation, comme on l'observe dans les asiles et les crèches. C'est en vain que l'on réclame l'isolement de ceux qui sont atteints d'ophthalmie purulente ; outre que la propreté des personnes appelées à donner des soins (et les médecins doivent quelquefois ne pas être exceptés) laisse souvent à désirer.

L'*ophthalmie gonorrhéïque* est, bien entendu, toujours le résultat d'une inoculation, car il est à peine nécessaire de réfuter les théories métastatiques. Ce dont il faut s'étonner, c'est que dans les classes pauvres, cette maladie ne s'observe pas encore plus fréquemment ; toutefois il faut dire que l'instinct de fermer les yeux, dès que les mains en approchent, explique suffisamment cette rareté relative. On remarquera que les hommes sont plus fréquemment atteints (et chez eux plus particulièrement l'œil droit) que les femmes, si cependant on exclut les sages-femmes ayant souvent occasion de mettre les doigts en contact avec des organes contaminés.

Un point essentiel à noter est que l'inoculation du pus virulent provenant des organes génitaux, provoque non-seulement les ophthalmies purulentes les plus intenses, mais encore peut engendrer un état beaucoup plus grave, c'est-à-dire la diphthérie conjonctivale. Ceci est surtout à redouter

Ophthalmie
gonorrhéique

lorsqu'un sujet prédisposé s'inocule le pus d'une gonorrhée, ou qu'une pareille inoculation se fait dans des conditions épidémiques favorables à l'éclosion d'une diphthérie. Sans avoir été à même d'examiner le malade, on peut conclure qu'il ne s'agissait pas d'une ophthalmie purulente, si l'on nous rapporte qu'atteint de blennorrhagie, il a perdu l'œil malade dans l'espace de 24 à 48 heures.

Un tableau statistique comparatif comprenant les cas de simple ophthalmie purulente et ceux où il y a eu inoculation gonorrhéique (sur les sujets mêmes ou sur ceux qui se sont mis en contact avec eux), prouverait surabondamment que, pour la dernière affection, il entre en jeu un élément qui en aggrave sensiblement le pronostic. La moitié des yeux atteints d'ophthalmie blennorrhagique se perd, tandis qu'à peine un tiers des yeux est détruit par l'ophthalmie purulente, et cette disproportion deviendrait encore plus frappante, si l'on dressait une statistique sur des cas bien soignés.

Il nous est en effet possible de soigner efficacement l'ophthalmie purulente, tandis que notre intervention dans la dipthérie est souvent peu utile et peut même se montrer intempestive, lorsqu'on veut agir activement. C'est pour cette raison qu'il faut avoir bien présent à l'esprit ce caractère différentiel de l'ophthalmie résultant d'une inoculation dans les cas d'uréthrite ou de vaginite, afin de se tenir sur la réserve tant que le caractère de la maladie n'est pas encore bien accusé et n'a pas été suffisamment reconnu.

Sans vouloir anticiper sur ce que nous avons à dire de la conjonctivite diphthéritique, on sera averti qu'une inoculation d'une blennorrhagie n'a pas seulement produit une ophthalmie purulente, lorsqu'on verra qu'avec un extrême gonflement de la muqueuse, la sécrétion purulente est insignifiante et que la conjonctive et les paupières sont dures et plus ou moins exsangues par suite de l'infiltration fibrineuse de la muqueuse.

Nous avons dit que, sauf les cas où l'ophthalmie purulente n'est qu'une période d'évolution d'autres états morbides, comme les granulations par exemple, on devrait toujours accuser l'inoculation comme étant le point de départ de la maladie. Cette idée est le guide qu'il faut suivre pour instituer le traitement, qui doit avoir essentiellement pour but de détruire l'action nuisible d'un principe infectant que la muqueuse malade reproduit incessamment. Nous ne devons pas non plus oublier que la sécrétion purulente offre ici pour la cornée tous les inconvénients qu'a, pour cette membrane, le contact de substances infectantes, et c'est là que réside surtout son principal danger. Un des moyens essentiels pour combattre la conjonctivite purulente, doit donc consister dans une propreté aussi rigoureuse que possible, au moyen des désinfectants dont nous disposons actuellement.

Au début de l'affection, lorsque l'on n'a pas encore à soigner de complications du côté de la cornée, on doit dans toutes les ophthalmies purulentes appliquer le froid qui, mieux que tout autre moyen, exerce une contraction sur les vaisseaux et influence sensiblement la disposition à la diapédèse.

La combinaison du froid avec les moyens désinfectants est excellente. On prescrit donc les solutions indiquées page 77, On en fait remplir une cuvette dans laquelle on laisse nager quelques morceaux de glace, afin de tenir le liquide à 0°. Il y a deux points sur lesquels le praticien doit fixer son attention. C'est d'abord qu'on ne lésine pas avec la quantité de solution désinfectante employée (trop souvent, on voit tremper les compresses dans une petite tasse) et qu'on n'arrive pas ainsi à bientôt faire usage d'un liquide devenu lui-même infectant. D'autre part, il importe qu'une personne soit là, pour remplacer à chaque instant les compresses, afin que le froid puisse en réalité exercer son action.

En veillant à ce qu'on renouvelle fréquemment le liquide qui sert aux compresses, on a déjà placé son malade dans une bonne voie pour la guérison. L'emploi du froid au moyen de sacs de baudruche ou de caoutchouc tenus en place, a le très-grand inconvénient d'exercer une pression sur l'œil et de déterminer une anesthésie de la peau que le malade ne supporte pas. Par contre, les compresses fréquemment renouvelées le délivrent de la sensation de chaleur fort pénible et contribuent activement au nettoyage de l'œil. Il ne faut être reservé dans l'usage de cet excellent moyen, qui, à lui seul, peut suffire dans les cas où la gravité n'est pas très-marquée, que si des complications du côté de la cornée viennent contre-indiquer une soustraction trop prolongée de calorique.

Un autre point important est un nettoyage très-exact de l'œil malade. Ce nettoyage peut être fait, soit en laissant pénétrer à travers les paupières légèrement écartées, au moyen d'une éponge, un filet d'eau carbolisée tiède, soit en employant, dans la clientèle riche, le spray et la pulvérisation. La nuit, il ne faudra pas discontinuer de nettoyer ainsi l'œil et l'agglutination des paupières sera soigneusement évitée à l'aide de lotions avec l'eau carbolisée chaude.

Dès que le diagnostic est bien établi sur ce point que l'on a affaire à une véritable ophthalmie purulente, non compliquée de diphthérie, il faut procéder à la cautérisation avec une solution de nitrate d'argent au $\frac{2}{100}$. Nous préférons ces faibles cautérisations à l'emploi des attouchements avec le nitrate d'argent pur ou mitigé par un mélange de nitrate de potasse. La raison qui nous guide dans ce changement de conduite, relativement à ce que nous faisions autrefois, suivant les conseils de nos maîtres, *de Grœfe* et *Desmarres*, est que l'emploi des caustiques qui produisent une eschare d'une certaine épaisseur, donne bien plus facilement naissance par le frottement à des excoriations et par suite à des complications cornéennes, que les solutions qui ne recouvrent que d'une très-légère couche de nitrate d'argent la muqueuse.

Grâce à quelques précautions, on échappe à ce reproche adressé à l'emploi du caustique en solution qu'on ne saurait suffisamment garantir de son contact la cornée. Il suffit en effet d'avoir soin de cautériser isolément chaque paupière renversée pendant que l'on recouvre la cornée avec l'autre, puis on neutralise très-soigneusement avec de l'eau salée.

En ce qui concerne l'action du caustique, nous pensons qu'il agit par irritation directe des parois vasculaires et aussi indirectement par la contraction qui suit une décharge considérable de sérosité accompagnant l'élimination d'une eschare plus ou moins épaisse. Nous ne croyons pas que la cautérisation doive avoir une action telle qu'elle agisse jusqu'à une certaine profondeur, de manière à déterminer une destruction du revêtement épithélial qui fournisse les matériaux de la purulence (autrement dit, nous ne voulons pas substituer à une ophthalmie virulente une inflammation traumatique). Toutes ces raisons nous font préférer une cautérisation superficielle, suffisamment active cependant pour agir énergiquement sur les vaso-moteurs.

On peut répéter deux fois par jour les cautérisations, si l'on voit que la recrudescence dans la sécrétion, immédiatement tombée après l'emploi du caustique, se montre déjà trois ou quatre heures après son emploi. Ordinairement une seule cautérisation toutes les vingt-quatre heures est suffisante.

Un moyen des plus efficaces pour dégorger la muqueuse malade est l'emploi de très-abondantes scarifications. Celles-ci, qui ne doivent agir que sur les vaisseaux les plus superficiels, seront pratiquées avec un scarificateur *ad hoc* (fig. 4), les coupures étant faites dans une assez longue étendue et serrées les unes contre les autres. On emploiera d'autant plus volontiers ces incisions superficielles qu'elles auront donné lieu à un écoulement de sang plus abondant, démontrant ainsi qu'on a affaire à une

Fig. 4.

véritable purulence de la conjonctive, sans complication d'infiltration fibrineuse de la muqueuse.

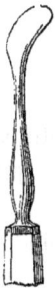

La scarification suivra la cautérisation et sera répétée toutes les vingt-quatre heures. L'écoulement sanguin est

entretenu par un massage des paupières renversées et activé
en étanchant le sang avec une éponge trempée dans de l'eau
chaude. On discontinuera son emploi dès que la conjonctive
commencera à se dégorger et que l'infiltration séreuse aura
diminué, ce qu'annoncera la disparition du chémosis.

Nous possédons encore pour amener un dégorgement
considérable des vaisseaux conjonctivaux l'*artériotomie* que
l'on pratique en débridant la commissure externe.

On laisse saigner plus ou moins abondamment la plaie
suivant ce que commande l'état du sujet. Cette artériotomie
offre encore ces très-grands avantages qu'elle accompagne
un débridement de la commissure externe, qu'elle délivre la
cornée de la pression qui s'exerce sur elle et qu'elle facilite
le nettoyage de l'œil. Mais aussi n'oublions pas que ce coup
de ciseaux ne doit être donné que lorsqu'on est sûr de n'avoir
pas affaire à la diphthérie et qu'on ne redoute pas de voir la
plaie pratiquée s'infecter.

Une excision des parties hypertrophiées du corps papillaire, ainsi que des plis de la conjonctive atteinte de chémosis, nous paraît toujours mauvaise et peut donner lieu
sur la muqueuse bulbaire à un bourgeonnement du tissu
sous-conjonctival qu'on a, après la guérison de l'ophthalmie,
souvent assez de peine à réprimer.

Le traitement doit-il être continué lorsque des complications se montrent du côté de la cornée ? Oui, avec cette modification qu'on ne fasse pas un usage trop marqué du froid,
qu'on prenne encore plus de précautions pour garantir la
cornée du contact du caustique, et qu'on fasse suivre chaque
cautérisation d'abondantes lotions.

Dès que l'on constate, du côté de la cornée, la moindre
tendance à participer au mal, aussitôt que l'on a reconnu la
présence de la plus petite excoriation de la couche épithéliale,
et pour le constater, l'examen avec des élévateurs pleins est
indispensable chez les enfants, on instille à trois ou quatre
reprises dans l'œil une goutte de collyre au sulfate d'ésérine

(0,05 centig. pour 10). Nous ne saurions suffisamment insister sur les avantages que l'alcaloïde de la fève de Calabar offre ici sur l'emploi de l'atropine, qui jusqu'à présent avait été recommandé par tous les ophthalmologistes. Son action est surtout merveilleuse lorsqu'il s'agit de vastes ulcérations, compliquées ou non de perforation. Dans ces cas, nous arrivons à guérir avec des cicatrices plates et peu accusées, des ulcères qui, infailliblement, auraient provoqué des déformations staphylomateuses, si on les avait laissé guérir sans l'emploi de l'ésérine, et surtout si on avait fait usage de l'atropine.

J'aurai à revenir sur l'action curative de l'ésérine en traitant des affections cornéennes ; actuellement je me contenterai de dire que cet alcaloïde a pour effets essentiels de contracter les vaisseaux de l'œil, de mettre ainsi un obstacle à la diapédèse et de réduire en même temps, par suite de la diminution dans l'excrétion de sérosité à l'intérieur de l'œil, la pression intra-oculaire. Les ulcères guérissent alors sous une pression moindre et avec une moins grande tendance à l'immigration cellulaire.

Dans les cas où une vaste ulcération menace de se perforer, lorsque le fond aminci d'un ulcère, en dépit de l'ésérine, commence à bomber en avant, nous nous efforçons de prévenir un accident en diminuant davantage la pression et en nous opposant d'une façon plus active à l'immigration des leucocytes, par l'exécution d'une *sclérotomie*. J'aurai aussi plus tard à vous donner sur l'emploi de cette méthode des explications plus détaillées. Disons seulement que, suivant l'étendue de l'ulcération à traiter, on emploiera un sclérotome de 2 ou 3 mm. de largeur, avec lequel on traversera la cornée de part en part, près du bord supérieur ou inférieur (suivant la position de l'ulcère), en ayant soin que le sclérotome pénètre et sorte un peu en dehors du bord cornéen, ce qu'il est assez dificile d'obtenir dans le cas où le chémosis est très-accusé.

Lorsqu'on est appelé à soigner des yeux sur lesquels existent déjà de très-vastes perforations avec procidence de l'iris, on peut tenter l'ablation du prolapsus au moyen des pinces-ciseaux. Alors on insistera particulièrement sur l'usage de l'ésérine, sur le débridement de la commissure externe et sur un repos absolu du malade. C'est dans ces cas que le médecin doit, pendant l'acte de renverser les paupières, faire preuve de dextérité, s'il veut éviter toute pression sur le globe de l'œil.

Chez tous les malades atteints d'ophthalmie purulente aiguë et dont la santé générale est satisfaisante, on prescrira pendant quelques jours de fortes purgations salines, afin d'obtenir une énergique dérivation intestinale. Il importera surtout de placer le malade dans un air frais; on lui fera quitter la chambre qu'il occupe, si celle-ci laisse quelque chose à désirer au point de vue de l'hygiène, et on s'opposera absolument au séjour dans des alcôves en général mal aérées.

L'ophthalmie des nouveau-nés doit être traitée absolument suivant les principes que nous venons d'indiquer. Principalement chez eux, il importe d'éviter au début de la maladie toute cautérisation intense, attendu qu'à cette époque la muqueuse montre facilement un état de cyanose qui se rapproche, au point de vue de son action nuisible sur la cornée, de l'infiltration diphthéritique, et qu'on peut voir alors succéder à une cautérisation intempestive des complications cornéennes. Le froid, les désinfectants et les cautérisations avec la solution de nitrate d'argent au $\frac{2}{100}$ doivent guérir toute ophthalmie des nouveau-nés sans exposer à des accidents du côté de la cornée.

Quant au traitement de l'ophthalmie gonorrhéique, il ne diffère en rien de celui de l'ophthalmie purulente lorsque tel est en effet le caractère que cette ophthalmie affecte. Au contraire, le traitement de la diphthérie doit être appliqué dès que des menaces de cette terrible maladie se déclarent.

HUITIÈME LEÇON

CONJONCTIVITE CROUPALE. OPHTHALMIE DIPHTHÉRITIQUE.
CONJONCTIVITE PHLYCTÉNULAIRE.

En 1861, je soutenais devant *Trousseau* ma thèse sur la diphthérie conjonctivale, ne voulant pas ranger les conjonctivites croupales parmi les affections diphthéritiques; je reçus de ce grand clinicien une désapprobation complète. Dans mes premières publications, je ne crus même pas nécessaire de décrire à part une variété de conjonctivite croupale, que je rangeais dans les ophthalmies purulentes donnant une sécrétion aisément coagulable au contact de l'air. Si actuellement nous parlons d'un croup conjonctival, c'est pour mieux faire ressortir encore que cette conjonctivite, qui déverse ses produits en dehors de la muqueuse, n'a absolument rien de commun avec l'infiltration fibrineuse, siégeant dans la trame conjonctivale, due à la diphthérie.

Outre les membranes plus ou moins épaisses que présente le croup de la conjonctive, membranes qui peuvent parfois être détachées en formant un véritable moule du sac conjonctival, cette maladie se différencie de l'ophthalmie purulente par ce fait que le gonflement et l'injection sont beaucoup moins accusés. Ce sont particulièrement les culs-de-sac qui, recouverts d'une membrane gris-jaunâtre, surplombent au-devant du globe oculaire, tandis que la muqueuse dans les points où elle tapisse les tarses et le globe de l'œil, ne montre que peu d'épaisissement, caractères qui permettent de distinguer immédiatement cette affection de la diphthérie. Les plis du cul-de-sac, dans lesquels s'insinuent les membranes croupales, en sont en quelque sorte soulevés et dépassent la conjonctive bulbaire qui, elle, se montre peu injectée et n'est jamais recouverte de masses fibrineuses.

La maladie, qui est toujours aiguë, donne lieu à des membranes assez semblables, comme structure histologique, à celles du croup trachéal ; du reste, en Angleterre, on a vu simultanément le croup buccal avec celui de la conjonctive. Le véritable croup conjonctival offre ceci de particulier, que la formation du revêtement fibrineux, constitue le point essentiel de l'affection ; une légère purulence accompagne l'élimination de cette couche fibrineuse sus-épithéliale, après quoi s'opère une prompte guérison.

Appeler croup de la conjonctive, une ophthalmie où la sécrétion montre, au contact de l'air, une certaine tendance à la coagulation et dans laquelle, ce produit enlevé, une nouvelle couche de pus apparaît avec la même propension à se solidifier, c'est interpréter mal les faits et tracer des délimitations artificielles.

Le vrai croup conjonctival apparaît de préférence, chez les enfants, au printemps et à l'automne, et surtout à des époques où la diphthérie des voies aériennes est épidémique. Il est indispensable que le praticien connaisse cette affection, afin de ne pas la traiter, comme une simple ophthalmie purulente, par les caustiques. Des cautérisations à la période où la conjonctive est recouverte par la production croupale (et surtout sous l'influence d'une prédisposition diphthéritique), peuvent aisément provoquer une véritable attaque de diphthérie conjonctivale.

Le traitement doit consister, comme il a été exposé pour le début de l'ophthalmie purulente, dans l'usage du froid et des désinfectants. Au lieu de cautériser avec le nitrate d'argent, il est préférable de passer sur les paupières renversées un pinceau trempé dans une solution d'acide carbolique (1 gramme pour 50 d'eau). Il n'y a que si, après l'élimination des membranes, il persistait un véritable état de purulence, qu'on aurait recours aux cautérisations avec la solution de nitrate d'argent au $\frac{2}{100}$. La méthode désinfectante est ici d'autant plus indiquée, que cette affection, essentiellement contagieuse, offre pour l'entourage, un véritable danger, si on ne combat pas cette disposition.

Fort heureusement, Messieurs, vous n'aurez dans nos pays que bien rarement occasion de contempler l'affreux spectacle d'une diphthérie conjonctivale, affection dans laquelle les paupières se montrent tuméfiées à l'extrême, violacées et garnies à l'intérieur d'une conjonctive épaissie, lardacée, recouverte çà et là de masses floconneuses, grisâtres. Votre attention sera tout de suite éveillée par une sécheresse des yeux qui contraste vivement avec l'abondant écoulement de pus, propre à l'ophthalmie purulente. A peine s'échappe-t-il ici de la fente distendue par les masses fibrineuses qui empiétent plus ou moins sur le rebord palpébral, un liquide sanieux, grisâtre. Vous constaterez, au lieu d'une injection, des marbrures qui sillonnent la conjonctive et résultent de petits épanchements sanguins, dus à l'étranglement des vaisseaux par l'infiltration.

Vous serez [encore frappés des vives souffrances des malades, dont les plaintes sont incessantes, alors que, dans le cas même d'une énorme tuméfaction des paupières, le patient atteint de purulence conjonctivale, n'accuse guère de fortes douleurs. C'est l'étranglement des nerfs qui occasionne ces douleurs et l'emprisonnement des vaisseaux par l'infiltration diphthéritique, occupant plus ou moins complétement toute l'épaisseur de la conjonctive, qui rend la diapédèse impossible, empêche le sang de s'échapper des scarifications, et donne aux yeux ce terrible aspect, comme si un souffle destructeur les avait frappés.

Essentiellement contagieuse, la sécrétion peu abondante de la diphthérie se fait remarquer par sa grande tendance à

Diphthérie

se décomposer et fermenter, pour donner lieu à une quantité variable de bactéries. Cette sécrétion altérée exerce aisément une action corrodante sur les bords des paupières et les parties avoisinantes qui, dépouillées de leur épithélium, sont vite infiltrées de masses diphthéritiques.

S'agit-il d'une vraie diphthérie conjonctivale? la cornée, privée d'une grande partie de ses voies de nutrition, est rapidement attaquée et se sphacèle. Un moule complet de toute la cavité palpébrale sera éliminé et, sans qu'il apparaisse une purulence de quelque durée, la période cicatricielle surviendra, avec la phthisie de l'œil et le rapetissement des culs-de-sac, pouvant aller jusqu'à un véritable symblépharon.

Ces cas foudroyants ne s'observent, il est vrai, que dans les contrées prédisposées à la diphthérie; il ne s'agit ordinairement chez nous que de formes dans lesquelles le mal n'a pénétré dans la trame conjonctivale qu'à une faible profondeur, et qui présentent, après la phase d'élimination des masses fibrineuses, une période plus ou moins accusée et prolongée de purulence.

Ce qui différencie ces cas imparfaits de diphthérie de la simple purulence, c'est que le danger des complications cornéennes est ici encore plus accusé que dans la vraie ophthalmie purulente, que les altérations survenant du côté de la cornée se soustraient facilement à l'observation, en donnant lieu à la production de facettes qui usent cette membrane, et que, dès que l'infiltration a acquis une certaine profondeur, la guérison ne s'opère qu'avec usure conjonctivale, c'est-à-dire en laissant des cicatrices. N'oublions pas non plus que, dans la diphthérie, la disparition des masses infiltrées s'opère bien moins par absorption que par une véritable élimination, à laquelle la couche épithéliale participe, de façon que des parties dépouillées de leur revêtement épithélial et restant en contact, peuvent aisément se souder.

La diphthérie conjonctivale est, comme toutes les autres

formes de diphthérie, l'expression d'une diathèse, mais en outre, elle affecte un caractère infectant local. Il se produit, sous l'influence d'un état maladif général, et le plus souvent par suite d'une inoculation directe, une maladie infectieuse locale, qui peut, à son tour, amener un empoisonnement de l'organisme tout entier. Le praticien, appelé à soigner des yeux atteints de diphthérie, se trouve placé en face d'un terrible dilemme : d'un côté, il serait indiqué de détruire ce foyer capable d'engendrer une infection générale, de l'autre, on se voit dans l'obligation de s'abstenir de tout moyen violent, puisqu'il importe de conserver autant que possible des parties qui, pour le fonctionnement régulier de l'organe de la vision, sont indispensables.

A-t-on à traiter une véritable diphthérie? il faut tâcher, tout d'abord, par un pansement convenable, de préserver l'œil sain. La méthode recommandée par *Snellen*, consistant à recouvrir l'œil d'un verre de montre qu'on colle avec du taffetas (ou mieux avec de la baudruche) appliqué à son pourtour, peut être avantageusement employée, s'il est possible d'astreindre le malade à une position horizontale. Mais il faut reconnaître que le bandeau ou pansement préservatif ne saurait souvent garantir l'œil sain de participer à une maladie qui repose plus ou moins sur un état général ; toutefois, comme acquit de conscience, pareille précaution doit être prise, et en y apportant tout le soin possible (lotions des mains dans de l'eau carbolisée), afin de ne pas être soi-même l'auteur d'une contagion.

Qu'on se souvienne qu'il faut s'abstenir des cautérisations et des scarifications ; tous ces moyens ne peuvent qu'augmenter la disposition à l'infiltration diphthéritique. Même l'usage du froid ne rencontre pas une application complète dans les cas de diphthérie très-grave. La méthode désinfectante seule peut, dès le début, être mise en œuvre sans la moindre hésitation. Lorsque l'infiltration diphthéritique a pénétré à une grande profondeur, cas dans lequel la cornée ne tarde géné-

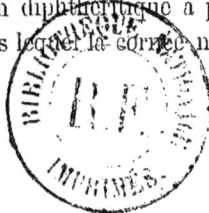

7

ralement pas à se ternir dans l'espace de quelques heures, et à montrer des pertes de substance étendues, on fait même mieux de renoncer à l'emploi du froid, si puissant dans l'ophthalmie purulente, et de recourir à des fomentations aromatiques chaudes et surtout à des compresses humectées d'eau carbolisée ou d'une solution d'acide salicylique (5 pour 1000).

Ce qui doit nous guider pour le choix à faire entre l'usage des réfrigérants ou l'emploi de la chaleur, c'est moins la constatation du degré d'infiltration fibrineuse, assez difficile à apprécier pour un observateur peu expérimenté, que l'état de purulence de la conjonctive. L'écoulement du pus est en rapport inverse de l'intensité de l'infiltration coagulante et de la persistance des dépôts fibrineux dans la trame conjonctivale. Plus l'état diphthéritique est accusé, moins il y a pyorrhée; plus la phase d'infiltration fibrineuse tend à sa fin, en même temps que les produits s'éliminent plus abondamment, plus aussi les caractères de l'ophthalmie purulente se dessinent, principalement par l'apparition d'une véritable blennorrhée. Il n'y aurait donc rien de contradictoire dans la conduite du médecin qui, appelé au début de cette terrible maladie, conseillerait d'abord des compresses chaudes, puis voyant la vascularisation de la conjonctive s'opérer et l'œil jeter une certaine quantité de pus, arriverait à diminuer la température des compresses, jusqu'à en venir à l'emploi de la glace.

A-t-on affaire en réalité, et dès le début de la maladie, plutôt à une ophthalmie purulente s'accompagnant d'une certaine raideur des paupières et d'une stase dans la circulation par infiltration fibrineuse légère et peu profonde de la muqueuse ? S'agit-il de formes qui flottent entre la diphthérie, le croup et l'ophthalmie purulente ? Il est préférable, dans ces cas mal dessinés, de ne pas s'adresser à un moyen peu maniable et même dangereux, comme l'emploi de la chaleur qui peut provoquer un excès de purulence. On agira alors beaucoup plus sagement en commençant, dès le début, par les compresses glacées, et l'on y sera d'autant plus autorisé que l'absence de complications cornéennes ne contre-indique pas en général l'application énergique du froid.

Nous ne saurions trop vous mettre en garde, dans le traitement de véritables cas de diphthérie, contre l'emploi des caustiques qui ne peuvent avoir d'autre action que d'augmenter l'embarras de la circulation dans la conjonctive, et de précipiter l'apparition de redoutables accidents du côté de la cornée.

Le seul moyen dont on puisse ici essayer l'emploi direct sur la muqueuse malade consiste dans un badigeonnage avec une forte solution d'acide salicylique. A cet effet, nous prescrivons 5 grammes d'acide salicylique pour 50 grammes d'eau distillée, en faisant ajouter à la solution préparée à chaud, la quantité nécessaire de borate de soude pour obtenir la dissolution complète de l'acide. On fait avec précaution une première cautérisation superficielle, suivie d'un lavage rapide pour atténuer la douleur et on renouvelle ces essais, si l'on constate que ces applications ont eu une influence visible pour accroître la vascularisation de la conjonctive.

Ce que nous devons surtout avoir en vue par notre traitement, c'est de faire passer le plus promptement possible cette période d'infiltration diphthéritique, si périlleuse pour la cornée, et de nous garantir contre son retour. A-t-on heureusement traversé cette première phase? alors, en présence d'une véritable ophthalmie purulente, on peut beaucoup mieux prévenir les dangers qui pourraient se manifester du côté de la cornée. De ce qui précède, il résulte que dans tous les cas où l'infiltration diphthéritique a été assez intense pour envahir en bloc la totalité de la conjonctive et en déterminer une élimination simultanée avec le produit diphthéritique, aucun traitement ne trouve son application, attendu que la période de purulence est ainsi forcément supprimée et que nous ne disposons pas de moyens capables d'empêcher la nécrose de la cornée.

En effet, la stase dans une des principales voies nourricières de cette membrane est alors tellement complète, que l'élimination des couches superficielles de la cornée s'opère en quelque sorte instantanément de façon à laisser le tissu de cette membrane exposé directement à l'action des masses putrides et fermentées qui ne tardent pas à l'altérer et à le détruire. Tout en faisant un emploi réitéré du sulfate d'ésérine, et quoique l'on pratique de larges sclérotomies, ou même que l'on fende par la kératomie des ulcères débutants, on n'arrive pas à une détente de l'œil, attendu que les plaies se ferment et se bouchent presque instantanément par l'infiltration diphthéritique qui les envahit bientôt.

Nous avons déjà dit que l'on ne peut retirer du sang d'une conjonctive diphthéritique. L'artériotomie même ne peut être employée que lorsqu'il s'agit de cas peu graves, ou bien que l'on est à une période assez éloignée de la phase d'infiltration. Chez des sujets fortement constitués, on peut, dans le but de diminuer la stase de la circulation oculaire, établir un courant dérivatif en produisant un écoulement sanguin continu par l'application successive d'une série de sangsues sur le dos du nez près de l'angle interne. Peu convaincu de l'action salutaire de ces sortes de dérivations, nous les proscrivons absolument chez les enfants chétifs, qui malheureusement sont aussi plus spécialement exposés à cette terrible affection.

Un moyen puissant pour abréger la période infectieuse d'infiltration de la conjonctive, c'est de soumettre le malade à l'action du mercure, si toutefois la faiblesse de sa santé ne s'y oppose pas. On fera matin et soir une friction, de préférence aux bras, au cou et à la nuque avec 2 ou 4 grammes d'onguent mercuriel, et l'on prescrira à l'intérieur, toutes les deux heures, une dose de 5 à 10 centigr. de calomel. En outre, une friction avec l'onguent mercuriel belladoné sera encore faite toutes les deux heures sur le front (extrait de belladone 5 grammes, onguent mercuriel 10 grammes). On tâchera, par un usage répété de gargarismes au chlorate de potasse

(10 pour 300) et l'emploi de pastilles de ce même sel, de retarder autant que possible la salivation. Chez les enfants,
une semblable médication ne peut être employée qu'avec
beaucoup de modération et doit être suspendue dès que des
traces indubitables de vascularisation se montrent.

Le régime du malade réclame une surveillance attentive;
tout écart peut être suivi d'une augmentation dans le dépôt
diphthéritique ou d'une rechute. Si, à la rigueur, un malade
atteint d'ophthalmie purulente peut être traité sans garder le
lit, un repos absolu est ici formellement indiqué. C'est dans
le traitement de cette redoutable affection, qu'un médecin
peut faire preuve d'un véritable tact de praticien, en n'impo-
sant pas à de pauvres victimes de cette terrible maladie des
sacrifices inutiles, tout en sauvegardant sa responsabilité
par l'exposition d'un pronostic que les faits viendront ratifier.

Heureusement, Messieurs, vous aurez rarement occasion
de vous trouver en présence d'une maladie qui laisse si peu
de prise à la thérapeutique; vous la rencontrerez d'autant plus
rarement que vous exercerez dans des contrées plus éloignées
du nord.

Une affection pour laquelle vous serez par contre fréquemment appelés à donner vos soins, est une forme de conjonctivite qui est surtout l'apanage de l'enfance, je veux parler
de la *conjonctivite phlycténulaire* ou *pustuleuse*. Un traitement intelligent de cette maladie très-répandue, vous vaudra
la reconnaissance si précieuse des mères de famille, outre
que vous aurez la satisfaction d'avoir éloigné de nombre de
pauvres enfants, déjà mal partagés par la nature, les accidents dont ils supportent souvent les suites pendant toute la
durée de leur existence.

La conjonctivite phlycténulaire se différencie de toutes les
inflammations déjà décrites, par sa localisation sur un terrain circonscrit et occupant exclusivement la région péricornéenne et bulbaire. Ce sont de petits exsudats sous-épithéliaux, renfermant dans un liquide transparent une petite

Conjonctivite phlycténulaire ou pustuleuse

quantité de leucocytes et se présentant alors sous forme de phlyctènes, ou bien ces exsudats se montrent constitués par une quantité notable de globules blancs, mélangés de très-peu de sérosité, pour constituer de véritables pustules, ou enfin ils ne contiennent pas de mélange appréciable de sérosité, mais semblent formés par un amas de cellules lymphoïdes et donnent ainsi lieu à de petits abcès microscopiques.

Nous distinguons, suivant la nature de cette inflammation circonscrite et encore d'après sa localisation, trois variétés, qui sont : la véritable conjonctivite *phlycténulaire*, une forme *miliaire*, et enfin la conjonctivite constituée par de vraies *pustules*.

La première forme, et aussi la plus vulgaire, est celle caractérisée par les phlyctènes conjonctivales. Celles-ci peuvent siéger en nombre variable sur le bord de la cornée, ou à une certaine distance de ce bord, disséminées sur la conjonctive bulbaire. Elles forment des vésicules demi-transparentes, qui occupent la pointe d'un triangle d'injection conjonctivale et sous-conjonctivale (même sclérale, lorsque la vésicule est à cheval sur le bord de la cornée), siégeant dans la couche superficielle et s'éliminant aisément, pour laisser un fond gris jaunâtre, rempli de masses pultacées.

La phlyctène occupe-t-elle franchement la conjonctive bulbaire? Alors elle se nettoie assez rapidement, se couvre d'épithélium et guérit, tandis que sur d'autres points, peuvent apparaître de nouvelles phlyctènes. Si l'éruption avait lieu sur le bord de la cornée, elle se serait transformée en une petite ulcération vascularisée qui, sans complication nouvelle, aurait guéri assez rapidement. Dans un certain nombre de cas pourtant, il paraît se faire sur le même point une succession d'éruptions phlycténulaires qui, en soulevant de proche en proche l'épithélium vers le centre de la cornée, donne lieu à la forme dite *kératite en bandelette ;* celle-ci, en se recourbant sur elle-même, peut engendrer une opacité en fer à cheval.

La deuxième variété consiste dans l'apparition simultanée d'une multitude de petites éruptions phlycténulaires, se présentant plutôt comme des abcès microscopiques sur le limbe conjonctival. Tandis que, dans la simple conjonctivite phlycténulaire, le nombre des phlyctènes ne dépasse pas 5 ou 6 à la fois, nous voyons, dans la forme miliaire, tout le limbe conjonctival parsemé d'une multitude d'élevures, se présentant comme des pointes d'épingle, qui déterminent un boursoufflement en bandelette étroite tout autour de la cornée, accompagné d'injection périkératique intense, de photophobie et de larmoiement souvent très-abondant. Le cortége des symptômes d'irritation est beaucoup plus accusé dans cette variété que dans la précédente; mais l'une et l'autre se caractérisent essentiellement par l'absence de sécrétion conjonctivale, ainsi que par le manque de participation de la conjonctive palpébrale aux symptômes inflammatoires, à moins que de nombreuses rechutes n'aient modifié l'aspect primitif de la maladie.

La troisième variété, la plus dangereuse, est la forme pustuleuse, dans laquelle 4 ou 5 larges pustules, n'ayant nullement l'apparence de vésicules, mais bien de véritables boutons jaunâtres, apparaissent à cheval sur le bord de la cornée. Ces boutons s'excorient bientôt, s'entourent du côté de la cornée d'un halo grisâtre et se transforment rapidement en ulcères, qui descendent à pic dans la profondeur du tissu cornéen, en déterminant souvent des perforations sur des points symétriquement opposés (sur la partie inférieure, en dehors et en dedans; sur la moitié externe, en haut et en bas).

Ces trois variétés de conjonctivite éruptive peuvent se *compliquer* d'une apparition, de véritables phlyctènes cornéennes, qui se montrent sur les parties centrales de la cornée sous l'aspect de pointes constituées par l'épithélium que soulèvent un certain nombre de leucocytes. De leur élimination résulte une ulcération peu profonde qui guérit rapidement Cette kératite phlycténulaire, en se répétant successivement sur divers points, entraîne une vascularisation assez généralisée de la cornée, à laquelle on a donné le nom de *pannus scrofuleux*.

A part cette complication, nous voyons que la véritable forme pustuleuse ou maligne, la dernière variété décrite, s'accompagne facilement d'une inflammation généralisée de la conjonctive, affectant toutes les allures d'une véritable purulence, pour modifier ainsi le caractère distinctif de la conjonctivite phlycténulaire.

Un état qui peut se surajouter aux trois variétés de cette affection si commune consiste dans l'apparition d'une éruption eczémateuse des bords palpébraux ou même des paupières en général. Cette dernière complication est si fréquente chez les enfants à peau délicate, qui fournissent le plus grand contingent à cette affection, qu'on s'est demandé s'il ne s'agirait pas ici d'une continuation de l'éruption eczémateuse de la couche épidermique sur le globe oculaire, ou de l'apparition de pustules d'ecthyma dans cette région. De là le nom d'*herpès cornéen* que l'on a tenté d'introduire pour désigner cette affection, mais sans que cette dénomination puisse s'acclimater.

Sans contredit, l'éruption phlycténulaire de la conjonctive dénote, du côté de l'enveloppe oculaire, la même faiblesse de résistance que démontre, pour le tégument externe, la production eczémateuse, mais quoique les symptômes scrofuleux soient souvent observés simultanément avec la conjonctivite phlycténulaire, nous ne pensons pas cependant qu'il y ait relation absolue de cause à effet. Nous ne voyons dans l'apparition simultanée de phlyctènes conjonctivales et de l'eczéma qu'un indice d'un manque de résistance du revêtement cutané en général, dont il est fort bon de tenir compte dans les soins à donner aux enfants ainsi affectés. Nous pensons encore qu'une irritation locale provenant d'un air vicié, un manque de propreté de la totalité de l'enveloppe, ainsi qu'une nutrition défectueuse sont les causes qui permettent beaucoup mieux d'expliquer l'apparition du mal qu'une véritable diathèse scrofuleuse et tuberculeuse.

En partant de ce point de vue, on conçoit que dans cette maladie, plus que pour toute autre, les soins hygiéniques doivent particulièrement préoccuper le médecin. Le séjour dans un air pur, les ablutions d'eau salée sur tout le corps, faites au moment du réveil des enfants et suivies d'une friction avec de la flanelle et d'un véritable massage, seront soigneusement recommandés. Un régime roborant, des préparations arsenicales ou ferrugineuses doivent être prescrites dans presque tous les cas.

Pour ce qui concerne le traitement direct des yeux, sauf les cas où il existe de graves complications de la cornée, comme il peut arriver dans la forme maligne de conjonctivite pustuleuse, trois règles seront strictement suivies : 1° user des moyens irritants, 2° renoncer absolument à l'emploi des dérivations, et 3° continuer, même après guérison apparente, le traitement.

NEUVIÈME LEÇON

CONJONCTIVITE PHLYCTÉNULAIRE (*suite*). CONJONCTIVITES PRINTANIÈRE ET FOLLICULAIRE. GRANULATIONS

Parmi les moyens irritants le plus fréquemment employés dans la conjonctivite phlycténulaire, figurent le calomel à la vapeur et le bioxyde de mercure obtenu par voie humide. Dans tous les cas où vous avez affaire à des phlyctènes siégeant sur la conjonctive bulbaire, ou placées à cheval sur le limbe conjonctival, ou enfin lorsqu'il s'agit d'une forme miliaire, on peut employer l'un ou l'autre de ces moyens. On prescrit, par exemple,

10 grammes de calomel à la vapeur (beaucoup plus finement divisé que le calomel ordinaire), que l'on a soin de faire placer dans un flacon à large goulot, fermé à l'émeri, afin qu'il soit tenu bien sec. On imprègne un pinceau assez gros de cette poudre et, après avoir fait tomber les particules qui ne sont pas absolument fines, on projette par un coup brusque, sur la conjonctive bulbaire et celle de la paupière inférieure renversée, une très-légère couche de calomel. Ce pansement est répété toutes les vingt-quatre heures et continué pendant plusieurs semaines, alors même que toute irritation semble disparue.

Il ne peut actuellement persister le moindre doute sur ce fait, que la poudre de calomel, enroulée en fines traînées qui séjournent près de vingt-quatre heures dans le cul-de-sac inférieur, se transforme en partie en sublimé (la majeure partie ayant été chassée avec les larmes et la sécrétion conjonctivale). Chez des malades ainsi traités, l'analyse chimique a permis de retrouver dans l'urine des traces de mercure. Parfois on a pu observer presque instantanément une transformation en masse du calomel insufflé, lorsque les malades étaient soumis en même temps à l'usage de l'iodure de potassium. Ce qu'on ne s'explique pas, c'est comment il se fait que des personnes qui prennent de l'iodure de potassium ne sont pas toutes exposées à une transformation chimique du calomel projeté dans l'œil, alors que, dans certains cas, la réaction s'opère souvent plusieurs heures après avoir ingéré l'iodure, et amène la métamorphose de tout le calomel séjournant dans le cul-de-sac inférieur, en une bandelette de bi-iodure de mercure qui exerce une violente cautérisation sur la conjonctive ambiante, en provoquant un larmoiement très-accusé et de vives douleurs. Il ne faudrait donc pas croire qu'il soit possible de répéter à volonté cette expérience douloureuse chez tous les sujets, mais il importe de se souvenir que l'emploi du calomel, comme collyre sec, exclut formellement l'usage interne de l'iodure de potassium.

Ce collyre sec, se transformant lentement en un collyre au sublimé, aurait pour effet de diminuer le calibre des vaisseaux et de déterminer l'oblitération d'une certaine quantité de branches vasculaires fines (*Donders*), en même temps il atteindrait encore ce résultat de rendre la conjonctive moins apte à subir l'influence d'une irritation passagère, propre à déterminer l'apparition de nouvelles phlyctènes. L'emploi de ces insufflations peut incontestablement être continué fort longtemps, sans qu'il en résulte d'autre inconvénient que d'exposer parfois le médecin à une désillusion, s'il est trop confiant dans l'action préservatrice du calomel.

D'un emploi moins commode, mais aussi d'une efficacité plus grande, est la pommade de *M. Pagenstecher*. En voici la formule :

> Bioxyde de mercure obtenu par voie humide) 1 gramme.
> Cold-cream.................. .... 8 grammes.

Ce bioxyde de mercure jaune offre le très-grand avantage d'être d'une ténuité extrême et de ne pas nécessiter une trituration prolongée pour obtenir une pommade bien homogène. Au moyen d'un stylet (les pinceaux, surtout dans une clinique, doivent être proscrits comme susceptibles de colporter l'infection dans les cas où il existe une affection contagieuse), on fait pénétrer gros comme une tête d'épingle de pommade dans le sac conjonctival, en essuyant l'instrument entre les paupières. Par un massage exercé à travers les paupières, on répand le médicament sur toute la conjonctive bulbaire, puis on en retire l'excès au moyen de lavages, et l'on a soin, en outre, avec un petit linge, de bien nettoyer la paupière inférieure renversée. Sans ces précautions, on s'exposerait à une cautérisation du cul-de-sac, analogue à celle que nous signalions tout à l'heure, lorsque du bi-iodure se substitue au calomel insufflé. Il en résulte alors une vive souffrance pour le malade.

Cette nécessité d'éviter soigneusement un séjour trop prolongé dans le cul-de-sac conjonctival de cette préparation si active, est la raison pour laquelle on doit soi-même en faire l'application. Si cependant on voulait en confier l'emploi à des personnes étrangères à la médecine, il serait plus prudent de prescrire une pommade moitié moins forte (1 pour 15 ou 20 grammes), tout en recommandant bien un nettoyage immédiat avec de l'eau chaude, cette préparation étant encore fort active.

Cette pommade se montre particulièrement efficace, lorsqu'il s'agit de traiter la variété de conjonctivite phlycténulaire transformée en kératite en bandelette. Elle rend tout à fait superflues, en pareils cas, les scarifications (procédé d'ailleurs peu goûté par les mères), arrête la marche de l'affection et contribue très-activement à l'éclaircissement des taches que cette kératite laisse constamment. Son action est aussi très-favorable dans les cas de soi-disant pannus scrofuleux. Toutefois, il faut noter que, comme nous l'avons déjà fait observer pour le calomel à la vapeur, l'emploi prolongé de cette pommade ne prévient pas avec certitude les rechutes. En outre, bien des enfants acquièrent, par un usage trop prolongé d'un moyen aussi irritant, une conjonctivite folliculaire. Il sera donc nécessaire, après que l'on aura employé un certain temps la pommade, de recourir aux insufflations de calomel qui, dans tous les cas, se montreront inoffensives.

La méthode irritative doit être bannie toutes les fois que l'on a affaire à des complications graves du côté de la cornée, résultant d'une exulcération d'un bouton ou d'une véritable pustule siégeant sur le bord cornéen. Les mêmes moyens irritants ne sont également plus supportés, lorsqu'il s'est produit une petite phlyctène cornéenne non vasculaire occupant le centre de la cornée. Nous dirons plus, toutes les phlyctènes qui, après dépouillement de leur couche épithéliale, tendent à se transformer en de larges ulcérations pultacées, ne sont guère favorablement traitées par des agents aussi actifs, lorsqu'elles siégent même à une certaine distance de la cornée ou que leurs bords effleurent à peine cette membrane.

Dans ces cas, nous préférons l'usage de compresses chaudes d'eau carbolisée (5 pour 1000) ou de compresses aromatisées (infusion chaude de camomille), si la cornée participe à l'exulcération. L'eau chlorée, recommandée par *de Græfe*, doit être complétement délaissée, car elle est d'une conservation difficile et répand, en outre, une odeur nauséabonde.

Toutes les fois qu'on a affaire à une complication cornéenne, suite de conjonctivite pustuleuse, on fera immédiatement usage d'un collyre d'ésérine (5 centig. pour 10 gr.). Un nettoyage fréquent avec de l'eau carbolisée chaude est surtout indiqué si la conjonctive montre simultanément un certain degré de purulence. C'est particulièrement dans les cas où l'on est appelé à soigner des enfants déjà atteints de perforation de la cornée, qu'il faut insister sur l'emploi méthodique de l'ésérine.

On a beaucoup vanté, lorsqu'il s'agit de kératites pustuleuses graves, l'emploi d'une pommade au précipité blanc, en frictions sur le front, qu'on prescrit de la manière suivante :

Oxychlorure ammoniacal de mercure }	
Extrait de belladone. . . . . } āā 2 grammes	
Cold-cream ou axonge. . . . . 8 —	

Faire une friction avec gros comme un pois, au-dessus du sourcil, matin et soir.

L'inconvénient que j'ai vu à l'usage prolongé de cette pommade, c'est qu'elle peut, chez des enfants à peau délicate, provoquer des eczémas rebelles. En sorte qu'à la moindre apparition de petits boutons, il faudra en supprimer l'emploi.

Ce qui accroît souvent les difficultés dans les soins à

donner aux enfants atteints de conjonctivite phlycténulaire, c'est que la plus légère complication cornéenne fait éclater un blépharospasme des plus intenses qui, par la pression qu'il exerce sur la cornée, est l'origine d'un cercle vicieux souvent fort difficile à rompre. Gardez-vous bien, dans ces circonstances, de l'emploi des dérivatifs, en particulier de la teinture d'iode appliquée au pourtour de l'orbite, ces moyens n'ont d'autre effet que d'irriter violemment la peau. Le bromure de potassium se montre le plus souvent insuffisant ; la méthode écossaise, consistant à plonger la tête du petit malade dans de l'eau froide, de façon à provoquer une demi suffocation, n'a qu'un effet tout à fait passager et est d'ailleurs fort mal goûtée des parents.

Le moyen souverain, en pareil cas, est la section du ligament palpébral externe, à laquelle on peut très-avantageusement joindre, comme *M. Agnew* l'a indiqué, le débridement du fascia tarso-orbitaire, qui s'étend du rebord orbitaire vers le tarse. Après avoir d'un coup de ciseaux droits dirigés horizontalement, fendu la commissure externe sur une longueur de 10 à 15 millimètres, on tend fortement la paupière supérieure en l'attirant en haut et en dehors, puis on fait glisser une des branches des ciseaux entre la peau et le fascia tarso-orbitaire pendant que l'autre branche pénètre dans le cul-de-sac supérieur, on coupe alors par un coup de ciseaux brusque, et dans une étendue de 4 à 5 millimètres, le fascia tendu par la traction exercée sur la paupière. On délivre ainsi la cornée de la pression des muscles palpébraux et de la paupière supérieure, et l'on fait cesser l'irritation que les nerfs superficiels dénudés de cette membrane subissaient, par un frottement et une compression incessamment renouvelés.

Conjonctivite printanière.

Avant de quitter le traitement d'une maladie aussi fréquente, je dois, messieurs, vous signaler une variété de *conjonctivite phlycténulaire* qu'on a à tort désignée sous le nom de catarrhe printanier, mais qu'il sera plus exact d'appeler conjonctivite printanière. En réalité, comme toute véritable

forme d'inflammation phlycténulaire, elle ne s'accompagne
pas de sécrétion conjonctivale, en sorte que la dénomination
de catarrhe est absolument impropre. Ce qui différencie cette
inflammation printanière de la variété de conjonctivite phlycténulaire miliaire, à laquelle elle appartient incontestablement, c'est que les éruptions gagnent sensiblement en étendue pour former de petits abcès qui tombent en dégénérescence graisseuse, et que la maladie n'occupe pas la totalité
du limbe conjonctival à la fois, mais seulement une portion
qui s'élargit notablement de manière à empiéter sur la
cornée.

Cette conjonctivite apparaît ordinairement chez des enfants
de 8 à 12 ans et, jusqu'à la puberté, revient chaque année
avec une régularité désolante, pour donner lieu à la formation d'une série de boutons jaune-blanchâtre qui persistent,
en dépit du traitement, pendant toute la durée de la bonne
saison, et laissent à peine des traces, sous forme de taches
blanc-jaunâtre reposant, pendant l'hiver, sur un limbe conjonctival élargi et de coloration bleuâtre.

Cette maladie, d'un aspect tout particulier et dont je vous
montre quelques spécimens, n'a pas été reconnue et décrite
plus tôt pour des raisons multiples. D'abord elle est relativement rare; d'autre part, les parents, voyant les jeunes malades
tirer si peu de bénéfice des traitements conseillés, changent
aisément leur médecin, parce que celui-ci n'a pas eu la précaution de prévenir la famille de la marche ultérieure de la
maladie, circonstance à laquelle nous avons dû de revoir six et
sept années le même malade. Enfin, un autre motif qui soustrait cette affection périodique à l'observation, c'est que, après
avoir constaté qu'à chaque récidive la vue se rétablit sans être
endommagée, les parents finissent par soigner les malades
à leur guise ou même par s'abstenir de tout traitement.

Remarquons cependant que cette affection crée, chez les
enfants, de grandes difficultés pour la poursuite règulière
des études, en les rendant, pendant 4 à 5 mois chaque été,

tout à fait impropres à une application quelque peu continue. Il importe donc de s'efforcer, en agissant sur la constitution par une hygiène attentivement surveillée, par l'usage des fortifiants, le séjour dans des altitudes élevées, de prévenir autant que possible les retours désespérants de cette maladie, que le médecin doit, de toute nécessité, reconnaître dès son début, ce qui est facile si l'on considère l'âge du sujet et surtout si l'on porte son attention sur l'élargissement insolite que prend une portion circonscrite du limbe conjonctival, sous l'influence d'une inflammation qui n'atteint jamais une bien grande intensité.

Cette variété de conjonctivite phlycténulaire doit d'autant plus être connue du praticien, qu'elle ne s'accommode nullement d'une médication irritante ; à peine peut-on tenter quelques insufflations légères de calomel à la vapeur. A tous les enfants, on prescrira à l'intérieur l'usage des dragées d'arséniate de soude (2 dragées de 1 millig. par repas) et l'on continuera la cure pendant 2 ou 3 mois. Il se peut, lorsque l'affection a perdu son caractère primitif, qu'il s'y surajoute une conjonctivite catarrhale, ce qui arrive aisément si les malades sont soumis à une médication mal appropriée ; on fera alors quelques rares cautérisations avec le sous-acétate de plomb (mélangé avec une égale quantité d'eau) et l'on prescrira de fréquentes lotions avec de l'eau carbolisée chaude. Si la conjonctivite folliculaire prédomine, elle sera traitée suivant les principes que nous aurons à exposer tout à l'heure.

Conjonctivite folliculaire.

Une troisième forme d'inflammation de la conjonctive, déposant ses produits inflammatoires dans la muqueuse, est la *conjonctivite folliculaire*, qui, lorsqu'elle est bien dessinée, et j'appelle, messieurs, votre attention sur ce point, ne se complique pas non plus de sécrétion. Il en a été de même pour les véritables cas de diphthérie conjonctivale et pour les formes pures de conjonctivite phlycténulaire. Nous retrouverons ce même caractère distinctif pour les granulations. Lorsqu'une sécrétion apparaît au cours des affections appartenant au second groupe des inflammations de la muqueuse, celles qui déposent dans la trame de la membrane malade les produits inflammatoires, alors on peut par ce seul fait conclure que l'entité morbide est altérée, qu'un autre élément, c'est-à-dire une des variétés du premier groupe inflammatoire, s'y est ajouté, qu'une complication catarrhale ou purulente étant survenue, la direction d'abord imprimée au traitement doit être modifiée. C'est pour cette raison qu'il est si important de s'informer auprès des malades du degré de sécrétion conjonctivale.

Il est de toute nécessité d'insister sur ce caractère différentiel, si important pour le traitement, lorsque l'on veut reconnaître l'affection désignée sous le nom de conjonctivite folliculaire, qui se caractérise par un développement excessif du système folliculaire en l'absence d'un état irritatif bien accusé, sans que, comme l'on dit vulgairement, les yeux jettent. Cette maladie apparaît lentement, présente, avec peu d'irritation de la muqueuse, un développement considérable d'élevures arrondies, diaphanes, rangées en traînées, suivant les plis de la muqueuse, et siégeant de préférence dans les culs-de-sac conjonctivaux, tandis que sur les tarses, elles se montrent comme de petites taches ou plaques blanchâtres peu élevées. Ces plaques sont analogues à celles que *Waldeyer* a trouvées dans la conjonctive saine, et les corps sphéroïdes semi-transparents des culs-de-sac ont toutes les apparences des follicules clos, dont la membrane enveloppante est constituée par du tissu cellulaire condensé.

Pour ne pas effrayer à tort les malades, il est indispensable que vous ne confondiez pas cet état folliculaire de la conjonctive, qui se développe à l'insu même de la personne qui en est affectée, avec les granulations dont nous traiterons tout à l'heure, en insistant sur les signes différentiels. Combien de fois arrive-t-il encore actuellement que l'on jette le trouble dans l'esprit des malades, en leur annonçant qu'ils sont atteints d'une maladie dont le nom seul est, comme celui de tubercules, un objet d'épouvante. Ne vous prononcez jamais sur l'existence de granulations, si vous ne les avez pas certainement reconnues en un point qu'elles occupent constamment, c'est-à-dire le bord inférieur du tarse de la paupière supérieure. Une conjonctive peut être hérissée d'élevures diaphanes, les tarses parsemés de taches ou légères procidences blanchâtres, si le tarse supérieur montre un bord inférieur net et si les extrémités vers les commissures ne sont pas plus affectées que le reste de sa surface, abstenez-vous de prononcer un mot qui compromettrait à la fois le repos de votre malade et votre sagacité en matière de médecine.

Cette conjonctivite folliculaire peut persister des années sans causer beaucoup de gêne [pour les malades, sauf lorsqu'elle a une tendance à changer de temps en temps de caractère pour devenir *catarrhe conjonctival folliculaire;* une irritation catarrhale s'étant surajoutée à l'affection primitive, la muqueuse commence alors à sécréter plus ou moins abondamment. Le catarrhe folliculaire est donc la combinaison de deux maladies distinctes, celles-ci pouvant se présenter simultanément dès le début, pour donner lieu à l'affection décrite sous le nom de conjonctivite folliculaire *aiguë.* Il me paraît probable que c'est le catarrhe qui fait alors découvrir la conjonctivite folliculaire qui, elle, s'était développée avec un certain degré de chronicité, comme il arrive constamment, mais était passée inaperçue, tant que la muqueuse n'avait pas été prise d'inflammation catarrhale.

Il est important de noter, au point de vue du traitement. que des poussées inflammatoires aiguës, assez prolongées, loin de favoriser le développement du système folliculaire, sont plutôt propices à la guérison de ce qu'on appelle conjonctivite folliculaire. Si cette dernière affection s'est en effet rapidement développée avec un certain degré d'acuité, on observe alors qu'elle a aussi gagné la conjonctive bulbaire, en sorte que tout le limbe conjonctival présente une infiltration lymphoïde généralisée, s'est élargi et offre un aspect gélatineux ou simplement œdématié.

Pareil état s'observe fréquemment, lorsqu'on sature, en quelque sorte, la conjonctive de collyres d'atropine ou d'ésérine. Chez certaines personnes, il suffit d'un court usage de ces collyres (principalement de l'ésérine) pour provoquer une attaque de conjonctivite folliculaire, qui a reçu le nom de *toxique*, et que l'on a trop souvent confondue avec les granulations. Ce qui distingue cette forme toxique de la forme spontanée, c'est que les amas lymphoïdes acquièrent souvent même sur les tarses l'aspect sphéroïde ou vésiculaire et que cette éruption folliculaire, qui apparaît sur toute l'étendue de la conjonctive (sauf la muqueuse bulbaire, en exceptant son limbe), avance très-près du bord tranchant de la paupière. Aussi arrive-t-il constamment que la peau des paupières est le siége d'un érythème ou même d'un eczéma qui attire aussitôt l'attention de l'observateur.

Ce qui provoque la conjonctivite folliculaire proprement dite et non toxique, c'est le séjour dans un air vicié et confiné. De même que l'on peut voir éclater cette maladie chez des animaux domestiques, enfermés dans des étables étroites ; de même aussi elle apparaît pour frapper un grand nombre de personnes, dans les pensions, les séminaires, les casernes, etc. Un séjour même peu prolongé au milieu d'un air non renouvelé, suffit, chez des personnes dont la peau et la conjonctive sont délicates, pour faire naître cette affection. Ainsi je constate souvent la conjonctivite folliculaire chez de jeunes enfants venant de faire une traversée d'une quinzaine de jours (d'Amérique en France), pendant lesquels ils ont dû coucher dans d'étroites cabines.

Cette maladie guérit spontanément par un séjour dans un air pur, par le changement de local et de climat. C'est particulièrement dans cette affection que de bonnes conditions hygiéniques font absolument la base du traitement. En dépit du peu de gêne que les malades ressentent, il importe de mettre en œuvre les moyens propres à amener la guérison de cette affection, car il ne faut pas oublier que les personnes dont la conjonctive montre ce développement excessif du système folliculaire, sont exposées à contracter les maladies endémiques de cette membrane, et à subir l'influence de la moindre cause irritante, de façon à être prises d'inflammations catarrhales aiguës, qui aisément se compliquent alors de maladies cornéennes, considérations qui intéressent tout spécialement les confrères de l'armée.

A-t-on affaire à une conjonctivite folliculaire compliquée d'un catarrhe aigu? On peut essayer de légères cautérisations avec le sous-acétate de plomb (en solution avec une égale quantité d'eau), mais qu'on s'abstienne surtout des irritations violentes, des attouchements avec le sulfate de cuivre, de l'emploi du nitrate d'argent mitigé, etc. En général, l'état folliculaire de la conjonctive ne supporte que de faibles cautérisations, et lorsqu'il n'y a pas de sécrétion, que la conjonctivite folliculaire proprement dite est bien nettement accusée, on doit se contenter de faire placer, deux à trois fois par jour, des compresses imbibées d'une solution de sous-acétate de plomb (6 gr. pour 500). Y a-t-il tendance à un état catarrhal aigu? Alors on remplace la solution plombique par de l'eau carbolisée (5 pour 1000) dans laquelle on maintient un morceau de glace.

Il est très-important de surveiller aussi l'hygiène relative au fonctionnement des yeux. Les emmétropes devront interrompre de temps en temps leur travail, les amétropes recevront en outre des verres corrigeant leur vice de réfraction ; enfin tous les malades seront protégés contre la poussière ou l'excès de lumière par l'emploi, dehors, de verres fumés ou bleutés en coquilles.

Un diagnostic exact des diverses affections conjonctivales est indispensable pour instituer un traitement rationnel. C'est pourquoi, Messieurs, je me vois forcé, tout en ne voulant parler que thérapeutique, de vous donner si souvent un

exposé assez étendu de détails pathognomoniques, en comparaison desquels la description relative au traitement pourrait
vous sembler écourtée. Mais à cela j'objecterai que bien
reconnaître une maladie, est déjà se placer en bonne voie
pour la guérir.

Cette proposition apparaît comme une vérité incontestable,   Granulations.
lorsqu'il s'agit d'une maladie qui, comme les granulations
de la conjonctive, présente de si grandes difficultés pour le
diagnostic, attendu qu'elle affecte rarement une forme pure,
mais se mélange aisément à d'autres maladies conjonctivales,
en sorte que son étude est ainsi rendue complexe et le choix
d'un traitement difficile.

Ce qui apporte encore un obstacle à cette étude, c'est la
similitude de l'élément anatomique de la véritable granulation avec celui du follicule hypertrophié et de la papille
engorgée. Pourtant il s'agit, non-seulement au point de vue
pathognomonique, mais bien aussi pratiquement, d'états
essentiellement différents. Car ce tissu granuleux, en apparence similaire du follicule ou de l'engorgement lymphatique, se comporte tout différemment : il naît et disparaît
aux dépens de sa matrice, il use la conjonctive. La granulation est donc une production maligne, tandis que l'élément
anatomique des conjonctivites folliculaire et purulente est
essentiellement bénin.

Pour ce qui concerne cette apparente similitude dans
l'élément anatomique d'affections aussi absolument différentes, nous nous trouvons ici, pour la conjonctive, devant
un fait analogue à celui que nous rencontrons pour le tubercule du poumon, dont l'élément primitif se rapproche aussi
sensiblement des produits inflammatoires de la broncho-
pneumonie qui, par leur évolution, démontrent qu'ils n'ont
absolument rien de commun avec la production d'une
néoplasie. ·

Au point de vue du diagnostic et du traitement, il est
donc indispensable de saisir quelques signes caractéristiques

pour différencier la néoplasie conjonctivale des hypertrophies circonscrites et bénignes de cette membrane, et de bien faire ressortir son caractère de malignité ainsi que les obstacles qui se présentent pour le traitement.

La granulation constitue aussi un amas de cellules lymphoïdes, entremêlées d'autant plus de tissu connectif appartenant à la conjonctive, que l'on va de la surface externe de la néoplasie vers sa base. Le tissu connectif n'englobe donc pas la masse de cellules lymphoïdes, comme on l'observait pour le follicule, et n'infiltre pas uniformément la trame, comme nous l'avons vu pour la papille hypertrophiée. On dirait qu'un jet de leucocytes a repoussé et soulevé l'épithélium, sous lequel on ne rencontre plus guère d'autres éléments que ceux qui appartiennent aux vaisseaux se répartissant dans la granulation. La coupe de ce que nous appelons la papille hypertrophiée n'éveille jamais l'idée d'injection, mais fait naître la pensée d'une infiltration, dans laquelle les cellules occupent une trame plus ou moins apparente et serrée de tissu connectif.

Il est vrai que ce caractère s'efface à mesure que a granulation tend à disparaître, que les cellules entassées, au point de ne plus permettre que l'on reconnaisse aucun stroma connectif, se résorbent et, qu'à leur place apparaissent des traînées cicatricielles, pouvant alors aisément imposer pour des fibres du stroma, lorsqu'elles se montrent isolément et disséminées dans la masse granuleuse. Si peu accusée que soit la différence histologique, l'évolution de la granulation a quelque chose *sui generis* qui n'échappe pas, quelque forme variée qu'elle revête, à l'œil exercé du praticien.

Ainsi la *granulation* diffère du *follicule* par sa forme ovalaire plutôt que ronde, par ce fait qu'elle n'acquiert pas une hauteur plus considérable que sa base, qu'elle ne montre jamais cette diaphanéité, ni cette teinte gris jaunâtre propres au follicule, mais reste plutôt opaline avec un ton rougeâtre plus ou moins tranché, suivant les diverses phases d'injection. Contrairement aux follicules, les granulations se développent de préférence, non dans les culs-de-sac, mais sur les tarses et plus particulièrement sur le supérieur. Elles ne se répartissent pas uniformément sur ces points, mais apparaissent par îlots qui longent le bord libre et surtout les commissures. En outre, la muqueuse ambiante ne montre jamais cette intégrité parfaite qu'on observe dans la conjonctivite folliculaire pure, mais offre constamment un degré variable d'injection et d'infiltration.

La *granulation* se distingue d'une portion hypertrophiée et infiltrée de masses lymphoïdes du *corps papillaire*, par sa forme qui peut bien acquérir celle d'une élevure, d'un bouton, mais jamais celle d'une papille plus ou moins pédiculée et effilée. L'engorgement vasculaire bien plus accusé de cette dernière, lui communique une coloration rouge vif que n'acquiert jamais la granulation ; enfin les papilles ne peuvent apparaître que sur des points où la conjonctive montre un corps papillaire, tandis que la néoplasie désignée sous le nom de granulation, se développe dans toute l'étendue de la muqueuse et même parfois sur le revêtement conjonctival de la cornée.

DIXIÈME LEÇON

GRANULATIONS (*suite*). DÉGÉNÉRESCENCE AMYLOÏDE
DE LA CONJONCTIVE. XEROPHTHALMIE. SYMBLEPHARON.

Sans vouloir entrer dans une description détaillée des granulations, il est nécessaire d'insister encore une fois sur ce fait, que cette néoplasie, même lorsqu'elle se développe abondamment dans la conjonctive, parcourt cependant ses diverses phases, sans qu'il y ait déversement de produits inflammatoires au dehors, autrement dit, sans qu'elle déter-

mine une purulence quelconque de la muqueuse. Quand le
type de cette maladie est bien caractérisé, que son évolution
n'est pas interrompue par des complications résultant d'une
ophthalmie purulente surajoutée, sa marche est alors essentiellement chronique. Des granulations aiguës n'existent pas,
et les descriptions qu'on en a faites doivent être rapportées à
une confusion avec la conjonctivite folliculaire, compliquée
de catarrhe.

Ce qui rend particulièrement difficile le diagnostic et aussi
le choix d'un traitement approprié à chaque cas, c'est que la
production néoplasique ne montre presque jamais une
évolution régulière et indemne de complications dues au
développement d'autres maladies conjonctivales similaires.
Le plus souvent, ce qu'on pouvait primitivement appeler
granulations simples, en se compliquant d'une ophthalmie
purulente qui donne lieu à une hypertrophie du corps
papillaire, produit, par l'apparition de papilles hypertrophiées, l'état désigné sous le nom de *granulations mixtes*.
Celles-ci, à leur tour, s'associant à une hypertrophie du
système folliculaire, à laquelle se joint une infiltration
lymphoïde plus ou moins généralisée, deviennent des *granulations diffuses*.

Le moyen grâce auquel nous pourrons cependant arriver
à nous guider consistera dans la recherche exacte du siége
de l'affection. Les granulations choisissent en effet (à l'instar
de ce que l'on observe pour le tubercule pulmonaire) tout
spécialement pour leur apparition, les parties supérieures
de l'épanouissement conjonctival; c'est dans ce point, leur
terrain de prédilection, qu'elles montreront toujours leur
maximum de développement, c'est là que la dureté des
produits sera constamment la plus accusée et que l'on observera surtout un continuel frottement de la paupière sur la
moitié supérieure de la cornée, de façon à y imprimer des
traces sous forme d'un pannus que l'on ne rencontre pas
dans les autres conjonctivites d'aspect similaire.

Dans le traitement des granulations, on doit constamment avoir en vue que la marche de cette néoplasie implique nécessairement une disparition par cicatrisation déformatrice. Plus les granulations auront pénétré profondément dans la muqueuse, et plus aussi elles déformeront la charpente des paupières. Il résulte de cette considération, qu'à des effets mécaniques, il faut opposer des moyens mécaniques de thérapeutique.

Le traitement, comparativement à celui qui a été institué dans les autres affections conjonctivales que nous avons passées en revue, trouvera encore une modification dans ce fait que, outre les changements consécutifs qui ne doivent pas être perdus de vue, la désorganisation de la conjonctive par les masses néoplasiques compromet dès le début le fonctionnement régulier des paupières.

Le ptosis de la paupière supérieure, si caractéristique, ne permet guère à la cornée de se débarrasser du contact d'une muqueuse hérissée d'aspérités dures. Il en résulte un frottement beaucoup plus nuisible que dans le cas où, comme dans la conjonctivite purulente, il s'agit d'un corps papillaire mollasse et engorgé de sang. De là encore l'indication de moyens mécaniques, afin d'éviter des complications qui entravent la marche régulière de la maladie. N'oublions pas non plus que la muqueuse, qui se continue dans les conduits lacrymaux, peut aisément s'associer à l'affection de la conjonctive, et quelques obstructions lacrymales viennent bien fréquemment compliquer la situation, en réclamant encore de leur côté un traitement mécanique.

Ce sont ces considérations qu'il faut avoir en vue, si l'on veut instituer un traitement rationnel, c'est-à-dire basé sur le mode suivi par la nature dans les cas de guérison spontanée des granulations. Lorsqu'on abandonne à eux-mêmes des yeux ainsi affectés, en se contentant de placer les malades dans de bonnes conditions hygiéniques, on observe que souvent la quantité de masses néoplasiques

déposées dans la muqueuse avec plus ou moins de lenteur, les granulations en un mot, disparaissent, laissant
des cicatrices apparentes. Cette disparition s'effectue avec
d'autant plus de rapidité, que de temps à autre la muqueuse
a montré un certain degré de vascularisation, avec boursouflement du corps papillaire et légère purulence de la conjonctive. En nous fondant sur ces faits, nous tâchons de provoquer
artificiellement ces états passagers de congestion et de purulence, et nous nous servons à cet effet de divers caustiques.

L'idée de vouloir attaquer directement la néoplasie pour
la détruire et hâter son élimination doit être absolument
abandonnée. Tout d'abord la granulation se trouve tellement enchevêtrée dans le tissu muqueux, qu'il est impossible
de l'atteindre, sans attaquer en même temps le tissu sain ;
d'autre part, en détruisant directement la granulation, on
n'obtiendrait pas autre chose que le résultat auquel elle
conduit fatalement, c'est-à-dire la production de cicatrices.

Ce que nous désirons obtenir par de légères cautérisations,
destinées précisément à amener une vive vascularisation de
la muqueuse pendant un court laps de temps, c'est de hâter
la résorption du tissu néoplasique sans entraîner la formation
trop abondante d'éléments cicatriciels doués d'une force
contractile des plus dangereuses pour les tissus ambiants, et
d'empêcher aussi que d'autres productions néoplasiques ne
se développent par contagion de continuité dans les parties
encore intactes de la conjonctive.

Dans le traitement, on ne doit jamais oublier que les
granulations sont essentiellement contagieuses, non-seulement d'individu à individu, mais encore d'une portion
malade de la muqueuse à une autre partie encore intacte.
L'isolement des malades atteints de granulations est donc
impérieusement réclamé dans le but de préserver de la
contagion les personnes de leur entourage, en même temps
un changement dans les conditions d'aération sera aussi un
avantage pour les granuleux mêmes.

De ce qui précède, il ressort à l'évidence qu'une médication douce, l'emploi de cautérisations peu énergiques doivent seuls faire la base du traitement; pourtant ces principes ne peuvent pas suffire pour nous guider dans toutes les phases d'une maladie dont la physionomie est si mobile. Tout d'abord des poussées inflammatoires violentes peuvent nous forcer à abandonner des cautérisations légères pour recourir à une médication plus énergique; d'un autre côté, des complications survenant, comme il arrive si souvent, du côté de la cornée, peuvent nous obliger à renoncer momentanément à toute cautérisation.

Le mode de cautérisation, qu'il faut employer dans les divers cas de granulations, doit être exactement approprié au degré d'irritation que présente la conjonctive ambiante, non occupée par les néoplasies. Dans un grand nombre de cas de granulations simples et sèches, il n'existe pas une irritation suffisante de la conjonctive pour aboutir à une absorption du tissu nouveau et empêcher l'apparition de nouvelles granulations; il faut alors user de stimulants modérés, et ici le moyen auquel nous donnons surtout la préférence, consiste en des cautérisations journalières avec une solution, à parties égales, de sous-acétate de plomb dans de l'eau distillée,

Les cautérisations avec un cristal bien arrondi de sulfate de cuivre, jouissent avec raison d'une grande réputation, pourtant elles sont moins aisément maniables que les cautérisations par le sous-acétate de plomb, car elles laissent facilement une irritation d'une durée très-variable; en sorte qu'il faut une assez grande habitude dans l'emploi de ce caustique, tout en surveillant attentivement le malade, pour ne pas exciter outre mesure la muqueuse et favoriser l'apparition d'affections cornéennes, qui font traîner en longueur le traitement, et entravent d'une façon fâcheuse la marche déjà si lente de cette maladie.

Très-souvent vous voyez se présenter ici des granuleux,

qui ont été traités ailleurs par des cautérisations journalières avec le sulfate de cuivre, et qui se plaignent surtout
de la sensibilité extrême de leurs yeux, qu'ils ont peine à
laisser entr'ouverts quelques instants; la cornée, recouverte
en partie de pannus, montre çà et là de petites excoriations
épithéliales engendrant un blépharospasme très-intense.
Vous avez pu constater que le simple repos, l'absence de
tout moyen irritant, suffisent pour rendre le calme aux
malades, et les faire seulement alors bénéficier d'une irritation artificielle poussée à l'excès. Le sulfate de cuivre ne
rendra donc de réels services qu'à celui qui renoncera à en
faire un emploi continu et qui, au lieu d'en faire forcément
l'application chaque jour, ne reviendra à une nouvelle cautérisation qu'après disparition plus ou moins complète de l'irritation provoquée par la précédente cautérisation.

Lorsqu'il s'agit de ranimer une conjonctive hérissée de
granulations sèches, quel que soit le caustique dont on fasse
usage, il ne faut pas oublier que chez certains individus
l'excitabilité de la conjonctive, pour une et même irritation,
s'émousse quelquefois assez rapidement; aussi est-il urgent
de *varier* le genre de cautérisation que l'on pratique. A
part le sous-acétate de plomb et le sulfate de cuivre, on peut
encore ici faire usage d'une solution de tannin (1 gr. pour 20)
ou de salicylate de soude (voy. p. 14).

Dès que les granulations changent d'aspect et que la maladie prend les apparences plus ou moins accusées de l'ophthalmie purulente, il faut mettre en jeu les cautérisations
avec la solution de nitrate d'argent au cinquantième, ainsi
que les scarifications et les antiseptiques joints à la glace.

La plus sérieuse difficulté contre laquelle on ait à lutter
dans le traitement des granulations, est l'apparition si fréquente de complications du côté de la cornée, consistant
dans la formation d'ulcères et d'abcès plus ou moins étendus.
La présence d'un pannus simple ne réclame pas un traitement
particulier, lorsqu'il résulte uniquement du frottement des

aspérités conjonctivales ; il disparaît en effet dès qu'on obvie au continuel grattement auquel est exposée la surface cornéenne. Pour ce qui est du pannus granuleux à proprement parler, résultant de l'apparition de granulations sur la cornée même, il en sera question tout à l'heure.

Les ulcères ou abcès qui apparaissent sur la cornée atteinte de pannus, offrent ce très-grand inconvénient qu'ils obligent à suspendre les cautérisations, à moins qu'un état de purulence très-prononcé ne les réclame impérieusement. On aura aussitôt recours aux instillations d'ésérine et aux fomentations chaudes, dont on diminuera l'emploi proportionnellement au degré de purulence qu'elles auront provoqué du côté de la muqueuse. Ici les paracentèses, l'élargissement de la fente, le dégorgement de la conjonctive par les scarifications, doivent être employés, afin de s'opposer à une pression fâcheuse sur les parties de la cornée privées de leur épithélium. A-t-on affaire à de vastes ulcères ? On se comportera suivant les règles qui ont été posées à l'occasion de l'ophthalmie purulente.

Si l'on est appelé à soigner des granuleux qui sont déjà franchement entrés dans la période de cicatrisation, et chez lesquels, en renversant la paupière supérieure, on découvre une ligne cicatricielle parallèle au bord palpébral et distante de 2 ou 3 mill. de ce bord, que l'on veuille bien se souvenir qu'on n'arrivera à aucun résultat pour la disparition des symptômes d'irritation et principalement des formes invétérées de pannus, si l'on n'a pas recours aux moyens mécaniques propres à contrebalancer la rétraction cicatricielle et à faire cesser la stagnation permanente des larmes dans les yeux. Ici se recommandent les procédés de Pagenstecher (pag. 65) et de Streatfeild-Snellen (pag. 66) qui trouvent une heureuse application. Non-seulement ces opérations débarrassent la cornée d'une pression désastreuse, mais elles nous dispensent encore de faire usage de cautérisations qui, généralement à pareille époque de la maladie, n'ont plus leur raison d'être et sont incapables de raninier une muqueuse profondément atteinte dans sa nutrition par la rétraction cicatricielle.

Le véritable pannus granuleux peut être l'objet de traitements spéciaux consistant dans l'abrasion conjonctivale, l'iridectomie et la sclérotomie. Nous ne nous y arrêterons pas pour le moment, attendu que nous aurons à traiter ailleurs de cette maladie. Ajoutons seulement quelques mots sur un moyen très-héroïque qu'on a proposé dans le but d'éclaircir la cornée et de faire disparaître les masses néoplasiques abondamment déposées dans la conjonctive. Non content du stimulus que peuvent fournir les cautérisations, on a, suivant les conseils de *Piringer* et *Jæger*, voulu déterminer une purulence très-intense, par l'inoculation d'une ophthalmie purulente. Je dois avouer, bien que je ne sois pas dépourvu de hardiesse en fait de moyens thérapeutiques, que je n'ai pu jusqu'à présent me décider à appliquer un pareil procédé, dont on ne peut que fort difficilement diriger et prévoir les effets. Je préfère de beaucoup la purulence que l'on obtient après l'abrasion conjonctivale, en employant assidûment des compresses aromatisées chaudes. Incontestablement, l'inoculation doit toujours être bannie, dans les pays et aux époques où règnent les affections diphthéritiques, attendu qu'il serait possible qu'on inoculât, contre son gré, une diphthérie susceptible de détruire la cornée. En outre, une inoculation ne saurait être tentée dans le cas où le malade aurait l'un de ses yeux peu atteint et où l'on redouterait pour cet œil les dangers d'une blennorrhée.

Du reste, je dois avouer que le terrain pour ces inoculations fait absolument défaut à notre clinique, où vous ne verrez relativement que peu de granuleux. Par la fréquence de cette maladie, si commune parmi les populations pauvres, vous pouvez vous faire une idée très-exacte du niveau social des malades que vous soignez. Ainsi, à notre clinique, la statistique ne relève que 2 ou 3 0/0 de granuleux, tandis qu'il existe, à Paris même, des dispensaires où le chiffre relatif à cette affection, monte jusqu'à 15 ou 16 0/0. De cette considération, il résulte qu'on agirait très-efficacement, en soulageant la misère dans laquelle se trouvent plongés la plupart des granuleux.

Relever le moral de ces pauvres malades, chez lesquels la tristesse et le découragement sont entretenus par la durée et les rechutes continuelles de leur affection, leur permettre de séjourner dans un air pur et de quitter des habitations humides et mal aérées, c'est souvent faire plus pour eux que de s'ingénier à rechercher quelque mode nouveau de cautérisation ou quelque opération propre à combattre cette fâcheuse maladie. Ces conseils s'adressent surtout aux médecins chargés de la direction d'établissements relevant de l'Etat; on ne saurait trop répéter que, dans l'intérêt de l'hygiène publique, il importe d'isoler les malades, sans que pour cela on entasse ensemble tous les granuleux. Une opinion encore trop répandue, est que des granulations qui ne s'accompagnent pas de purulence, ne sont pas contagieuses. De là les résultats les plus fâcheux, attendu que tout granuleux peut montrer, à des époques indéterminées, un degré plus ou moins accusé de purulence. Ainsi, par exemple, des militaires affectés de granulations, envoyés en congé temporaire, peuvent infecter toute une contrée, comme on l'observe malheureusement trop souvent.

J'ai entendu, il y a une vingtaine d'années, mon maître *de Arlt* déclarer, dans le but de montrer combien il croyait les granulations sèches peu contagieuses, qu'il n'hésiterait pas à prendre, pour soigner ses propres enfants, une bonne qui présenterait une pareille affection. Cependant je suis convaincu que ce clinicien, si expérimenté, n'aurait pas manqué de surveiller attentivement sa bonne, pour ne pas se repentir plus tard d'avoir fait une fâcheuse expérience. Je crois que, sans faire intervenir un contact direct, ni une contamination par des objets de toilette employés en commun, la cohabitation avec des granuleux est au point de vue de la contagion, des plus redoutables, à l'égal de ce qu'on observe pour les phthisiques.

Une affection fort rare, qui a été parfois confondue avec les

Dégénérescence
amyloïde.

granulations, c'est la *dégénérescence amyloïde* de la conjonctive. Elle détermine le plus haut degré d'hypertrophie de
la muqueuse que l'on puisse rencontrer. C'est surtout la conjonctive de la moitié supérieure du cul-de-sac et du pli semi-
lunaire, qui prend une épaisseur considérable, au point de
faire saillie en dehors de la fente palpébrale. On voit ainsi
proéminer des masses jaunâtres, gélatineuses, dans l'épaisseur
desquelles on distingue des grains diaphanes rappelant les
granulations, mais offrant ordinairement un plus grand volume et une diaphanéité plus accusée.

Lorsqu'on renverse la paupière, le tarse paraît recouvert
d'une épaisse couche de cire, le tissu néoplasique n'étant que
très-peu vasculaire. Cette masse molasse repose sur un tarse
très-épaissi et dégénéré lui-même. A en juger d'après les cas
assez rares que l'on a pu observer jusqu'à présent, cette maladie se différencie des granulations par une localisation assez
nettement délimitée sur une portion de la conjonctive,
les parties avoisinantes étant absolument intactes. En outre,
il paraît qu'il s'opère, par suite de la dégénérescence amyloïde
des parois vasculaires, des épanchements sanguins étendus
que l'on ne rencontre guère dans les cas où il s'agit d'un
dépôt en masse de granulations.

Si, à l'occasion du traitement des granulations, nous nous
sommes complétement abstenu de faire mention de l'excision, méthode irrationnelle parce qu'elle ne fait que hâter une
issue que nous devons au contraire tâcher d'éviter, l'infiltration de la conjonctive par une néoplasie qui subit la dégénérescence amyloïde est tellement uniforme et donne lieu à
une transformation si accusée de la conjonctive en une production hétérogène, qu'il faut renoncer à tout traitement qui
ne consisterait pas à débarrasser l'œil des parties dégénérées
de la conjonctive. Heureusement que la délimitation de la
maladie sur un seul tarse, sur un unique cul-de-sac et le
repli semi-lunaire, ne rend pas ces ablations trop préjudiciables pour le fonctionnement des yeux ainsi affectés.

Après avoir passé en revue les diverses conjonctivites, nous aurons à nous occuper d'un état atrophique de la conjonctive, qui n'est souvent que la conséquence de ces inflammations conjonctivales, et que l'on désigne sous le nom de *xerosis* ou de *xerophthalmie*. Suivant le degré d'atrophie de la conjonctive, nous distinguons un *xerosis parenchymateux*, comprenant à la fois toute la trame conjonctivale, et un *xerosis partialis, glabra* ou *epithelialis*, lorsque l'atrophie n'a pénétré que peu profondément, n'a atteint que les couches superficielles de la muqueuse, auxquelles elle imprime un aspect de sécheresse.

Si l'on exclut les cas d'atrophie conjonctivale que les inflammations cicatrisantes de la conjonctive peuvent amener, telles que la diphthérie, les granulations en particulier, et ceux qui résultent de brûlures de la conjonctive, la forme idiopathique de *xerosis parenchymateux* est excessivement rare. Elle s'observe presque exclusivement à la suite de certaines maladies desquamatives de la peau, et qui sont essentiellement le psoriasis et le pemphigus. Il ne saurait être douteux qu'il puisse se montrer un psoriasis et un pemphigus de la conjonctive, mais c'est surtout dans le cas où il s'agit de cette dernière affection que l'on voit la maladie cutanée se localiser à la bouche et derrière les oreilles.

Le *xerosis partiel, épithélial*, est bien plus fréquent. Il peut s'observer idiopathiquement et siéger alors sur le limbe conjonctival, qui s'élargit sensiblement. Cette forme de xerosis est la conséquence d'une des variétés de conjonctivite phlycténulaire que nous avons décrite sous le nom de catarrhe printanier. Il paraît qu'au Brésil, les enfants nègres, mal nourris, peuvent présenter une affection conjonctivale, dite *ophthalmia braziliana*, dans laquelle on observe un desséchement de la conjonctive bulbaire, fort rare chez nous, qui donne aux yeux un aspect tel qu'il semble qu'une tache de suif les recouvre.

On a, comme vous le savez, beaucoup attiré l'attention sur

une tache épithéliale se montrant chez les héméralopes sur la partie de leur conjonctive la plus exposée au desséchement. Cet état de sécheresse, signe incontestable d'un affaiblissement de la constitution, peut, chez les personnes ainsi atteintes, déterminer la formation d'un ulcère superficiel. Il apparaît dans le cas de maladies typhoïdes graves, à la période asphyxique du choléra, et résulte de l'appauvrissement du sang et de son manque de fluidité.

Le xerosis conjonctival, lorsqu'il résulte d'une affection cutanée, doit, à part le traitement de la maladie générale, être soigné directement par des remèdes capables de lubrifier la muqueuse desséchée, telles sont les lotions avec du lait, de la glycérine, les compresses chaudes. Outre ces moyens palliatifs, on peut encore faire construire des appareils, analogues aux lunettes dites coquilles de chemin de fer, destinés à maintenir constamment en contact avec l'œil une couche de liquide rendu alcalin dans le but de dissoudre l'épithélium. Il est désolant de voir combien est souvent léger l'obstacle qui s'oppose à une vision distincte, chez ces malades dont la cornée semble comme recouverte d'un mince papier de soie huilé et dont les paupières sont soudées près des bords cornéens, de façon à ne plus laisser persister la moindre trace de cul-de-sac. Qu'on ne se laisse pas aller à la tentation de vouloir dégager les paupières, même en ayant recours à la greffe de conjonctive de lapin, comme M. *Wolfe* l'a recommandé. Dans les cas de xerophthalmie par psoriasis ou pemphigus, ces dernières affections réapparaissent dès qu'il existe un fragment de conjonctive susceptible d'être envahi, et la greffe ne donne aucun résultat favorable.

Lorsqu'il s'agit d'une xerophthalmie épithéliale assez étendue, cicatricielle et non partielle, devant disparaître par l'amélioration de l'état général qui l'a provoquée, le meilleur mode de traitement est d'amener une lubrifaction plus favorable de la conjonctive, en ayant recours, comme M. *Ollier* l'a conseillé, à une occlusion par tarsorraphie plus ou moins complète et laissant les paupières fermées pendant une ou deux années. J'ai, dans quelques cas, fait l'essai de fermer la fente des deux côtés, de façon à ménager une petite fenêtre centrale de quelques millimètres, permettant aux malades de voir un peu et même de se diriger.

Lorsqu'à la suite d'une destruction de la muqueuse, les deux feuillets de la conjonctive adossés l'un à l'autre se sont soudés, on désigne cet état sous le nom de *symblépharon*. Cette soudure peut porter sur une étendue variable, être *complète* ou *incomplète*, ne comprendre que le fond du cul-de-sac et être désignée sous le nom de symblépharon *postérieur*, ou bien n'intéresser que des parties avoisinant le bord palpébral et prendre la dénomination d'*antérieur*. Suivant que la destruction de la muqueuse qui a donné lieu à la soudure et son atrophie consécutive sont plus ou moins prononcées, les parties agglutinées se montrent épaissies à un degré variable, et l'on peut encore rencontrer un symblepharon *sarcomateux* ou *membraneux*, ou *fibreux*.

De toutes ces désignations, ce qu'il est utile de retenir, c'est que les parties accolées représentent, en général, une étendue sur laquelle la muqueuse se trouve détruite, au point de ne pouvoir, par aucun traitement ou procédé opératoire, quelque ingénieux qu'ils soient, reprendre à aucun degré ses anciennes fonctions. Tout dégagement simple aura donc pour inévitable résultat, non-seulement d'exposer à la réunion des parties séparées, mais encore d'accroître le mouvement de rétraction cicatricielle. Pour s'opposer à ces fâcheuses conséquences, il existe deux moyens : il faut recouvrir les parties dégagées, de conjonctive s'interposant entre ces points, soit que l'on arrive à ce but par glissement de lambeaux conjonctivaux, empruntés au voisinage ou au côté opposé au delà de la cornée, suivant le procédé de *M. Teale*, soit que l'on procède par greffe prise sur un autre sujet.

Autrefois, on regardait, et non à tort, les symblépharons comme des *noli me tangere;* actuellement une opération offre

Symblépharon.

bien des chances de succès, principalement dans les cas de symblépharon antérieur, c'est-à dire si le fond du cul-de-sac n'est pas compris dans la soudure. En règle générale, on s'efforce, après avoir détaché la partie adhérente de la paupière, de couvrir la plaie que ce dégagement a laissée sur le globe de l'œil au voisinage de la cornée, en faisant au besoin des lambeaux conjonctivaux qu'on réunit par glissement, mais surtout en décollant dans une très-vaste étendue la conjonctive et le tissu sous-conjonctival du globe oculaire, pour permettre un glissement facile de la conjonctive bulbaire. Afin de combattre encore plus efficacement la tendance de la paupière à s'agglutiner de nouveau avec les parties avivées, on peut temporairement provoquer un ectropion, à l'aide de quelques sutures de Gaillard.

Quand on a affaire à un symblépharon complet et très-étendu, il faut abandonner les procédés de glissement, et tâcher de recouvrir les parties détachées par des lambeaux de conjonctive de lapin, ou mieux encore, de conjonctive humaine (qu'on peut se procurer lorsque l'on fait l'abrasion conjonctivale pour des maladies cornéennes). Sans vouloir entrer ici dans des détails opératoires, il est nécessaire d'insister sur ceci, que les parties greffées doivent être maintenues en place par un nombre suffisant de sutures sur les

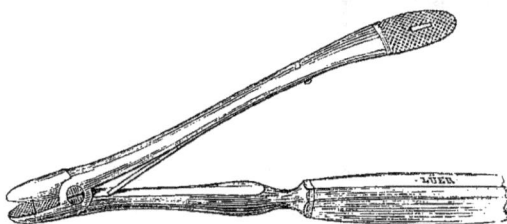

Fig. 5.

côtés et par une anse retenant le lambeau au fond du cul-de-sac en passant à travers la peau de la joue. Pour permettre plus aisément l'application de ces sutures, dont les premières sont surtout difficiles à placer, on peut avec avantage se ser-

vir d'un porte-aiguille sans ressort, monté à l'instar des
autres instruments de chirurgie oculaire (voy. fig. 5) et qui
nous a rendu pour ces opérations de grands services.
Jusqu'à quel point ces opérations fort délicates et laborieuses auront-elles prévenu à la longue les rechutes? C'est
ce que l'on ne pourra savoir qu'après que l'on aura suivi les
opérés pendant plusieurs années.

ONZIÈME LEÇON

PTÉRYGION. ÉPANCHEMENTS SOUS-CONJONCTIVAUX.
AFFECTIONS SYPHILITIQUES DE LA CONJONCTIVE. TUMEURS.

C'est en restant sur le terrain des cicatrices de la conjonc- Ptérygion. Onglet.
tive, que nous vous parlerons, Messieurs, d'un état connu
sous le nom de *ptérygion*. Il s'agit ici d'un amas de plis
conjonctivaux en forme de triangle, dont la pointe repose sur
le limbe conjonctival ou sur la cornée même, mais sans
dépasser jamais le centre de cette membrane. L'*onglet*
présente donc une tête, un col, qui peut être très-libre ou
peu adhérent au globe oculaire, et un corps, triangulaire,
s'étalant plus ou moins largement.

L'aspect de l'onglet varie sensiblement suivant le degré
d'irritation de la conjonctive en général; il est appelé *tenu*
ou *membraneux*, en l'absence de toute inflammation; il
devient *charnu* ou *sarcomateux,* dans les cas d'affection
catarrhale plus ou moins intense de la conjonctive. Le
ptérygion se développe généralement dans la direction de
l'un des muscles droits, le plus souvent entre le pli semi-
lunaire et le bord cornéen. C'est la conjonctive bulbaire,
soumise pendant l'écart de la fente au contact de l'air, qui

devient le siége du ptérygion. Observe-t-on cette affection en haut ou en bas, sur les parties recouvertes par les paupières? On a alors affaire ordinairement à des états pathologiques qui rappellent plus ou moins le symblépharon partiel, mais qu'on distingue actuellement en les désignant sous les noms de faux ptérygions ou *ptérygoïdes*. Le ptérygion ne se développe que chez des adultes ou des personnes d'un âge avancé, qui, par leurs occupations, sont exposées au contact réitéré de poussières, à l'air salé de la mer, à des températures élevées.

Il paraît incontestable que la cicatrisation des petits plis conjonctivaux, dont la couche épithéliale a été enlevée (par le frottement de petits corps étrangers), et qui produit l'épaississement conjonctival connu sous le nom de *pinguicula,* est un des états précurseurs du ptérygion. Il se forme alors, comme le pense *M. Horner,* entre cette saillie de la conjonctive soulevée et le bord cornéen, un creux dans lequel séjournent aisément les secrétions et de petits corps susceptibles de voler dans les yeux. L'exulcération de la partie avoisinante du bord cornéen et du limbe conjonctival finit, en se cicatrisant, par attirer la pinguicula sur la cornée même.

Evidemment la pinguicula est très-souvent l'origine du ptérygion, mais, sans que cet épaississement de la conjonctive ait préalablement existé, l'attraction de la muqueuse vers un ulcère marginal de la cornée peut aussi s'effectuer d'emblée. On peut même artificiellement produire une semblable affection, lorsque, en pratiquant l'avancement musculaire, on attire trop la conjonctive sur la cornée, dont la couche épithéliale s'est trouvée malmenée pendant l'opération. Vouloir appliquer la désignation de ptérygoïde pour tous ces cas, parce que le développement de l'affection a eu lieu sous des influences diverses et que la tête se montre ordinairement plus élargie que dans le ptérygion dont l'évolution a été précédée d'une pinguicula, c'est évidemment donner une extension exagérée à cette appellation.

Le ptérygion ne nécessite un traitement que dans les cas où il progresse manifestement pour se porter vers le centre de la cornée ; il menace alors d'amener un trouble sensible dans la vision et de défigurer beaucoup les malades. Pour tous les ptérygions stationnaires ne siégeant que sur le limbe conjonctival, l'abstention de toute intervention, qui toujours doit être chirurgicale, est d'autant plus indiquée, que le meilleur procédé opératoire fait encore courir le risque d'une rechute. Règle générale, tout procédé qui consiste à exciser une portion du ptérygion doit être abandonné. Il ne faut se servir que des moyens ayant pour effet de produire un déplacement.

L'opération la plus simple est celle-ci : on dégage soigneusement avec un couteau à cataracte le ptérygion de la cornée, puis on le circonscrit par deux sections longeant ses côtés et le refoule vers la caroncule (car il s'agit ordinairement d'un ptérygion interne). Deux points de suture sont appliqués pour réunir la plaie. Afin de pouvoir exactement attirer la conjonctive avec les sutures (de soie très-fine et parfaitement serrées, pour n'avoir pas besoin de les enlever), on doit très-largement dégager la conjonctive au-dessus et au-dessous du ptérygion, en faisant glisser des ciseaux courbes sur la surface du globe de l'œil. Une autre petite précaution à prendre, c'est de fermer tout d'abord la suture qui est placée près de la caroncule, afin de ne pas opérer sur la conjonctive déplacée une traction trop forte.

M. Desmarres père ne refoule pas le ptérygion détaché vers la caroncule, mais l'engage entre les lèvres d'une section de 6 à 8 millimètres qui longe le bord inférieur de la cornée. L'inconvénient de cette méthode est qu'on ne ferme pas complétement la plaie à l'endroit où l'on a renversé le ptérygion en bas, et que cette partie en se cicatrisant attire forcément de nouveau vers elle les parties avoisinantes de la conjonctive. C'est sans grand profit que l'on divise le ptérygion (*Knapp*) pour dévier chaque moitié, l'une en haut, l'autre en bas, à moins que l'on ne puisse entièrement fermer, par attraction de la muqueuse, les plaies pratiquées à la conjonctive. L'idée de recouvrir toute partie dénudée au moyen d'un lambeau conjonctival que l'on greffe (*Klein*) est certainement rationnelle, quoique l'exécution de l'opération se trouve alors peut-être un peu compliquée.

Les procédés de cautérisations et de sutures sont plus ou moins complétement abandonnés; d'abord les premières sont illogiques, puisqu'elles produisent des cicatrices dans une affection qui résulte d'une cicatrisation lente de petites pertes de substance épithéliale développées insensiblement.

Les *épanchements sous-conjonctivaux* sont, comme les cicatrices conjonctivales que nous venons de passer en revue, très-souvent la conséquence de divers états inflammatoires déjà étudiés, mais nous pouvons aussi observer des épanchements séreux, sans que la muqueuse soit le siége d'aucune inflammation. Ainsi la conjonctive bulbaire peut être soulevée par un chémosis résultant d'inflammations internes du globe oculaire, qui ont eu pour effet de mettre obstacle au retour d'une partie du sang veineux de la conjonctive, comme on l'observe dans les cas de choroïdite purulente, par exemple. Enfin, le même phénomène s'observe, lorsque le retour du sang de la conjonctive est entravé, du côté des paupières, par une inflammation dont celles-ci sont devenues le siége. Rappelons à ce propos le chémosis si fréquent, lors du développement d'un orgelet. En l'absence même de toute inflammation, la conjonctive bulbaire peut être occupée par un épanchement de sérosité provenant de la chambre antérieure et ayant filtré à travers une cicatrice, ou une véritable fistule borgne sous-conjonctivale.

A part ces diverses variétés de chémosis, vous rencontrerez encore une infiltration indolente de la conjonctive bulbaire chez des vieillards à peau très-flasque, et chez des femmes faibles et anémiques. Un traitement roborant, la compression nocturne, des mouchetures, font ici la base du traitement. On

Épanchements sous-conjonctivaux.

s'abstiendra rigoureusement de toute excision de plis conjonctivaux, qui n'ont d'autre résultat que de produire des cicatrices plus gênantes que le mal que l'on veut combattre.

Les *épanchements sanguins*, indépendants d'une inflammation conjonctivale, sont le plus souvent la conséquence d'une contusion ou d'efforts d'expiration très-violents. Les ecchymoses que l'on observe chez les enfants affectés de coqueluche, n'ont d'autre importance que de défigurer momentanément les petits malades et d'effrayer les parents. Ces épanchements surviennent-ils spontanément chez des personnes d'un certain âge, sans aucune cause prédisposante apparente? Alors ils dénotent une prédisposition à la dégénérescence graisseuse (athéromateuse) des vaisseaux, qui, ordinairement, n'est pas exclusivement localisée sur les organes de la vision; pour un praticien prudent, c'est un indice dont il doit tenir compte, en conseillant aux malades d'éviter tout ce qui peut congestionner la tête et les centres nerveux. Un traitement direct n'est pas indiqué, sinon pour rassurer les malades. On prescrit alors des compresses fraîches (arnica) et une compression nocturne avec de la ouate aromatisée. Des mouchetures ne seraient pratiquées que si, à la suite d'un traumatisme, d'épais bourrelets s'étaient formés, réclamant pour leur disparition un temps fort long.

L'*emphysème conjonctival*, occasionné par la pénétration de l'air à la suite d'une communication avec les sinus frontaux, les fosses nasales, ou les cellules ethmoïdales, peut acquérir une certaine importance, lorsque, à la suite d'une chute sur la tête, il s'agit de constater les fractures craniennes qui ont pu se produire. Il ne devient jamais le sujet d'un traitement particulier.

Les *épanchements purulents*, ou *abcès* de la conjonctive, sont, lorsqu'ils se produisent en dehors d'une inflammation de la muqueuse, un accident très-rare. Ces abcès s'observent plus particulièrement sur la caroncule; ils résultent de

Épanchements sanguins.

Emphysème conjonctival.

Abcès.

boutons d'acné, produits par la rétention de la sécrétion d'une des glandes de cette région. Dans le cas d'une suppuration circonscrite du tissu sous-conjonctival, non traumatique, l'abcès disparaît rapidement et ne réclame que fort rarement une évacuation par piqûre.

**Affections syphilitiques.
Chancre conjonctival.**

Il nous reste à dire quelques mots des affections syphilitiques de la conjonctive. Ordinairement les *chancres conjonctivaux* se sont propagés du bord palpébral sur la muqueuse; pourtant ils peuvent d'emblée siéger sur le globe oculaire ou la conjonctive des culs-de-sac. Ils ne se distinguent guère alors des vastes pustules exulcérées et à fond pultacé, que par la coloration violacée de leur pourtour et parce qu'ils paraissent reposer sur une plaque de tissu induré et résistant. *M. Fournier* relate l'intéressante observation d'un confrère qui, en cautérisant la gorge d'un malade, fut atteint à l'œil par une parcelle de pus chassée dans un effort de toux; il en résulta un chancre infectant. Les faits observés se rapportent le plus souvent à des femmes.

Le traitement consistera dans l'application de compresses imbibées d'une solution de sublimé (0,50 centig. pour 300), ou en des insufflations de calomel à la vapeur. On n'hésitera pas à instituer immédiatement un traitement mercuriel interne (sirop de Gibert, une cuillerée à bouche matin et soir, et une ou deux pilules de Plummer à 0,25 centigr. au moment de se coucher), car, d'une façon générale, de même que tous les chancres qui occupent une région insolite, ceux de la conjonctive ont le privilége d'amener une infection rapide.

Gommes sous-conjonctivales.

Il est incontestable que, dans les cas où la face est le siège d'éruptions papuleuses et tuberculeuses, il peut aussi se faire qu'exceptionnellement on voie se produire de pareilles éruptions sur le revêtement interne des paupières. Aucune difficulté alors pour ce qui regarde le diagnostic et le traitement. Ce qu'il est fort important de se rappeler, c'est que l'apparition tout à fait isolée d'une gomme peut se produire dans le tissu sous-conjonctival, alors que tout le reste du corps n'offre pas la moindre trace d'une semblable production tertiaire. La présence d'une tumeur molasse, diaphane, d'aspect grisâtre, tirant parfois sur le violet, et qui se développe assez rapidement, doit d'autant plus attirer l'attention du médecin que, en raison de l'âge relativement peu avancé des malades et de la marche précipitée de l'affection, il est à peine permis de supposer qu'on puisse avoir affaire à une tumeur maligne.

Le traitement qui convient ici le mieux est encore la médication mixte, telle que nous la fournit le sirop de Gibert. Mais si l'on constatait une tendance de la gomme à s'exulcérer, ou si l'ulcération avait été artificiellement provoquée, il faudrait se hâter de recourir à une cure plus énergique à l'aide des inonctions. Aucun traitement direct n'est réclamé par une gomme de la conjonctive ulcérée.

Nous devons maintenant énumérer rapidement les *tumeurs conjonctivales*, dont le traitement, tout chirurgical, consiste ordinairement dans l'ablation. Parmi les tumeurs les plus bénignes, il faut citer les *polypes*, qui, sous l'aspect de végétations, rappellent absolument la forme pointue de semblables tumeurs du prépuce. Ils se développent constamment au voisinage des points lacrymaux, auprès du repli semi-lunaire. Ces tumeurs, constituées par des papilles hypertrophiées, peuvent, tout en étant pédiculisées, atteindre une longueur d'un centimètre et plus, et entraîner une difformité, en même temps qu'elles apportent une gêne à la vision, en se déplaçant au devant de la cornée. Il paraît que ces polypes prennent à la longue une tendance à amener le développement de semblables petites tumeurs au voisinage.

Vous avez pu me voir récemment enlever toute une série de polypes chez une jeune femme de vingt ans. Elle portait depuis son enfance un petit polype près du point lacrymal inférieur gauche. Après son mariage, le développement de

Tumeurs Polypes.

ce polype s'était accru de façon à atteindre la longueur d'un centimètre, en même temps qu'une série de petites excroissances était apparue sur le rebord du pli semi-lunaire. En pratiquant l'ablation de toutes ces petites tumeurs, on eut soin d'exciser leur support et de bien cautériser le lendemain, les plaies avec un crayon de nitrate d'argent très-effilé. Cette précaution est nécessaire, car on a constaté, pour ces polypes, une très-grande tendance à se reproduire, dans le cas où l'on n'avait pas détruit le terrain sur lequel ils étaient implantés.

On peut encore observer une variété semblable d'excroissances charnues à la suite de blessures ou de brûlures de la conjonctive. L'opération de strabisme fournit assez souvent l'occasion de constater le développement de ces excroissances charnues, qui prennent pour disparaître un temps excessivement long. Ici également, il faut noter la grande tendance qu'ont ces excroissances à repousser, si l'on n'attend pas que le resserrement de la conjonctive les ait pédiculisées, de façon à permettre, par un coup de ciseaux, de raser en entier le pédicule.

Pinguicula. Une variété d'épaississement de la conjonctive portant sur la partie de la muqueuse bulbaire, qui, par l'écart de la fente, est le plus souvent exposée au contact de l'air et de la poussière, est désignée sous le nom de *pinguicula*. Par suite du plissement que subit la conjonctive dans les mouvements de l'œil et l'action de fermer les paupières, ainsi qu'on l'observe toujours chez les personnes déjà âgées, il peut s'opérer, au contact de corps étrangers, de petites érosions qui donnent insensiblement lieu à la soudure de plis voisins, de façon à produire un renflement de la conjonctive, situé à peu de distance du bord cornéen, suivant le diamètre horizontal du globe oculaire. L'aspect jaunâtre que prend le tissu conjonctival en se cicatrisant, a fait croire à la production de masses graisseuses qui, en réalité, n'existent pas. Surtout qu'on ne cède pas aux instances de certaines femmes qui, déjà sur le déclin, réclament vivement l'ablation de ces taches ; car, en excisant la pinguicula, même si l'on ferme exactement la plaie par un point de suture, il se produit une petite cicatrice qui s'injecte à la moindre congestion des yeux et qui est beaucoup plus disgracieuse que l'affection que l'on a voulu faire disparaître.

Une autre tumeur bénigne de la conjonctive, de nature congénitale, est le *dermoïde*, connu aussi sous le nom de verrue de la conjonctive. Elle siége constamment à cheval sur le bord cornéen, ordinairement dans sa partie inféro-externe. Ces verrues renferment souvent tous les éléments de la peau, poils et glandes. L'ablation de ces tumeurs est indiquée à cause de la difformité choquante qu'elles occasionnent, et il est nécessaire chez les enfants de ne pas retarder l'opération, parce que les verrues s'accroissent avec l'âge et laissent, après leur enlèvement, des traces de plus en plus apparentes. On pratique l'abrasion très-exacte de ces tumeurs, sans vouloir toutefois s'obstiner à enlever leur point d'implantation sur la cornée, car on s'exposerait à ouvrir la chambre antérieure et à voir éclater, comme cela s'est présenté, des symptômes inflammatoires compromettants pour l'œil. La cautérisation avec le nitrate d'argent, afin de prévenir les récidives, est non-seulement inutile, mais nuisible, en rendant la cicatrice plus accusée. On réunit très-soigneusement la plaie conjonctivale et on procède, après complète cicatrisation, au tatouage de la tache cornéenne que l'excision de la verrue a laissée.

Dermoïde.

Nous avons maintenant à signaler une autre variété fort rare de tumeurs bénignes, également congénitales : ce sont les *lipomes*, qui s'observent presque constamment dans les interstices des muscles droits. Ceux que j'ai rencontrés siégeaient tous, soit en haut et en dehors, soit en bas et aussi en dehors, et formaient des tumeurs jaunâtres, aplaties, ne devenant apparentes que si les malades dirigeaient fortement l'œil du côté opposé au siége de la tumeur, ou bien lorsqu'on

Lipomes.

soulevait la paupière avec le doigt. Ces lipomes semblent n'être qu'une prolongation du tissu graisseux de l'orbite qui s'est fortement avancé vers la partie antérieure du globe de l'œil et qui s'étale sous la conjonctive bulbaire.

Il faut dire que ces tumeurs montrent peu de tendance à grossir, au point de devenir défigurantes ou de gêner les mouvements de l'œil. Aussi ne doit-on opérer que sur les instances pressantes des malades, et encore ne faut-il pas s'efforcer d'enlever en totalité les masses lipomateuses, ce qui obligerait à porter très en arrière les instruments et à dénuder trop largement le globe oculaire. On s'exposerait ainsi à des accidents sérieux, comme *M. Fano* en a relaté un cas. Il s'agissait d'une jeune fille chez laquelle, après l'ablation d'un pareil lipome nullement gênant et n'apparaissant que si le regard était dirigé du côté opposé à la tumeur, il vit survenir la phthisie de l'œil opéré ; quinze jours après éclatait sur l'autre œil une kératite ulcéreuse suivie de perforation et entraînant une cécité absolue. Un semblable fait est bien de nature à engager un praticien prudent à ne pas s'attaquer inutilement à pareille maladie.

Angiomes. Les tumeurs vasculaires de la conjonctive sont fort rares, mais on est encore assez souvent consulté pour de petites élevures conjonctivales formant, à l'instar d'une pinguicula, un triangle en dehors du bord externe de la cornée et s'accusant d'une façon choquante par leur injection très-vive. L'aspect de l'affection est tel, qu'on dirait un foyer d'épiscléritis peu étendu,. mais permanent. Cette petite tumeur vasculaire s'observe surtout chez les personnes atteintes d'autres dilatations vasculaires de la peau de la face, et en particulier dans les cas où il existe une couperose du nez. Parfois aussi on la rencontre chez de jeunes sujets dont le teint ne laisse rien à désirer. C'est ainsi que vous avez pu voir enlever, l'été passé, une petite tumeur vasculaire de l'œil gauche chez une jeune dame. Je pris, dans ce cas, le plus grand soin à bien dégager la conjonctive et à très-exactement réunir la plaie, après ablation des parties affectées d'angiome, par deux points de suture. Cette malade est venue me remercier six mois après de l'heureux résultat de son opération, alors qu'ordinairement ces ablations, chez des personnes à teint couperosé, laissent des cicatrices injectées aussi disgracieuses que le mal lui-même.

Les angiomes qui partent non des paupières, mais de la caroncule ou des culs-de-sac, ne sont que très-exceptionnellement développés au point de nécessiter un traitement, qui, suivant nous, ne devrait jamais consister dans l'injection toujours dangereuse de liquides coagulants, mais dans l'application de sutures pratiquées sur des aiguilles recourbées et qu'on a fait pénétrer au-dessous des parties occupées par les vaisseaux dilatés.

Les *kystes conjonctivaux* constituent une variété de tumeurs bénignes que l'on a très-rarement occasion d'observer. Ils siégent ordinairement à cheval sur le bord de la cornée et sont susceptibles d'atteindre les dimensions d'une petite fève. Une dilatation de vaisseaux lymphatiques de la conjonctive, affectant une forme vermiculaire ou se présentant sous l'aspect d'un chapelet de petites perles transparentes et mobiles sous la conjonctive bulbaire, se rencontre encore assez souvent. Parfois les kystes se montrent dans le cul-de-sac conjonctival. Ainsi, j'ai pratiqué, il y a peu de temps, chez une jeune fille de seize ans, l'ablation d'un kyste siégeant dans le cul-de-sac inférieur et présentant le volume d'une grosse fève. La transparence des minces parois de ce kyste lui donnait un aspect gris bleuâtre et me fit un moment supposer qu'il pouvait contenir un cysticerque. L'incision de la tumeur nous permit de reconnaître qu'il s'agissait d'un kyste à parois dépourvues d'épithélium ; relativement à son origine, nous n'avons pu recueillir aucun renseignement. Vous venez de me voir enlever, chez un vieillard de soixante-douze ans, un kyste d'aspect analogue occupant le cul-de-sac inférieur gauche et que l'on avait refusé d'opérer il y a soixante ans.

S'agit-il d'enlever un kyste siégeant à cheval sur la cornée ?

Kystes conjonctivaux.

on ne devra pas trop insister pour en détacher la paroi fortement adhérente à la cornée. Une récidive ne semble pas à
craindre, si l'on a soin de bien enlever la partie qui siége
sur le globe oculaire et de réunir la plaie faite aux dépens de
la conjonctive.

Fibromes
et ostéomes.
Épithéliomes.

En nous contentant seulement de mentionner des tumeurs
tout à fait exceptionnelles, comme les *fibromes* et les *ostéomes
conjonctivaux*, nous arrivons aux tumeurs malignes, parmi
lesquelles on observe encore assez souvent les *épithéliomes.*
Ordinairement ces tumeurs se développent sur la conjonctive
bulbaire, près du limbe conjonctival, et passent au début
pour une phlyctène conjonctivale, quoique la persistance du
mal et surtout l'âge du sujet soient de nature à mettre aussitôt
le praticien sur ses gardes. Parfois le petit bouton siégeant
sur le limbe conjonctival même, ou près de celui-ci, s'exul-
cère rapidement suivant une étendue beaucoup plus grande
que la pustule exulcérée la plus large, mais reste assez longtemps stationnaire sans gagner en profondeur, car la sclérotique oppose la résistance la plus grande à l'envahissement
du mal. Pourtant, même si l'on a reconnu de bonne heure le
caractère malin de l'affection, on ne peut guère avoir d'espoir
de guérir sur place le mal, qui a alors déjà pénétré à une certaine profondeur dans le tissu de la sclérotique.

Deux précautions ne sont jamais à négliger dans l'ablation
de ces tumeurs : d'abord, opérer dans des parties saines et
enlever avec un couteau à cataracte le feuillet de la sclérotique
sur lequel repose le pédicule de la petite tumeur ; en second
lieu, se servir d'instruments absolument propres pour dégager
la conjonctive avoisinante, destinée à combler, au moyen de
sutures, la perte de substance pratiquée dans la muqueuse.

Connaissant, d'une part, combien est souvent lente la
marche du cancroïde conjonctival et, d'autre part, quelles
difficultés on rencontre pour enlever la tumeur sans recourir
à l'énucléation de l'œil, j'essaye maintenant, avant d'entreprendre une opération, le traitement de *M. Bergeron* (voy.

p. 31) et je prescris en même temps des instillations et des compresses de chlorate de potasse (suivant une proportion que doit régler la tolérance de l'œil, en commençant avec une solution à 5 grammes pour 200). Si l'on a une fois opéré, et qu'une récidive se présente, il faut, quelque cruel que soit un tel parti, se décider à l'énucléation d'un œil, souvent encore parfaitement apte à la vision.

Ce que nous venons de dire s'applique également à une autre tumeur maligne, le *mélano-sarcome*, qui se développe, lui aussi, de préférence au voisinage du limbe conjonctival et beaucoup plus rarement du côté de la conjonctive tarsienne et des culs-de-sac. Qu'on veuille bien surtout ne pas trop se hâter de faire ici une opération, si l'accroissement de la tumeur ne la réclame pas impérieusement. Car on observe des cas où, pendant douze et même vingt ans, cette terrible affection reste absolument stationnaire, tandis que si l'on opère, on voit apparaître, parfois avec une effrayante rapidité, les récidives et ce qui est pis, les métastases. A-t-on constaté qu'une pareille tumeur péricornéenne progresse? on fera l'examen du sang, afin de s'assurer que la mélanose n'a pas déjà une tendance à se généraliser. Dès que l'on se sera convaincu qu'il n'y a pas menace d'infection, on pratiquera tout de suite l'énucléation, tandis que l'on ne devrait plus se décider à une semblable opération, si plusieurs tentatives avaient déjà donné lieu à des récidives sur place, ou si le sang se trouvait déjà infecté, car on aurait alors à redouter des métastases presque certaines.

Mélano-sarcome.

Le véritable *carcinome conjonctival* est extrêmement rare et son traitement, absolument chirurgical, réclame la plus prompte ablation.

Cancer.

Avant de terminer le traitement des maladies de la conjonctive, nous avons à nous occuper encore de quelques affections dont cette membrane peut exceptionnellement devenir le siége, comme la lèpre, le lupus, les tubercules et quelques éruptions cutanées auxquelles la conjonctive peut

Lèpre

participer. La *lèpre* est susceptible de se présenter, du côté de l'œil, comme un bouton apparaissant au voisinage de la cornée et, quoique faisant courir au globe oculaire les plus grands dangers, elle ne saurait devenir le sujet d'un traitement local.

Lupus.

Il n'en est plus de même pour le *lupus*, qui gagne la conjonctive ou qui, par exception, se développe primitivement sur cette muqueuse. Comme le lupus siége ordinairement sur la conjonctive palpébrale, on peut saisir la paupière dans une pince de Desmarres ou de Snellen et comprendre dans ces instruments le mal qui se présente sous forme de bourgeons charnus violacés, entrecoupés de cicatrices, si l'affection date déjà de quelque temps, puis on procède, avec la curette tranchante (fig. 2, p. 29) à un raclage aussi complet que possible des masses mollasses du lupus. Ce raclage est suivi d'une cautérisation avec une forte solution de nitrate d'argent (1 pour 10) dont on neutralise l'excès. Les boutons montrent-ils une certaine dureté et résistent-ils au raclage? on prend alors l'aiguille à tatouage, et on traverse dans tous les sens les masses néoplasiques, puis on termine ces séances de piqûres par une cautérisation avec la solution concentrée de nitrate d'argent. Suivant l'irritation qui en résulte, on espace ces séances, en ne les faisant, par exemple, que tous les trois ou quatre jours.

Tubercules.

Les *tubercules* peuvent, à une époque très-avancée de la diathèse, se développer dans des cas très-rares sous la muqueuse oculaire. Ils ne deviennent pas alors le sujet d'un traitement spécial. Il importe seulement d'être averti de la possibilité d'une pareille localisation diathésique, afin de ne pas imposer inutilement des souffrances à ces malades, en voulant réprimer un bourgeonnement excessif de la muqueuse affectée d'une localisation tuberculeuse.

Pityriasis.

A l'occasion de la xérophthalmie, nous avons déjà signalé comment le psoriasis et le pemphigus pouvaient envahir la conjonctive et y déterminer des désordres graves. Il est beaucoup moins exceptionnel de voir le pityriasis se localiser sur la conjonctive et y déterminer une inflammation excessivement tenace. Cette conjonctivite pityriasique (*Blazy*) se caractérise, en l'absence d'un pityriasis des paupières, par une desquamation très-active de la muqueuse sur laquelle sont alors charriées de nombreuses plaques épithéliales qui, en se déplaçant au devant de la cornée, déterminent des scotomes mobiles avec le battement des paupières. Cette affection se complique ordinairement de pityriasis des paupières, et y développe de légères blépharites, ayant, comme caractère anatomique, le pityriasis pour base.

Ces conjonctivites s'accommodent assez mal d'un traitement irritant au moyen de collyres ou de cautérisations. A part le traitement général arsenical, urgent dans ces cas, on peut essayer de collyres et de compresses arsenicales (10 à 25 centigr. d'arséniate de soude pour 200 gr.). Les pommades à l'oxyde de zinc et au précipité rouge, indiquées pour la blépharite, trouvent également ici leur emploi.

Il est très-exceptionnel de rencontrer sous la conjonctive la présence d'un *entozoaire* (cysticerque ladrique, filaire). Il n'y a dans ces cas d'autre traitement à appliquer que l'enlèvement, qui ne présente, vu l'enkystement de ces animalcules, aucune difficulté. Entozoaires.

Nous finirons en disant que la caroncule et le pli semilunaire peuvent devenir très-exceptionnellement le siége d'une inflammation circonscrite, avec suppuration, qu'on désigne sous le nom d'*encanthis*. Il s'agit ici de l'inflammation d'une des glandes folliculaires, dont le contenu peut aussi se condenser et donner lieu à une lithiase connue sous le nom d'*encanthis calculosa*. L'évacuation du contenu purulent ou calcaire de ces glandes fait cesser rapidement l'état inflammatoire, qui occupe parfois un terrain conjonctival très-circonscrit. Encanthis.

MALADIES DE LA CORNÉE

DOUZIÈME LEÇON

ANATOMIE. DIVERS TYPES D'INFLAMMATION DE LA
CORNÉE. KÉRATITE PHLYCTÉNULAIRE

Anatomie.

Vous ne sauriez, Messieurs, soigner d'une façon rationnelle les maladies de la cornée, ni vous expliquer les importantes modifications que l'étude de la kératite a apportées
dans le domaine de la pathologie générale, et surtout le
revirement complet qu'a subi le traitement des affections
cornéennes, sans connaître les particularités anatomiques
d'une membrane qui a exercé la sagacité d'innombrables
investigateurs, et dont la structure complexe est encore actuellement le sujet de maintes controverses.

Le tissu cornéen propre, autrement dit le parenchyme
cornéen, se compose de *fibrilles* extrêmement tenues, réunies
en *faisceaux fibrillaires*, d'un *ciment* qui soude les fibrilles
et les faisceaux, d'un *système canaliculaire*, représentant la
continuation des vaisseaux et espaces lymphatiques et, de *cellules* qui tapissent ces lacunes ou canaux lymphatiques et par-
courent la cornée. Sur ses deux surfaces la cornée est garnie
d'un revêtement épithélial, et elle se continue, sur les côtés,
directement avec la sclérotique, formant en ces points avec
la totalité des membranes enveloppantes, un tissu caverneux
qui circonscrit de vastes espaces lymphatiques communiquant
avec la chambre antérieure et mettant indirectement celle-ci
en continuité avec le système de canaux lymphatiques de la
cornée.

Les *fibrilles*, et les *faisceaux fibrillaires* formés par celles-ci,
ne se révèlent qu'au moyen de réactifs chimiques et de puissants grossissements ; ce qui nous intéresse ici est de savoir
que les faisceaux sont disposés de telle façon qu'ils se
montrent superposés en couches, et présentent, dans le
sens de ces couches, une cohésion bien plus intime que dans
le sens vertical, d'où il résulte une structure lamellaire d'autant plus accusée qu'on se rapproche davantage de la surface
interne de la cornée.

Le *ciment* de la cornée est une masse homogène qui soude
les fibrilles et les faisceaux fibrillaires d'une manière tellement intime qu'il en résulte, suivant la direction des faisceaux, une superposition de couches constamment parallèles.
Cette substance fondamentale propre contribue sensiblement
à la structure lamellaire de la cornée. Le ciment se trouve
principalement accumulé sur les surfaces où il forme des
membranes anhistes.

Le *système canaliculaire* de la cornée est creusé dans cette
masse compacte formée par le ciment et les faisceaux fibrillaires arrangés en lamelles. Ce système est composé d'une
quantité d'espaces lenticulaires aplatis, communiquant entre
eux par un grand nombre de prolongements canaliculés qui, à
l'instar des lacunes lenticulaires, suivent de préférence les
couches en lamelles de ciment interfasciculaire. Pourtant
nombre de canalicules communiquent aussi avec les lacunes
et leurs prolongements canaliformes de lamelles juxtaposées,
d'où il suit qu'une quantité de prolongements sont dirigés
suivant un angle plus ou moins droit et que la cornée se
trouve traversée en tous sens par les canaux lymphatiques.
Le ciment qui avoisine les lacunes et leurs embranchements
se montre bien un peu plus résistant que sur des points plus
éloignés des espaces lymphatiques, mais sans pour cela leur
constituer de véritables parois isolables ; en sorte que l'on
peut dire que la lymphe circule librement dans les voies
qu'elle s'est ouvertes à travers le parenchyme cornéen.

Le contenu de ce système de lacunes et de canaux creusé dans le ciment cornéen, est composé de lymphe ou du liquide nourricier de la cornée, maintenu toujours sous un égal degré de pression, garantissant ainsi l'absolue homogénéité et la diaphanéité parfaite du tissu. Mais à part ce liquide nourricier, les espaces lymphatiques renferment des *cellules ;* celles-ci sont en partie *fixes* et constituent les éléments cellulaires propres de la cornée, ou bien elles sont *mobiles* et représentent des éléments migrateurs.

Les *cellules propres* de la cornée sont constituées par des plaques qui garnissent les espaces et canalicules lymphatiques et se composent, à l'instar des plaques de *Ranvier*, d'un noyau entouré d'une petite quantité de masse protoplasmatique finement granulée, enveloppée elle-même d'une zone limitante homogène. Il faut envisager cette zone transparente comme une transformation du *protoplasma* qui, après avoir gagné la cellule en entier, la fait disparaître et se confondre avec la substance fondamentale de la cornée. Ces cellules en plaques, adossées aux lacunes lymphatiques, montrent des prolongements qui, s'insinuant dans les canalicules lymphatiques, se présentent sous l'aspect d'appendices filiformes ou apparaissent comme de véritables ailettes partant souvent, à l'instar des canalicules dans lesquelles elles pénètrent, à angle droit de la cellule cornéenne. Ces arêtes et appendices en plaques, constitués comme la zone qui entoure le *protoplasma* de la cellule par une masse homogène et transparente, donnent à ces cellules si délicates les formes les plus bizarres, ainsi que le montrent les dessins que je vous fais passer sous les yeux et qui ont été exécutés par M. *Waldeyer* pour notre grand traité d'ophthalmologie (*de Wecker et Landolt*).

Les *cellules* ou *corpuscules migrateurs* se différencient des cellules fixes par leur volume bien moins considérable et variant constamment, ainsi que par leur brillant éclat et la faculté qu'elles ont de se mouvoir. Elles correspondent aux

cellules migratrices des autres tissus et ressemblent aux leucocytes.

Quel est le rapport des cellules fixes de la cornée avec le
parenchyme cornéen, et quelle relation existe-t-il entre les
corpuscules migrateurs et les cellules fixes? Les idées émises
par *M. Waldeyer* sur ces points sont celles qui me paraissent
les plus satisfaisantes. Suivant ce sagace investigateur, les
cellules fixes en plaques, munies de leurs nombreux prolongements membraneux en ailettes, constituent un revêtement
endothélial du système de lacunes et de canalicules de la
cornée. L'épanouissement en plaques diaphanes de ces cellules serait en voie de devenir substance propre de la cornée,
tandis que la partie protoplasmatique grumeleuse qui entoure
le noyau représente encore, par sa contractilité, l'élément
rappelant sa provenance des cellules migratrices. Celles-ci, en
se fixant et en subissant progressivement la transformation
en masse diaphane de leur protoplasma, deviennent cellules
endothéliales fixes, et finalement substance propre de la cornée, permettant ainsi un renouvellement constant du tissu
cornéen.

Les corpuscules migrateurs figureraient donc les éléments
reconstituants, tandis que les cellules fixes qui en dérivent
seraient en voie d'atrophie, et constitueraient dans cet état de
demi-atrophie les plaques endothéliales. Nous verrons plus
tard s'il est admissible que ces cellules, entrées dans une phase
de régression, et dont la petite quantité de protoplasma qui
entoure le noyau montre seule de la contractilité, puissent
être regardées comme susceptibles de renaître à une vie active,
et de participer, sous des influences nerveuses irritatives, à
des phénomènes d'inflammation. Cette résurrection me paraît,
même au point de vue histologique, assez douteuse.

La cornée est délimitée en outre par une couche épithéliale
peu épaisse chez l'homme, et composée d'un stratum superficiel de cellules plates qui reposent sur une couche moyenne
de cellules dentelées ; celles-ci, de leur côté, recouvrent une

dernière couche de cellules cylindriques en forme de massue.
Immédiatement sous cette triple rangée de cellules épithéliales, se trouve une membrane anhiste, la membrane basilaire antérieure ou de *Bowman*. Cette partie de la cornée ne
se laisse plus séparer du tissu sous-jacent, et par conséquent
le nom de membrane, que *Bowman* lui a donné, est impropre. Il s'agit tout simplement d'une couche de ciment cornéen, contenant des fibrilles et des faisceaux fibrillaires, mais
ne montrant ni lacunes ni canalicules lymphatiques, et, par
conséquent, ni cellules fixes ni corpuscules mobiles. Cette
couche homogène est un peu plus réfringente que le reste
du tissu cornéen, dans lequel elle se perd sans transition
brusque.

Vers la chambre antérieure, la cornée est aussi délimitée
par une couche anhiste moins épaisse, mais qui tranche
comme une bande brillante réfractant fortement la lumière,
sur le restant du tissu cornéen, et présente les caractères d'une
véritable lame élastique, qui s'enroule sur elle-même lorsqu'on l'isole par morceaux. Tout en montrant cette propriété
physique particulière, la membrane de Descemet ne s'isole
que difficilement du tissu cornéen, dont elle ne représente
qu'une partie du ciment fortement condensé.

Sur cette membrane anhiste interne repose une simple
rangée de cellules épithéliales plates, à noyau très-distinct.
Cette couche, en garnissant ainsi la chambre antérieure,
peut être encore regardée et désignée comme l'endothélium
de cette chambre.

Nous terminerons ce court résumé anatomique en disant
que les vaisseaux sanguins ne se trouvent que sur les limites
de la cornée, ses bords et la surface qui leur est contiguë, et
qu'à aucune époque de la vie ils ne se propagent dans la substance propre. Par contre, les nerfs, au nombre de 40 à 45
(*Sœmisch*), pénètrent dans le tissu cornéen où ils se dépouil-
lent rapidement de leur gaîne, et se divisent dichotomiquement, pour former, surtout sous l'épithélium, de riches

plexus et d'abondants réseaux, dont les extrémités aboutissent aux cellules cornéennes et épithéliales ; celles-ci, suivant certains auteurs, auraient ainsi chacune une terminaison nerveuse propre (*Kühne*). Il nous suffit ici de savoir que la substance cornéenne et sa couche épithéliale externe sont très-richement pourvues d'éléments nerveux les plus ténus.

En traitant des affections de la sclérotique, nous exposerons brièvement ce qui a trait à la région scléro-cornéenne et aux communications des espaces lymphatiques de la cornée avec le système de canaux qui entoure en ce point cette membrane et la met indirectement en relation de continuité avec la chambre antérieure.

Vous savez, Messieurs, que la cornée a toujours été le terrain sur lequel se sont livrés les combats les plus vifs et les plus opiniâtres, pour résoudre, en pathologie générale, la question « inflammation ». Lors du règne de la pathologie cellulaire, nous étions des premiers à nous efforcer de mettre en accord les faits cliniques de l'ophthalmologie avec les principes théoriques de la pathologie cellulaire, et les difficultés étaient grandes, car, la science ayant marché à grands pas, il nous est actuellement démontré, au moins en ce qui concerne la cornée, qu'il ne faut plus, comme je l'admettais autrefois, « chercher le caractère essentiel de l'inflammation dans une altération survenue du côté des fonctions nutritives des éléments cellulaires qui constituent le tissu cornéen, » mais comme il ressort déjà de l'exposé anatomique qui précède, qu'un rôle absolument passif doit être attribué au tissu de la cornée dans les processus inflammatoires.

Ce qui démontre une vie active, dans cette membrane capable de participer à l'inflammation, ce sont les éléments migrateurs qui, sous l'influence d'une irritation inflammatoire, font invasion en nombre plus ou moins considérable. Les plaques endothéliales, en voie d'atrophie, montrent, par suite de l'action inflammatoire, une accélération dans cette période régressive, et nous en retrouvons les traces dans la décomposition de ces cellules, au lieu d'une résurrection qui les ferait entrer dans une nouvelle phase de genèse.

Nous rentrons entièrement ici dans la manière de voir de *Cohnheim*, et nous trouvons que ce qu'enseigne cliniquement l'ophthalmologie s'accorde parfaitement avec l'idée que, sur le terrain de la cornée, il ne faut regarder l'effet inflammatoire que comme un surcroît d'activité des phénomènes nutritifs, c'est-à-dire accélération de l'immigration cellulaire et des phases de transformation régressive des éléments cellulaires fixes.

L'inflammation peut produire des phénomènes ayant une durée variable et déterminant dans la cornée des changements plus ou moins *transitoires* ou *définitifs*. Les modifications *transitoires* portent sur la dissociation du ciment et des faisceaux fibrillaires, parmi lesquels se produisent des interstices remplis de liquide. Cette imbibition peut disparaître par résorption et la cornée reprendre sa transparence, qu'elle avait plus ou moins perdue par suite de la différence de réfringence du liquide infiltré et de la trame elle-même.

Les altérations de transparence peuvent résulter non-seulement de l'imbibition du tissu par un liquide, mais encore de la présence des cellules provenant d'une diapédèse devenue plus active. Cette invasion est capable de combler tous les espaces de la cornée perméables aux sucs nutritifs, par l'accumulation des cellules venues du dehors, aussi ce genre d'infiltration est-il susceptible de disparaître sans laisser aucune trace.

Les altérations *définitives* sont déterminées par le fait que la dissociation des éléments fibrillaires et des plaques endothéliales a été poussée au point d'en produire la désagrégation, c'est-à-dire la destruction suivie d'une élimination. Il peut y avoir reconstitution de tissu par suite de l'organisation d'éléments cellulaires immigrés; mais celle-ci, s'opérant à la hâte, ne laisse jamais arriver les cellules à un degré de développement tel que le présenteraient les cellules fixes, de façon à assurer une homogénéité parfaite de transparence dans la zone diaphane et le tissu ambiant. Ici encore l'observation clinique vient à l'appui de ce fait purement scientifique, en nous enseignant qu'une perte de substance de la cornée (un ulcère) guérit en laissant d'autant moins de traces, que la guérison s'opère plus lentement et sous une pression oculaire moindre, n'amenant pas l'entassement des cellules et n'entravant pas leur nutrition ainsi que leur évolution.

Le but de ces leçons s'oppose à ce que nous entrions dans de plus amples détails. Nous nous contenterons de faire observer que non-seulement les faits cliniques confirment les enseignements récents de la pathologie, mais encore que le revirement qu'a subi notre thérapeutique, pour ce qui concerne les maladies cornéennes, vient à l'appui de ce que la science, dans ces dernières années, nous a révélé.

Pour bien apprécier la nature des maladies contre lesquelles nous aurons à diriger un traitement, il nous faut passer rapidement en revue les *trois types inflammatoires* (*Sœmisch*) dont la cornée peut devenir le siége, et qui sont : 1° l'*infiltration*, 2° l'*abcès*, et 3° l'*ulcère cornéen*.

Trois types d'inflammation cornéenne.

1° L'*infiltration* de la cornée consiste dans l'immigration de leucocytes provenant de la diapédèse et l'invasion de ces éléments dans les espaces lymphatiques de cette membrane, avec dissociation plus ou moins accusée de son parenchyme. Le trait caractéristique de cette invasion cellulaire est un défaut de transparence mal limité. Moins l'infiltration est accusée et reste limitée à certaines couches de la cornée, moins aussi la dissociation du tissu est développée. Les leucocytes, se maintenant dans les lacunes et canalicules lymphatiques intacts, donneront à la partie infiltrée le dessin d'une préparation injectée, avec ses lignes et ses stries entre-croisées. Plus les fibrilles et le ciment ont été dissociés, plus aussi la teinte devient uniforme et tout dessin appréciable disparaît.

Infiltration.

Pour que le type inflammatoire persiste, le tissu qui avoisine les espaces lymphatiques, et qui se montre plus ou moins gorgé de leucocytes, ne doit pas subir autre chose que l'entassement et la dissociation, sans que jamais il existe aucun phénomène de destruction. L'infiltration peut ainsi passer à travers les diverses régions de la cornée et disparaître sans laisser aucune trace, ou bien, si elle a persisté longtemps et fortement dissocié le tissu, elle sera susceptible de laisser un vestige indélébile, résultant de ce que le tissu dissocié ne reprend plus une transparence absolue.

L'infiltration peut encore présenter une autre terminaison, c'est lorsque les cellules infiltrées dans les espaces lymphatiques sont retenues et subissent un certain degré d'organisation (sans prendre le développement qu'auraient offert, dans les conditions ordinaires, les corpuscules migrateurs). Les cellules incomplétement organisées, déterminent la sclérose de la partie cornéenne infiltrée, qui finit souvent par devenir le siége d'un développement de nouveaux vaisseaux et se vasculariser d'une façon plus ou moins accusée.

Les infiltrations sont susceptibles de varier de siége et d'étendue, elles peuvent être *superficielles* ou *profondes*, *circonscrites* ou *diffuses*, enfin envahir la presque totalité de la cornée et affecter ainsi les caractères de l'*infiltration parenchymateuse généralisée.* Suivant leur localisation et leur étendue, les infiltrations montrent des phénomènes irritatifs variables; en général, les infiltrations dans les couches superficielles de la cornée (sous-épithéliales), les plus riches en nerfs, sont celles qui sont les plus douloureuses, attendu que les leucocytes suivent aisément le trajet des nerfs et exercent sur ceux-ci une pression plus ou moins directe.

L'infiltration a un caractère marqué de bénignité, mais ni son siége, ni son étendue ne permettent de prédire jusqu'à quel point cette maladie disparaîtra sans laisser de vestiges. Car alors même qu'elles sont superficielles et circonscrites, les infiltrations peuvent encore aisément donner lieu à la sclérose, ou bien l'épithélium, ayant subi un soulèvement par trop accusé, s'élimine et une exulcération apparaît. Au contraire, il arrive que de très-vastes infiltrations parenchymateuses passent comme un courant lent à travers le tissu cornéen, qui recouvre plus tard son intégrité avec une transparence parfaite.

Les règles générales qui doivent présider au traitement de toutes les infiltrations cornéennes sont celles-ci ; il faut éloigner de l'œil tout ce qui peut hâter l'exulcération, autrement dit l'élimination de la couche épithéliale ; on usera de moyens propres à arrêter, autant que faire se peut, la diapédèse qui fournit les éléments de l'infiltration, et on fera ses efforts pour empêcher que les éléments infiltrés ne s'organisent, et que l'infiltration n'amène la sclérose. Comment on pourra remplir ces conditions, c'est ce que nous dirons tout à l'heure, mais nous insistons maintenant sur ce fait capital, que l'*infiltration contredit formellement toute médication irritante.*

2° L'*abcès* se produit lorsque, par suite d'une infiltration très-abondante et qui s'est rapidement développée, l'entassement des leucocytes a déterminé la dissociation du tissu cornéen au point d'en entraîner la *destruction*. Ce caractère distinctif explique pourquoi l'abcès se délimite, en général, beaucoup mieux que l'infiltration, attendu qu'en s'agrandissant, il ne respecte pas, comme le faisait l'infiltration, les voies naturelles creusées dans la trame de la cornée, et qu'il ne fuse pas en suivant les couches de cette membrane, mais tend à percer d'avant en arrière la cornée, en conservant des contours nets et plus ou moins arrondis. L'issue défavorable de l'infiltration était la sclérose avec vascularisation, celle de l'abcès est la destruction avec exulcération. L'infiltration peut disparaître sans laisser la moindre trace, mais il n'en est plus ainsi pour l'abcès, qui, même en aboutissant à l'absorption du pus et du détritus du tissu cornéen, nécessite une régénération toujours imparfaite d'éléments reconsti-

Abcès.

tuants, ce qui implique la formation d'une cicatrice plus ou moins apparente.

L'activité de la diapédèse qui aboutit à la formation d'un abcès acquiert très-souvent une telle intensité, que les leucocytes débordent à travers le tissu trabéculaire de la circonférence cornéenne et s'épanchent dans la chambre antérieure. L'*hypopion*, qui accompagne facilement l'abcès, est tout à fait insolite dans l'infiltration.

Au point de vue de la symptomatologie, notons qu'à l'instar de ce que nous avons dit pour l'infiltration, les abcès superficiels et circonscrits sont généralement bien plus douloureux que de vastes collections occupant les parties postérieures de la cornée, celles-ci étant parfois absolument indolentes. Ordinairement l'abcès marche avec lenteur, est susceptible de rester, comme l'infiltration, longtemps stationnaire, mais peut aussi progressivement fuser dans toute l'étendue de la cornée. Généralement l'abcès se termine par sa transformation en ulcère, et ce phénomène peut parfois s'opérer avec une telle rapidité, que la phase d'infiltration passe inaperçue.

Ulcère.

3° L'*ulcère*, le troisième type inflammatoire, se caractérise dès le début par une perte de substance. Une infiltration peut abcéder, un abcès s'exulcérer, mais aussi l'ulcère est susceptible d'apparaître d'emblée sur la cornée. Il existe une infinité de variétés d'ulcères, mais ce qui nous intéresse surtout ici, en étudiant ce type inflammatoire, c'est de passer en revue *a*) son évolution et ses progrès, *b*) l'état stationnaire qu'il peut affecter, et *c*) les phases de réparation qu'il parcourt pour arriver à la guérison.

a) L'ulcère *débute*, sur la couche épithéliale, par une perte de substance irrégulière, à bords dentelés, mettant à nu le tissu cornéen, et souvent recouverte de débris et de détritus de cette membrane, le ciment qui constitue la membrane de Bowman étant rapidement détruit et éliminé. La zone grisâtre qui entoure l'ulcère est constituée par une infiltration de cellules lymphoïdes, et n'est nullement en rapport avec l'étendue de la perte de substance qui représente l'ulcère.

b) L'ulcère entre-t-il dans la *seconde phase*, c'est-à-dire devient-il *stationnaire ?* on observe alors qu'il se nettoie. Ce nettoyage porte aussi bien sur le fond de l'ulcère, qui se trouve débarrassé de tout détritus de tissu, que sur la zone ambiante qui, par la disparition de l'infiltration, gagne en transparence. Les bords de l'ulcère s'arrondissent et perdent leur aspect déchiqueté au voisinage des parties non atteintes. Beaucoup d'ulcères proches du bord cornéen se vascularisent à cette époque.

c) La *troisième phase*, autrement dit la *réparation*, n'est autre chose que la période précédente parvenue à un développement plus accusé. L'ulcère s'aplanit, ses bords s'émoussent, deviennent lisses, la couche épithéliale descend vers le fond de l'ulcère qui reprend son aspect miroitant. A mesure que la couche épithéliale se complète, la perte de substance se comble du côté du tissu cornéen, et, suivant l'étendue et la profondeur de la destruction, l'ulcère se cicatrise en laissant persister un simple nuage (nubecula), une tache (macula), ou une plaque de tissu cicatriciel (leucoma).

Les trois phases de l'ulcération peuvent montrer des modifications et des variations sensibles ; ainsi la phase d'ulcération est susceptible d'aboutir à une destruction complète de la cornée, la seconde phase se trouvant supprimée et la troisième sensiblement modifiée. Il arrive aussi que la seconde période s'éternise et retarde indéfiniment celle de la réparation. Enfin cette dernière peut, elle aussi, être interrompue par un retour plus ou moins marqué à une des phases précédentes.

Nous n'avons eu ici d'autre but que d'esquisser les divers types inflammatoires, afin de mieux faire saisir les formes cliniques constituant les variétés de *kératites* et de rendre surtout intelligibles les données sur lesquelles repose leur traitement respectif.

Classification
des kératites.

Nous divisons les kératites en formes superficielles et formes profondes. Dans les formes superficielles, nous distinguons deux variétés : A) les kératites superficielles vasculaires, et B) les kératites non vasculaires (avasculaires). Pour ce qui concerne les formes profondes, nous aurons à étudier : 1° l'infiltration profonde, 2° l'abcès profond, et 3° l'ulcère profond. Les états consécutifs de ces diverses variétés de kératite et leur traitement terminera l'exposé des maladies cornéennes.

I. — KÉRATITES SUPERFICIELLES.

A) La *kératite superficielle vasculaire* appartient au type inflammatoire de l'infiltration, celle-ci, localisée à la surface de la cornée (comme l'indique son nom), est suivie rapidement d'une organisation des produits infiltrés avec développement de vaisseaux. Cette kératite, lorsqu'elle est limitée à une partie restreinte de la cornée, reçoit le nom de *a) kératite phlycténulaire*, tandis que, si elle se montre généralisée, elle est appelée *b) pannus cornéen* (nous avons vu qu'on désigne comme pannus scrofuleux, les kératites phlycténulaires à répétition qui ont fini par occuper nécessairement toute la cornée).

a) La *kératite phlycténulaire* débute par une ou plusieurs petites opacités siégeant soit au centre, soit vers la périphérie de la cornée. La couche épithéliale, soulevée par un petit amas de leucocytes, s'élimine rapidement, et la partie excoriée ne tarde pas ordinairement à se vasculariser. Une injection périkératique, qui se montre uniforme lorsque l'affection est multiple, ou bien partielle s'il s'agit d'une seule phlyctène voisine du bord cornéen, accompagne dès le début l'évolution du petit amas de leucocytes, qui ne disparaît que tout à fait exceptionnellement sans passer par les phases d'exulcération et de vascularisation.

Une pareille phlyctène donne aisément lieu ainsi au développement de la *kératite en bandelette,* forme dans

Kératite
phlycténulaire.

Kératite
en bandelette.

laquelle les vaisseaux se rendent par le chemin le plus direct à l'infiltration et sont couchés eux-mêmes sur une infiltration grisâtre peu proéminente. Ici la vascularisation reste toujours très-limitée à la bandelette grisâtre, de même que l'injection périkératique se circonscrit près de l'endroit du passage des vaisseaux sur la cornée.

La kératite phlycténulaire, peu grave en elle-même lorsqu'elle conserve son caractère et ne donne pas lieu à la formation de vastes abcès ou d'ulcères étendus, offre cependant ce sérieux inconvénient de récidiver très-aisément et de persister ainsi fort longtemps, de façon à déterminer par des poussées successives, un véritable *pannus phlycténulaire* (scrofuleux). Une autre conséquence fâcheuse de cette affection, c'est que la répétition de foyers circonscrits d'infiltration ayant lieu sur une seule et même portion de la cornée, il peut en résulter dans ce point une sclérose indélébile, comme on l'observe constamment pour la kératite en bandelette.

Qu'on veuille bien ne pas oublier surtout que la tournure fâcheuse que prend si aisément la kératite phlycténulaire, est le plus ordinairement la conséquence d'un traitement mal dirigé, que la tendance si marquée aux rechutes doit être attribuée à une hygiène mal ordonnée, au sein de laquelle ont vécu et vivent les enfants particulièrement exposés à cette maladie, qui leur laisse si souvent sur les yeux un stigmate qui persiste toute leur vie.

Pour ce qui concerne le traitement, si important pour le praticien appelé à soigner beaucoup d'enfants, nous devons insister sur les conseils déjà donnés à l'occasion de la conjonctivite phlycténulaire. Mais avant tout, il importe de ne pas se départir des trois règles qui suivent : repos de l'organe malade, propreté absolue des yeux et du revêtement cutané en général, enfin abstention de tous les moyens révulsifs et débilitants. Le traitement différera sensiblement suivant la période de la maladie. Un traitement irritant doit être soigneusement évité, lorsque les phlyctènes ne sont pas vascularisées ou, quand après le début de la vascularisation, la couche épithéliale a été entamée et excoriée. La méthode irritante n'est mise en pratique que s'il s'agit de faire disparaître les résidus de cette maladie, le pannus, les infiltrations sclérosantes.

Au début, on prescrit aux enfants les fomentations chaudes avec une infusion de camomille, ou une infusion de belladone ou de jusquiame, sans recourir à aucun collyre dans les cas de très-petites phlyctènes. En même temps on prescrit des ablutions d'eau salée chaque matin, et on ordonne aux jeunes enfants une cuillerée à café, matin et soir, de sirop de quinquina ou de sirop d'iodure de fer. Aux enfants plus âgés on fera prendre, aussi matin et soir, un paquet de sulfate de quinine (1 gr. pour 10 gr. de sucre en poudre, en dix paquets).

Une inspection minutieuse a-t-elle démontré qu'il s'agit d'une ou de plusieurs phlyctènes d'une certaine étendue, ou bien d'une exulcération consécutive quelque peu importante? Alors nous nous tenons aux compresses de camomille, et nous prescrivons, pour des raisons que nous exposerons à propos du traitement des abcès cornéens, l'emploi du sulfate d'ésérine (0,05 centig. pour 10 gr., instiller une goutte matin et soir). L'usage de l'ésérine ne doit pas être prolongé au delà de la vascularisation et de la reconstitution de la couche épithéliale, attendu que ce médicament donne aisément lieu, chez les enfants délicats, au développement de la conjonctivite folliculaire. Dès que la vascularisation et la reconstitution de l'épithélium se sont opérées, le traitement de la conjonctivite phlycténulaire (Voy. p. 105) devient en tous points applicable. Faisons seulement observer qu'on peut sensiblement hâter l'évolution de cette période, en s'opposant aux frottements des paupières et au blépharospasme par la canthoplastie et l'opération de *M. Agnew*.

TREIZIÈME LEÇON.

PANNUS. KÉRATITE VÉSICULEUSE. ULCÈRE PAR ABSORPTION.
INFILTRATION PROFONDE CIRCONSCRITE. KÉRATITE PA-
RENCHYMATEUSE.

b) Le *pannus* représente une infiltration superficielle oc-   Pannus.
cupant une large étendue de la cornée. Cette infiltration peut
se montrer plus particulièrement concentrée sur quelques
points, où elle soulève en monticules l'épithélium, et amène
une vascularisation plus ou moins serrée de la superficie cornéenne. L'intensité de l'infiltration et de la vascularisation
modifient l'aspect du pannus, et, suivant son degré de développement, il en résulte qu'on le désigne sous les noms de
pannus *tenuis*, pannus *crassus* et *sarcomateux*.

La migration cellulaire qui produit l'infiltration panni-
forme s'effectue entre la couche épithéliale et la membrane
de Bowman. Cette dernière, à mesure que l'accumulation
cellulaire s'accentue, finit par s'user et disparaître, et le pannus peut alors gagner plus ou moins en profondeur. Les
vaisseaux qu'il renferme sont en communication directe avec
ceux qui émanent des ciliaires antérieurs. Le type inflammatoire de l'infiltration est déjà plus ou moins effacé, lorsque le
développement de ces vaisseaux a lieu, mais la maladie perd
d'autant plus son caractère primitif qu'elle persiste plus longtemps, et qu'une sclérose s'accuse davantage par entassement
et organisation des cellules infiltrées.

Les complications du pannus sont surtout à redouter dans
les premiers temps de son évolution et vers la terminaison

de la maladie. Lorsqu'une invasion cellulaire généralisée s'opère brusquement à la surface cornéenne, la compression et les obstacles qui s'accumulent au devant du tissu trabéculaire péricornéen, qui constitue, comme nous le verrons plus tard, la principale voie de filtration, entravent cette importante fonction et font apparaître une augmentation plus ou moins sensible de la tension. Les phénomènes glaucomateux qui éclatent ainsi sont souvent méconnus, les douleurs et la diminution de la vision étant mises sur le compte de l'affection cornéenne. Il faut donc toujours soigneusement explorer la tension des yeux sur lesquels un pannus s'est répandu rapidement et sur une large étendue.

Après que le pannus a longtemps persisté, qu'il a perdu son caractère de kératite superficielle et que les parties profondes de la cornée ont été envahies par l'infiltration cellulaire, on peut voir se terminer cette maladie par une sclérose tellement accusée, et suivie d'une rétraction du tissu nouvellement accumulé si marquée, qu'un véritable aplatissement de la cornée avec phthisie de cette membrane en sera la conséquence.

La durée et l'intensité de l'infiltration décideront donc essentiellement jusqu'à quel point l'intégrité de la cornée sera conservée ; moins la maladie aura gardé son type inflammatoire, celui de la simple infiltration, et moins aussi un retour à une transparence parfaite sera à espérer. Du reste un examen attentif à l'éclairage oblique nous fournira toujours la démonstration qu'une réparation absolue à la suite d'un pannus est illusoire, qu'il persiste de faibles traces qui prouvent que la vascularisation, dénotant déjà une modification dans le type inflammatoire par la production d'un nouveau tissu, a fait perdre à jamais à la cornée sa faculté de se réparer d'une façon complète. Heureusement ces faibles traces indélébiles sont sans aucune influence fâcheuse pour la vision, tant qu'elles ne s'étendent pas au devant du champ pupillaire.

L'existence d'un pannus peut cependant être une circonstance favorable au point de vue du pronostic, car cette maladie montre bien, il est vrai, une tendance marquée à l'organisation du tissu, mais une destruction résultant de la compression des cellules infiltrées sur l'entourage n'est guère à redouter. Il est donc exact de dire que le pannus complet est, en quelque sorte, une garantie pour la conservation de la cornée. Mais s'il s'agit d'un pannus incomplet, celui-ci n'empêche pas qu'à côté d'une partie recouverte de vaisseaux, il ne puisse se produire un ulcère ou un abcès destructif pour la portion non vasculaire.

A part le pannus *phlycténulaire*, si fréquent chez les enfants, on peut rencontrer un pannus *traumatique*, tel est celui qui résulte du frottement des cils ou d'un bord palpébral calleux, enfin il peut être produit par des granulations. Comme *pannus granuleux* proprement dit, on ne devrait entendre que celui où la formation de masses granuleuses dans la cornée a entraîné l'infiltration et la vascularisation de la surface de cette membrane.

Au point de vue du traitement, il est nécessaire de savoir que les formes phlycténulaire et traumatique ont beaucoup de tendance à rétrograder dès que la cause déterminante du mal a été enlevée. Si l'on combat la tendance aux rechutes dans les cas d'éruptions phlycténulaires, si l'on remédie au frottement sur la cornée des cils, ou d'un bord palpébral hérissé d'aspérités et incurvé, ou enfin d'un tarse mal conformé, on aura souvent rempli l'indication essentielle du traitement. Parmi les moyens propres à amener l'éclaircissement de la cornée, et qui doivent être employés après qu'on a porté remède aux états ci-dessus désignés, nous signalerons l'usage de la pommade au bioxyde de mercure obtenu par voie humide (pag. 107), les insufflations de calomel. Une affection conjonctivale entretient-elle le pannus? elle doit, comme les granulations, être soumise tout d'abord à un traitement approprié et qui a été déjà mentionné.

Afin de s'opposer à la sclérose de la cornée et de hâter la

résorption d'une partie des cellules cornéennes devenues fixes à la superficie de la cornée sous la couche épithéliale, nous disposons de trois moyens, qui sont l'*abrasion conjonctivale*, l'*iridectomie* et la *sclérotomie*.

L'*abrasion conjonctivale*, surtout préconisée par *Furnari*, paraît agir par oblitération de nombreux vaisseaux superficiels de la conjonctive et par la compression qu'exerce le tissu cicatriciel qui se développe à l'entour de la cornée, de façon à mettre en partie obstacle à l'envoi des matériaux de nutrition destinés aux cellules infiltrées qui tendent à s'organiser.

Vous me voyez, messieurs, pratiquer souvent l'abrasion conjonctivale ou syndectomie, mais je ne me tiens pas absolument aux prescriptions indiquées à cet égard par *Furnari*. Je saisis avec les pinces un pli de la conjonctive au-dessus de la cornée, à un demi-centimètre de son bord, puis faisant rapidement glisser une branche des ciseaux au-dessous de la muqueuse, je pratique une circoncision comprenant une bandelette de conjonctive d'un demi-centimètre tout autour de la cornée. Cette circoncision terminée, je coupe d'une seule fois, au-dessus du diamètre vertical de la cornée, la portion de conjonctive saisie avec les pinces, jusqu'au bord cornéen. Par de petits coups de ciseaux répétés, je détache alors très-soigneusement la bandelette de conjonctive d'un demi-centimètre tout autour du limbe conjonctival et la sépare du tissu scléral, enlevant ainsi tout le tissu sous-conjonctival qui retient cette bandelette.

Je m'abstiens du raclage du tissu épiscléral, ainsi que de la cautérisation de la plaie péricornéenne avec le crayon de nitrate d'argent mouillé dans la salive, comme le recommandait *Furnari*, ne voulant pas irriter inutilement l'œil, ni prolonger une opération qui semble déjà suffisamment brutale.

Les deux premiers jours, on fait appliquer sur les yeux des malades des compresses d'eau froide ; dès que la plaie s'est recouverte d'un enduit comme diphthéritique on remplace les compresses froides par des fomentations chaudes qui calment rapidement les douleurs survenant aisément à cette époque. En outre, ces compresses, faites avec une infusion de camomille ou de belladone, provoquent, lorsqu'elles sont continuées longtemps, un certain degré de purulence qui contribue d'une façon sensible à l'éclaircissement de la cornée. Les compresses de belladone sont ainsi prescrites :

Extrait de belladone.................... 3 grammes.
Eau distillée........................ 300 grammes.
Filtrez avec soin.

On verse une cuillerée à bouche de cette solution dans un grand bol d'eau chaude maintenue à la température de 35° au moyen d'un réchaud.

Lorsqu'il s'agit d'un pannus peu épais ou seulement des résidus d'un pannus, on s'abstient de provoquer cette purulence conjonctivale toujours gênante, et on prévient le malade que l'éclaircissement de la cornée ne peut être attendu qu'à la période où surviendra la rétraction cicatricielle, c'est-à-dire au moins trois à quatre mois après l'excision du lambeau conjonctival.

Cette opération, en apparence si cruelle et si blessante pour l'œil, est très-facilement supportée par les malades, et ne laisse aucune trace, sauf que parfois le pourtour de la cornée prend une teinte bleu nacré qui rappelle le reflet particulier des coques d'émail des yeux artificiels.

Lorsqu'on n'a pu obtenir un éclaircissement suffisant par la syndectomie, ou que le palper révèle un excès de tension intra-oculaire, qui fait craindre un trouble dans la nutrition cornéenne, préjudiciable pour l'élimination des masses cellulaires infiltrées et facilitant leur entassement et la sclérose, on procède aux opérations de la sclérotomie ou de l'iridectomie.

Comme vous l'avez souvent vu dans ces derniers temps

j'exécute la sclérotomie avec un sclérotome *ad hoc*, consistant dans un couteau lancéolaire de 3 millimètres de largeur, dont la lance se continue en un long support. Avec ce sclérotome on traverse, à 1 millimètre de distance du bord cornéen et à 3 millimètres du point correspondant au diamètre vertical (vers son extrémité supérieure ou inférieure), de part en part l'œil, en se tenant très-exactement dans une direction parallèle à l'iris. La lance étant ressortie du côté opposé, on retire rapidement l'instrument, de façon à ce que l'humeur aqueuse ne s'écoule pas et ne donne lieu à aucun enclavement de l'iris. Du reste plusieurs instillations d'ésérine avant et immédiatement après l'opération nous garantiront de cet accident.

La sclérotomie, sur laquelle nous reviendrons en traitant du glaucome, a manifestement contribué, chez les malades que je vous présente, à accroître la transparence de cornées que la syndectomie n'avait pas suffisamment éclaircies. Elle a l'avantage incontestable sur l'iridectomie de ne laisser aucunes traces et de ne pas venir accroître l'éblouissement, auquel les opacités diffuses de la cornée donnent déjà si aisément lieu.

L'opération anti-glaucomateuse par excellence, l'iridectomie, sera faite lorsque l'on aura acquis la conviction d'une véritable complication glaucomateuse, que la cornée montrera un changement de courbure manifeste. L'excision de l'iris devra toujours être pratiquée en haut. Un certain degré d'irritation et même de purulence de l'œil ne doit pas faire retarder une opération devenue urgente, attendu que le danger n'en est nullement accru par l'existence d'une inflammation concomitante de la conjonctive. On préférera encore l'iridectomie à la sclérotomie, s'il s'agit, sur un œil atteint des suites d'un pannus, de combiner un effet optique à l'action éclaircissante de l'opération, c'est-à-dire lorsqu'une portion de la cornée a conservé plus de transparence que des parties situées au devant de la pupille.

Du traitement du pannus par inoculation, il en a été question à l'occasion du traitement des granulations (voy. pag. 126).

B. Les *kératites superficielles avasculaires* se distinguent des précédentes formes, en ce qu'elles n'ont pas de tendance à la formation d'un nouveau tissu (vascularisation et sclérose) et qu'elles n'offrent aucune disposition, à la suite d'une longue durée, à empiéter sur les couches profondes de la cornée. Les kératites que comprend ce groupe sont : *a*) la *kératite vésiculeuse* et *b*) *l'ulcère par résorption*.

a) La *kératite vésiculeuse* ou *herpès cornéen*, ordinairement unilatérale, se présente sous forme d'une seule ou de plusieurs vésicules réunies en groupe, qui apparaissent à la surface de la cornée et qui sont constituées par un soulèvement circonscrit de l'épithélium, auquel peut prendre part aussi une très-mince couche de ciment. Le contenu de ces vésicules est liquide et transparent; il n'est pas formé, comme dans la phlyctène, par un amas de cellules lymphoïdes. Cet herpès ne doit pas être non plus confondu avec une variété de kératite dans laquelle le ciment se trouve soulevé sur une très-grande étendue par du liquide, de façon à donner lieu à une large vésicule, représentant ce que nous désignons sous le nom de *kératite bulleuse*. (Voyez les infiltrations profondes de la cornée.).

L'herpès cornéen, qui apparaît par poussées, s'accompagne de très-violentes douleurs. Celles-ci disparaissent seulement après l'élimination des parois vésiculeuses, lorsqu'il s'est formé de légères excoriations de la cornée. Cette affection est évidemment sous la dépendance d'une inflammation des branches de la cinquième paire, comme le démontrent sa concordance si fréquente avec le *zona* ophthalmique et ce fait, que les douleurs névralgiques précèdent fréquemment l'éruption, et persistent parfois même après la guérison des vésicules cornéennes.

La question de l'innervation de la cornée donnant elle-même encore matière à discussion, il ne s'agit ici que de

Kératite vésiculeuse.

constater dans quelles conditions apparaît l'herpès cornéen.
A part celui qui accompagne dans 25 0/0 à peu près
des cas le *zona* ophthalmique, nous rencontrons encore
l'herpès de la cornée simultanément avec l'hydroa fébrile
(labial et palpébral) ; il représente ici, comme le pense
M. *Horner,* une forme catarrhale d'herpès, attendu qu'il se
montre presque exclusivement chez des personnes atteintes
d'affections catarrhales des voies aériennes. La véritable
forme *idiopathique* d'herpès cornéen apparaît par poussées,
elle est périodique, n'exposant pas à des complications
cornéennes graves, mais devenant très-pénible pour les
malades, à cause de la persistance des rechutes que précède
une névralgie sus-orbitaire des plus douloureuses.

Le traitement différera suivant que l'on aura affaire à une
des trois variétés d'herpès. Celle qui accompagne le zona
nécessite l'usage des fomentations chaudes, faites avec une
infusion de camomille ou de belladone, l'emploi des instillations d'atropine (0,05 centig. pour 10) pour combattre l'irritation de l'iris qui accompagne généralement l'éruption
d'herpès, en même temps on prescrira de hautes doses de
quinine (2 paquets de 40 ou 50 centig. par jour). Les courants continus trouvent ici leur application dès que la période
de dessiccation du zona se montre. La forme catarrhale
d'herpès disparaît avec l'éruption d'hydroa et ne nécessite
guère, à proprement parler, de traitement; quelques lotions
avec de l'eau carbolisée chaude seront employées si la muqueuse se montre disposée à une inflammation catarrhale,
et l'on prescrira quelques doses de quinine dans le cas de
persistance des douleurs, après desséchement de l'hydroa et
élimination des vésicules cornéennes. Dans la forme idiopathique l'emploi de la quinine doit jouer un des principaux
rôles.

Considérant que c'est après l'élimination de la paroi vésiculaire que les douleurs se calment, on peut pratiquer l'abrasion des vésicules avec les pinces-ciseaux, ou bien saisir avec

des pinces très-fines (celles qui servent à l'iridectomie dans l'opération de cataracte de *de Græfe*) les parois des vésicules, dans lesquelles on a préalablement fait une piqûre, et procéder à leur arrachement. Le bandeau compressif, après une instillation calmante d'atropine, sera immédiatement appliqué. Le malade recule-t-il devant l'une de ces petites opérations, on peut substituer à l'ablation directe, celle que provoque le frottement du calomel à la vapeur insufflé dans l'œil. Mais jusqu'au moment où elle a atteint ce résultat, la poudre de calomel augmente incontestablement les douleurs.

Le changement de séjour serait surtout à recommander dans les cas où l'on penserait que des influences palustres aient pu jouer un rôle dans le développement de cette maladie nerveuse.

b). La seconde variété de kératite non vasculaire, l'*ulcère par absorption*, représente une forme du troisième type inflammatoire, mais qui, dès que la maladie a éclaté, s'est trouvée à la période d'état stationnaire : il n'a pas été possible d'observer une phase d'évolution et l'on n'a pu assister à celle de la réparation. Cette forme d'ulcère se présente, dans les parties centrales de la cornée, sous l'aspect d'une sorte de petit moule, à bords lisses, arrondis et nullement vasculaires. La transparence est parfaite, de telle façon qu'on ne découvre souvent l'affection que par le miroitement particulier de la dépression et par le trouble visuel qu'elle occasionne. Cet ulcère apparaît chez les enfants, où on l'observe plus particulièrement, avec une telle instantanéité et précédé de si peu de symptômes d'inflammation et d'irritation, qu'il semble que la perte de substance se soit faite par absorption, de là la dénomination donnée à cette maladie. La mère s'est aperçue de l'existence du mal seulement parce qu'elle a vu, sur l'œil de son enfant, un brillant particulier, ou bien parce que, au grand jour à une vive lumière artificielle, le petit malade fermait à demi son œil et était aisément pris de larmoiement.

Ulcère
par absorption.

L'ulcère reste ainsi stationnaire des mois entiers et si, à la longue, il finit par se vasculariser en partie et paraît entrer dans une phase de réparation, il ne la parcourt jamais d'une façon complète. Il persiste constamment une facette plus ou moins apparente et toujours des plus fâcheuses pour une exacte vision, par suite de l'astigmatisme irrégulier qui en est la conséquence, et qui permet de reconnaître après des années la nature du mal qui a occasionné la dépréciation de la vue.

Ces ulcères se rencontrent évidemment avec plus de fréquence chez les enfants, et particulièrement parmi ceux qui offrent un tégument général peu résistant et qui sont plus spécialement exposés à la kératite phlycténulaire. Assez souvent même les deux affections peuvent être observées simultanément chez le même sujet.

Le traitement de cette maladie très-rebelle consiste surtout dans des fomentations chaudes, faites pendant une demi-heure ou une heure, trois fois par jour, avec une infusion de camomille, en même temps que l'on instille matin et soir une goutte d'un collyre d'ésérine (0,05 centig. pour 10 gr.) Le bandeau compressif sera appliqué la nuit, afin de suppléer à la chaleur des compresses. Dès que l'on observera la moindre tendance à la vascularisation, on aura recours aux moyens irritants (insufflation de calomel, pommade au précipité jaune). Leur emploi et également celui de l'ésérine (que nous prescrivons ici dans le but de diminuer la pression et d'accélérer ainsi la réorganisation du tissu, en même temps que l'on combat en outre les éblouissements) doivent être surveillés avec soin. On suspend ces médicaments dès que les parents indiquent qu'ils donnent lieu à une irritation accompagnée de sécrétion de l'œil, car l'observation nous démontre qu'un usage prolongé des irritants et aussi de l'ésérine provoque dans ces cas le développement d'une conjonctivite folliculaire, dont la marche est fort traînante.

S'il ne nous est pas possible de voir assez souvent les

petits malades, nous préférons prescrire comme agents irritants un collyre au laudanum (parties égales de laudanum et d'eau distillée), ou un mélange d'essence de térébenthine et d'huile), ou enfin une très-faible pommade au précipité rouge, obtenu par voie humide (au $\frac{1}{15}$ ou au $\frac{1}{6}$). Tous ces enfants doivent cependant être surveillés avec attention, à cause des poussées de kératite phlycténulaire qui peuvent survenir, et dans ces cas, un traitement irritant, tel que nous venons de l'indiquer, pourrait, s'il était continué à l'insu du médecin, avoir de graves inconvénients.

II. KÉRATITES PROFONDES.

Nous abordons maintenant les *kératites profondes*, parmi lesquelles nous avons à étudier, 1° l'*infiltration profonde*. Ici nous rencontrons comme pour la kératite superficielle vasculaire, qui appartient aussi au premier type inflammatoire, a) une variété *circonscrite* et b) une forme *diffuse*.

a) *L'infiltration profonde circonscrite* peut siéger dans les parties centrales ou périphériques de la cornée. Elle apparaît par foyers qui ont une tendance toute particulière à la sclérose, et celle-ci peut être tellement accusée que, si le foyer siége sur le bord cornéen, il semble que la sclérotique ait empiété sur la membrane transparente. Les foyers d'un gris bleuâtre, sont souvent reliés entre eux par un lacis de lignes dirigées superficiellement et qui s'entre-croisent, nous rappelant le dessin de l'infiltration superficielle. Au-dessus des foyers, l'épithélium se montre piqueté et faiblement soulevé par places.

Infiltration profonde circonscrite.

Le caractère essentiel de cette affection est, contrairement à ce que nous avons observé pour les infiltrations superficielles (kératite phlycténulaire), son manque absolu de tendance à se transformer soit en abcès, soit en ulcère, auquel il faut joindre une remarquable indolence. Douleurs, photophobie, larmoiement, tous ces symptômes font défaut; ce n'est que dans le cas où, du côté de la partie antérieure du tractus uvéal, il surgit une complication, que des douleurs sourdes apparaissent dans le front. Aussi de pareilles infiltrations profondes se trouvant parfois voilées par la paupière supérieure, peuvent-elles longtemps échapper à l'observation de malades peu attentifs.

Ce qui donne de l'importance à cette maladie, c'est qu'après avoir persisté un temps souvent fort long, elle n'est guère susceptible d'une guérison parfaite, mais laisse des taches de sclérose indélébiles, ce qui se présente surtout lorsque le foyer siégeait près du bord cornéen. Cette maladie apparaît ordinairement chez des personnes ayant dépassé la quarantaine et offrant une disposition marquée au rhumatisme. On a aussi accusé la syphilis comme pouvant déterminer cette affection, qui se compliquerait alors aisément d'iritis et de foyers d'épiscléritis.

Le traitement de ces infiltrations indolentes, sans complications du côté de l'iris, consistera dans l'emploi des fomentations chaudes et des injections de chlorhydrate de pilocarpine, à la dose de 4 ou 5 gouttes d'une solution au $\frac{1}{10}$, pratiquées tous les jours au bras, afin de provoquer une abondante transpiration. En même temps nous prescrivons l'iodure de potassium (8 gr. pour 200, une cuillerée à bouche matin et soir), et faisons prendre simultanément une dragée de lactate de fer à chaque repas. Existe-t-il des complications vers le tractus uvéal? il convient alors de faire des instillations d'atropine (3 fois par jour) et d'appliquer des compresses avec une infusion de belladone ou de jusquiame.

J'ai pratiqué devant vous, il y a une quinzaine de jours, la sclérotomie en haut chez une femme d'une soixantaine d'années atteinte, sur la cornée droite, d'une infiltration profonde, occupant le quart supéro-interne et touchant le bord de cette membrane. Je vous présente aujourd'hui cette même malade, qui est en pleine voie de guérison, et vous pouvez voir que l'infiltration a presque complétement disparu. A plusieurs reprises, je vous ai présenté des malades atteints de sclérose cornéenne ancienne, due à une infiltration circonscrite ou diffuse n'étant pas entrée en résolution, chez tous ces malades vous avez pu constater une amélioration notable de la vision, par suite de l'éclaircissement de la cornée que la sclérotomie, jointe à l'usage de l'ésérine, avait produit.

La *sclérotomie* semble se montrer, dans ces cas anciens, plus efficace que la syndectomie, lorsqu'on pratique partiellement l'abrasion conjonctivale autour de la portion sclérosée de la cornée. Du reste il est depuis longtemps connu que l'iridectomie, en réduisant la pression intra-oculaire et en modifiant les conditions de nutrition de la cornée, jouit d'un pouvoir éclaircissant sur des parties opaques de la cornée par sclérose de cette membrane. Il n'est donc pas étonnant que la sclérotomie produise un effet analogue, tout en présentant cette supériorité sur l'excision d'une portion de l'iris, qu'elle ne laisse pas de traces et qu'elle ne contribue nullement à augmenter les éblouissements auxquels les malades sont déjà exposés.

Une *iridectomie* ne saurait d'ailleurs être pratiquée qu'après que la maladie a terminé son évolution, afin qu'on puisse choisir, pour établir une pupille, l'emplacement le plus favorable au point de vue optique. N'oublions pas non plus qu'on a vu parfois la sclérose gagner les parties avoisinant la section cornéenne, lorsque l'iridectomie était exécutée à une période récente de la maladie, le bénéfice optique que l'on recherchait étant ainsi absolument perdu. Comme moyen préventif à opposer à la sclérose, il ne peut donc pas être question de l'iridectomie. Nous pensons pouvoir en dire autant de la *kératomie* que M. *Sœmisch* propose contre des infiltrations profondes et circonscrites. Cette section d'arrière en avant, pratiquée avec l'étroit couteau de Græfe, à travers les parties malades, a toujours le grave inconvénient de laisser des traces indélébiles.

Les divers moyens éclaircissants, qui ne peuvent être mis en pratique que si la maladie est franchement arrivée à son terme, sont dirigés, comme les insufflations de calomel, la pommade au précipité jaune et le collyre au laudanum, contre la sclérose persistante. Ils n'ont qu'une faible action en pareil cas et nécessitent un emploi fort prolongé.

b) L'*infiltration profonde diffuse* est connue sous le nom de *kératite interstitielle* ou *parenchymateuse*. Elle ne diffère de la forme précédemment décrite que par l'extension que prend la maladie, mais qui s'opère souvent, il est vrai, avec une telle lenteur qu'une portion précédemment affectée peut déjà avoir recouvré sa transparence, lorsque de nouveaux points de la cornée deviennent à leur tour malades. Des changements qui s'effectuent du côté de la couche épithéliale précèdent l'apparition de l'infiltration, et la disparition de ces altérations annonce que la cornée va recouvrer sa transparence. Ces modifications sont caractérisées par un aspect piqueté et rugueux, qui est encore un signe précieux pour différencier le trouble de la cornée, lorsqu'il est généralisé, de celui de l'humeur aqueuse, comme on l'observe dans certaines formes d'iritis.

Généralement l'éclaircissement de la cornée est précédé d'une vascularisation très-accusée, parfois poussée à ce point, que l'on croirait que les fins vaisseaux serrés les uns contre les autres forment un épanchement sanguin. Plus cette vascularisation est marquée, plus aussi, en général, l'éclaircissement s'opère d'une façon satisfaisante. Pourtant il ne faut pas, à cet égard, se faire illusion, les moyens exacts d'exploration dont nous disposons actuellement nous permettent d'affirmer qu'une *restitutio in integrum* absolue est chose bien rare dans une kératite diffuse généralisée et ayant persisté un certain temps, si toutefois même elle peut se rencontrer.

La kératite diffuse est une maladie propre à l'enfance et à l'adolescence, et constitue une manifestation de la syphilis transmise par les parents, dans la grande majorité des cas. Quoique l'enquête nécessaire pour démontrer ce fait soit bien difficile et, disons-le tout de suite, toujours préjudiciable

Infiltration profonde diffuse. Kératite parenchymateuse.

pour le praticien auquel on garde rancune de ses questions indiscrètes, qui sont bien de nature à rompre l'harmonie qui règne dans un ménage, il est néanmoins parfaitement avéré par des statistiques que, dans les deux tiers des cas, la syphilis est l'origine incontestable de l'affection. Les enfants qui, par malheur n'ont pas été déshérités de ce côté, sont encore fréquemment pris d'affections de l'oreille interne (maladie de *Menière*) et d'arrêts de développement qui se manifestent spécialement dans la partie moyenne des dents incisives (dents en W de *Hutchinson*).

Cette cause spécifique est importante à noter, parce que l'emploi de l'iodure de potassium, et au besoin des mercuriaux, doit faire la base constante du traitement. On prescrit, simultanément avec les fortifiants (dragées de lactate de fer, vin de quinquina), dont les jeunes malades ordinairement débiles ont absolument besoin, deux cuillerées à bouche d'une solution d'iodure de potassium (à 4 gr. pour 200), ou une cuillerée à café, matin et soir, de sirop de Gibert et, s on le juge nécessaire, des frictions mercurielles (avec 1/2 à 1 gr., d'onguent mercuriel matin et soir).

Les complications si fréquentes de ces infiltrations profondes et diffuses, résultant d'inflammations de la partie antérieure du tractus uvéal (irido-choroïdites), et qui échappent souvent à l'inspection par suite du trouble généralisé de la cornée, mais que les plaintes du malade révèlent, l'apparition de douleurs étant tout à fait insolite lorsque le vrai caractère pathologique de l'infiltration reste conservé, nécessitent l'emploi de l'atropine (3 instillations par jour) et surtout l'usage de compresses faites avec une infusion de camomille ou de belladone (voy. p. 167). Les fomentations chaudes et aromatisées offrent ici le très-grand avantage de hâter la vascularisation et l'éclaircissement de la cornée, en même temps qu'elles agissent favorablement sur l'iritis.

Le traitement général et les fomentations chaudes (on a aussi proposé l'exposition des yeux à la vapeur d'eau chaude),

12

font donc la base du traitement, qui doit être continué pendant un temps assez long, avant qu'on se décide à une intervention chirurgicale. On sait que cette maladie traîne, pour arriver à la guérison, plusieurs mois, et le praticien le plus expérimenté est incapable de prévoir avec quelque sûreté si la médication seule suffira pour assurer à la maladie une issue favorable et si l'on ne devra pas recourir aux moyens chirurgicaux. Ceux-ci ne sont, bien entendu, à mettre en pratique que contre les résidus de l'affection et consistent dans l'abrasion conjonctivale, la sclérotomie et l'iridectomie, suivant les principes que nous venons d'établir pour le traitement de la sclérose résultant d'une infiltration profonde, mais circonscrite.

QUATORZIÈME LEÇON

KÉRATITE BULLEUSE. ABCÈS BLENNORHAGIQUE. ABCÈS PUS-
TULEUX. ABCÈS VARIOLIQUE. ABCÈS NEURO-PARALYTIQUE.
ULCÈRE ASTHÉNIQUE. ULCÈRE STHÉNIQUE. ULCÈRE INFEC-
TANT OU RONGEANT.

Kératite bulleuse. Une variété de l'infiltration profonde de la cornée est caractérisée par le soulèvement, dans une large étendue, de la couche épithéliale et du ciment par un liquide transparent, et a reçu le nom de *kératite bulleuse*. Ordinairement, il n'existe qu'une vaste vésicule sacciforme au-devant de la portion infiltrée de la cornée, ce qui différencie cette maladie de l'herpès cornéen, avec lequel elle offre cette ressemblance, que, comme pour l'efflorescence de l'herpès, chaque apparition de bulle est précédée d'un très-violent accès de névralgie périorbitaire. La bulle disparue, la partie infiltrée de la cornée reste pendant quelque temps à nu, avant de se recouvrir d'une nouvelle couche épithéliale; celle-ci est susceptible à son tour d'être encore soulevée par une accumulation de liquide, que *Max Schultze* regarde comme une rétention de lymphe dont l'écoulement entravé serait la cause des phénomènes glaucomateux concomitants.

En réalité, non-seulement l'apparition de cette étrange maladie dénote une tendance marquée aux accès de glaucome, mais elle termine souvent une série de phénomènes glaucomateux qu'une irido-choroïdite d'ancienne date a engendrés. L'accès douloureux est expliqué par le soulèvement brusque d'un nombre considérable de filets nerveux, qui rampent dans la couche la plus superficielle du ciment. Les douleurs cessent dès qu'après la disparition de la vésicule, la couche épithéliale s'est régénérée, ce qui s'opère ordinairement dans l'espace de quelques jours.

Le traitement doit tout d'abord être dirigé contre l'accès douloureux, et consiste à enlever la poche flasque de la vésicule. On procède à cette petite opération de la même façon que nous l'avons indiqué pour l'herpès cornéen (pag. 170). Immédiatement après, on instille une goutte d'ésérine pour diminuer l'excès de tension que montre habituellement l'œil, et l'on applique le bandeau compressif. Les instillations d'ésérine (5 ou 10 centigr. pour 10 gr) seront répétées matin et soir pendant plusieurs semaines, en y joignant l'usage de la quinine (40 ou 50 centigr. deux fois par jour), dans le but de combattre la tendance manifeste au glaucome.

Si, après plusieurs semaines, on demeure convaincu que cette médication est insuffisante, on n'hésitera pas à pratiquer une sclérotomie ou une iridectomie. On ne devra d'ailleurs pas s'attarder à un traitement médical dans les cas où la kératite bulleuse sera en quelque sorte greffée sur une irido-choroïdite. Ici une large iridectomie sera le moyen le plus propre pour couper la maladie, quoiqu'on ait vu des cas se montrer rebelles même à ce traitement anti-glaucomateux par excellence, et où l'on a été forcé, pour faire cesser les douleurs insupportables qui tourmentaient les malades, de pratiquer l'énucléation d'un œil du reste depuis longtemps impropre à la vision. Toutefois, avant de prendre ce parti extrême, on peut ou répéter l'iridectomie, ou avoir recours à plusieurs sclérotomies, ou enfin placer temporairement un drain de fil d'or, soit à la jonction de la cornée avec la sclérotique, soit à travers une portion sclérale près de l'équateur du globe oculaire.

Abcès profonds. 2° Le second groupe de maladies profondes de la cornée comprend les *abcès ;* ceux-ci doivent être divisés, suivant les causes qui leur ont donné naissance, en trois séries, qui sont : *a*) les abcès profonds qui se développent dans le cours d'affections graves de la conjonctive, comme l'ophthalmie purulente par exemple ; *b*) les abcès qui résultent d'une inflammation directe du feuillet conjonctival de la cornée, consécutive à une éruption phlycténulaire et aux pustules cornéennes ; *c*) enfin les abcès qui prennent naissance à la suite d'un trouble d'innervation de la cornée, dépendant d'une maladie ayant atteint l'organisme en général, ou plus particulièrement l'épanouissement des branches de la cinquième paire qui se rendent à l'œil.

Abcès blennorrhagique. *a*) L'*abcès blennorrhagique* peut être marginal ou central. Apparaît-il sur le bord de la cornée ? alors il débute par un halo grisâtre et l'épithélium situé au-dessus se montre soulevé et comme piqueté ; la partie ainsi affectée prend rapidement une teinte jaunâtre, se dépouille de son épithélium et se transforme en ulcère ayant une grande tendance à ronger une large étendue de la circonférence cornéenne. Le début d'un abcès central, au cours d'une ophthalmie purulente, s'annonce aussi par une teinte opaline qui envahit la presque totalité de la cornée et par ce soulèvement et ce piqueté particuliers de la couche épithéliale sus-jacente. Ici l'élimination des parties les plus externes de la cornée s'opère peut-être avec un peu moins d'instantanéité, mais dès qu'elle se déclare, elle ne tarde pas à ouvrir largement l'œil par une vaste perforation.

Nous n'avons pas à revenir sur ces complications de l'ophthalmie purulente, rappelons seulement qu'elles sont d'autant plus désastreuses qu'elles apparaissent à une période plus proche du début de l'ophthalmie, c'est-à-dire à une époque où il est moins en notre pouvoir de garantir les ulcères, résultant de ces abcès, de l'immigration du pus de la conjonctive enflammée.

Toute notre attention doit donc être dirigée vers ce but, de préserver autant que possible ces plaies du contact du pus. Aussi les soins de propreté seront-ils en quelque sorte incessants. On s'opposera à toute stagnation du pus, retenu dans les replis du cul-de-sac par les paupières gonflées et trop étroitement appliquées contre le globe de l'œil, en débridant la commissure externe. Enfin on neutralisera par les désinfectants, autant que faire se pourra, l'action infectante et le pouvoir migrateur des éléments purulents.

Pour ce qui concerne l'intervention chirurgicale, elle doit être bannie tant que l'épithélium cornéen est encore intact. Mais si une ulcération s'est produite, nous devons avoir recours au plus puissant moyen de réparation que nous possédons, c'est-à-dire à la sclérotomie, que nous préférons de beaucoup à la kératomie qui entraîne aussitôt l'engagement de l'iris dans les lèvres de la plaie.

N'oublions pas que, dès que l'on découvre la moindre tendance à la formation d'un abcès blennorrhagique, il faut faire usage des instillations d'ésérine (3 fois par jour). Cet agent a non-seulement pour résultat, par la contraction des parois des vaisseaux (en incitant les fibres musculaires lisses), de s'opposer à la diapédèse et, de ce chef, d'empêcher l'immigration des éléments du pus dans la trame cornéenne, mais aussi de réduire la sécrétion purulente du côté de la conjonctive et de combattre ainsi le danger d'immigration, lorsqu'il s'est produit une perte de l'épithélium et l'établissement d'un ulcère.

Quelques-uns de vous, Messieurs, ont pu se convaincre de

cet effet si salutaire de l'ésérine, chez une sage-femme qu'un
de nos confrères, spécialiste lui-même, nous avait adressée à
la clinique, comme un cas absolument désespéré. Cette pauvre
malade, qui s'était inoculée une double ophthalmie purulente
en donnant ses soins à une de ses clientes atteinte de blennorrhagie, présentait sur les deux cornées de vastes abcès qui
s'étaient déjà ulcérés et avaient amené une perforation dans
les parties les plus déclives. Nous changeâmes les instillations
d'atropine employées jusqu'ici contre un abondant usage
d'un collyre d'ésérine; c'est de la bouche même de sa fille
(sage-femme aussi) que nous apprîmes quel revirement subit
s'opéra alors dans la sécrétion conjonctivale. Mais un point
sur lequel nous aurons encore à revenir, et qui est de beaucoup le plus important, c'est qu'en dépit de vastes perforations, la guérison eut lieu par formation de cicatrices plates,
qui permirent de recourir ultérieurement à l'établissement
de pupilles artificielles, avec restitution d'une vision très-
satisfaisante.

Il y a ici à signaler un véritable progrès dans la thérapeutique oculaire, et nous n'exagérons pas en disant que, grâce
à la substitution de l'ésérine à l'atropine, nous pouvons sauver d'une perte imminente des yeux, que nous n'aurions autrefois guéris qu'avec un staphylôme plus ou moins étendu,
ne laissant que des chances presque nulles pour le rétablissement de la vision.

Le puissant auxiliaire que nous fournit l'ésérine doit encore
encourager un praticien prudent à ne pas trop se hâter d'intervenir par des moyens chirurgicaux dans le traitement des
abcès de la cornée. Que l'on ait surtout présent à l'esprit
que, vu la purulence conjonctivale, les plaies que l'on pratique au globe oculaire sont encore de nouvelles voies ouvertes
à l'immigration : c'est pour cette raison que nous n'admettons
pas l'établissement de plaies qui se coaptent mal, comme en
fournissent de larges kératomies.

b) *L'abcès pustuleux*, déjà décrit à l'occasion de la con-

jonctivite phlycténulaire, s'observe surtout lorsque, simulta- Abcès pustuleux.
nément avec l'apparition de pustules, la conjonctive se montre
affectée d'un certain degré de purulence. Après élimination
de la couche épithéliale, c'est-à-dire exulcération de la pustule, il arrive en effet que les conditions favorables à l'immigration du pus se trouvent établies. En pareil cas, il se forme
en quelque sorte un abcès profond enté sur une pustule exulcérée; l'abcès en s'exulcérant à son tour détermine rapidement une perforation, d'autant plus dangereuse que l'apparition simultanée de plusieurs pustules menace alors la cornée
d'être tiraillée et soulevée par le prolapsus de l'iris s'opérant
en divers points perforés. Le détachement de véritables lambeaux cornéens peut ainsi avoir lieu et entraîner une destruction complète de l'œil enflammé.

La purulence conjonctivale, accompagnant dans presque
tous les cas les pustules multiples, est un obstacle sérieux
pour le traitement rationnel qu'il conviendrait d'opposer à
cette maladie. Ainsi l'ablation des parties herniées de l'iris
et la compression au moyen du bandeau sont ici rendues
presque inapplicables, car, en maintenant les paupières fermées, on retiendrait ainsi le pus sur l'œil. On fait donc bien,
dans ces cas, de se tenir à l'emploi méthodique des instillations d'ésérine, et de combattre la purulence conjonctivale par
de fréquentes lotions avec de l'eau carbolisée chaude, de manière à obtenir une constante propreté des plaies exulcérées.

Ce n'est que si la sécrétion conjonctivale dégénère en
véritable purulence qu'on se décide à une cautérisation jour-
nalière avec la solution de nitrate d'argent au $\frac{2}{100}$, en portant toute son attention sur une neutralisation complète de
l'excès de caustique, et en ayant bien soin chez les enfants,
qui se montrent si rebelles lors des pansements, de cautériser
chaque paupière isolément, afin de garantir avec l'autre paupière la cornée malade du contact du caustique, tout en évitant d'exercer la moindre pression sur le globe de l'œil.

La maladie terminée, il importe encore de soumettre les

enfants à une observation attentive, d'abord pour éviter, par
des soins hygiéniques bien dirigés, que le sujet ne reste
exposé aux rechutes si fréquentes dans cette affection, en
second lieu dans le but de ne pas laisser passer inaperçue
l'évolution d'un état glaucomateux, qui peut aisément se
développer, en dépit même de l'emploi de l'ésérine, lorsque,
à la suite de perforations symétriquement disposées, l'iris a
été fortement attiré vers la cornée et s'applique, dans une
large étendue, sur les voies d'excrétion de l'œil, c'est-à-dire
vers l'angle iridien.

Abcès variolique.

c) Parmi les abcès qui se développent à la suite de maladies générales, d'affections plus ou moins locales de la cinquième paire, nous avons à nous arrêter quelques instants
sur l'*abcès variolique*, qui, avant la grande découverte de
Jenner, a tant contribué à peupler les asiles destinés aux
aveugles. Sous l'influence des causes débilitantes de l'infection variolique, il se produit une infiltration profonde de la
cornée qui se transforme rapidement en abcès. Comme ce
n'est que vers la période de dessiccation que l'abcès cornéen
se développe ordinairement chez ces sujets affaiblis, les anciens ne manquèrent pas de voir là l'effet d'une métastase.
Pourtant il se rencontre encore fréquemment que, simultanément avec l'éruption cutanée, apparaît l'abcès cornéen, et
par conséquent, dans bien des cas, la désignation de post-
variolique qu'on a voulu donner à ce genre d'abcès (*Hirsch-
berg*) n'est pas justifiée.

Faisons observer que les cliniciens les plus expérimentés,
et même ceux qui ont été à même d'assister à plusieurs épi-
démies de variole, n'ont eu occasion d'observer qu'un nombre
encore assez restreint d'abcès variolique. Pour ma part, les
cas que j'ai rencontrés m'ont tous fait une impression comme
s'il s'agissait, non d'une véritable éruption variolique, mais
d'une kératite neuro-paralytique, avec tendance marquée à la
kératomalacie. Du reste, cet abcès n'apparaît que dans les
cas graves de variole, et principalement dans ceux où la ten-

dance aux métastases, avec vastes foyers de suppuration, est accusée (*Adler*).

Le traitement de l'abcès varioleux offre d'autant plus de chances de succès, que la maladie aura éclaté davantage vers la période de dessiccation et qu'un nettoyage très-attentif au moyen des désinfectants pourra être plus rigoureusement employé. En outre, on fera tout de suite usage de fréquentes instillations d'ésérine, et lorsqu'on constatera une progression rapide du mal, on pratiquera de larges paracentèses ou mieux encore la sclérotomie avec un étroit sclérotôme de 2^{mm}. Est-on appelé à la période d'exulcération de l'abcès? Alors on conseillera les fomentations chaudes, et on usera du bandeau compressif, autant toutefois que le permettront les soins indispensables de propreté. De hautes doses de quinine (40 à 50 centigr. deux ou trois fois par jour) seront réclamées par l'état général du malade et dans le but d'arrêter les progrès de la suppuration cornéenne. Surtout que l'on ne veuille pas tenter d'atteindre ce dernier résultat par des cautérisations soi-disant abortives au moyen du crayon de nitrate d'argent; elles n'ont d'autre effet que de hâter l'exulcération et la destruction de la cornée.

Les abcès indolents qui se développent à la suite de la paralysie de la cinquième paire ont reçu le nom de *neuro-paralytiques*. Ce genre d'abcès se développe ordinairement avec une grande rapidité et amène très-vite une véritable exfoliation du tissu cornéen, nécrose sèche, sans que pour cela on observe aucun des symptômes inflammatoires qui accompagnent les autres formes suppuratives de la cornée. Il paraît actuellement certain que le défaut d'innervation, amenant une insensibilité de la cornée, ne suffit pas à lui seul pour provoquer la kératite neuro-paralytique, mais qu'elle se développe surtout sous l'influence de causes traumatiques auxquelles le malade se trouve inconsciemment exposé, et que l'apparition de l'abcès peut être retardé dans beaucoup de cas, en garantissant soigneusement la cor-

Abcès neuro-paralytiques.

née de tout traumatisme. Pourtant, il résulte aussi d'observations d'une exactitude incontestable qu'une abolition très-incomplète de la sensibilité de la cornée peut, lorsqu'il ne s'agit que d'une paralysie partielle de la cinquième paire, être le point de départ d'un abcès, et qu'il existe des cas où une protection aussi attentive que possible de la cornée n'a pu empêcher le développement de la kératite neuro-paralytique.

Il faut donc croire que c'est principalement lorsqu'une portion particulière du nerf (la troisième racine du trijumeau émanant de la substance grise de l'aqueduc, suivant *Merkel*) est mise hors d'état de fonctionner, que cette kératite éclate, tandis que si le reste du nerf est seul attaqué, les troubles nutritifs n'apparaissent que dans le cas où la cornée est exposée à un traumatisme direct et réitéré. Il ressort de là que l'anesthésie cornéenne facilite le développement de la kératite, sans toutefois la déterminer forcément, et que dans les cas de paralysie totale du nerf, la protection même la plus rigoureuse n'arrive pas à écarter la destruction suppurative de la cornée, que détermine la paralysie de la portion trophique du nerf.

Le traitement doit toujours avoir pour but de garantir autant que possible l'œil de toute influence extérieure fâcheuse. L'emploi du bandeau compressif est rigoureusement indiqué dans ce genre de kératite ; afin de relever la nutrition, lorsque la partie trophique du nerf est atteinte (ce qui est toujours à présumer dans les paralysies s'étendant à toutes les branches du trijumeau), on aura tout de suite recours aux courants continus (6 à 8 éléments), en plaçant le pôle positif sur la région cervicale, vers le point correspondant au ganglion supérieur du grand sympathique, et le pôle négatif sur les paupières ou le proche voisinage de l'œil malade. Les instillations d'ésérine seront ordonnées dans le but de réduire la diapédèse, et on se garantira le mieux possible de l'infection du tissu cornéen par des nettoyages répétés avec de faibles solutions chaudes d'acide carbolique ou salicylique (au millième),

Pour nettoyer ainsi l'œil, il faut de toute nécessité enlever très-fréquemment le bandeau, aussi peut-on remplacer celui-ci avec avantage, en protégeant l'œil par une simple coque de lunette sténopéique (Snellen), ou une coquille de lunette de chemin de fer enduite d'un vernis sur les côtés. Chez de petits enfants, je me suis souvent vu forcé de fermer temporairement les yeux, en comprenant dans une ou deux sutures d'argent des plis des paupières. Du reste, cette kératite encéphalique infantile est une kératite *mucotique* due à l'infiltration de bactéries dans une cornée anesthésiée, qu'on ne peut guère aspirer à guérir et qui ne précède ordinairement que de peu de temps l'issue fatale.

Nous ne disons rien relativement au traitement général s'adressant à l'affection qui a déterminé la paralysie de la cinquième paire, et qui réclame, comme dans les cas d'infection typhoïde, de méningite, d'encéphalite, etc., des soins appropriés à chaque cas. Le traitement déjà indiqué est mis bien entendu en pratique, lorsque la maladie apparaît en quelque sorte d'une manière idiopathique.

3° Le troisième type de kératite profonde est *l'ulcère*, et là nous pourrons encore distinguer trois variétés, ce sont : *a*) l'*ulcère asthénique* ou non inflammatoire, *b*) l'*ulcère sthénique* ou inflammatoire, et *c*) l'*ulcère infectant* ou *rongeant*. — Ulcères profonds.

a) L'ulcère asthénique se développe d'emblée, de préférence dans les parties centrales de la cornée, et avec une soudaineté qui rappelle la forme d'ulcère superficiel avasculaire, dite ulcère par absorption. A peine si un halo entoure les bords de cet ulcère, qui se montrent déchiquetés et tranchent sur des parties saines de la cornée. Le contour, quoique présentant un dessin irrégulier, est en général arrondi. La profondeur de ces ulcères est facilement masquée par la projection en avant du fond aminci; celui-ci en se bombant donne lieu au kératocèle. Dans cet état, l'ulcère reste souvent des semaines et même des mois absolument stationnaire; puis une vascularisation apparaît du côté de la — Ulcère asthénique.

limite cornéenne, les bords de l'ulcère s'arrondissent et la perte de substance résultant de l'exulcération se comble ; mais, comme pour l'ulcère par absorption, la restitution est en général incomplète et une facette persiste qui montre l'emplacement qu'a occupé l'ulcère.

Ce qui différencie cet ulcère profond de l'ulcère dit par absorption, c'est qu'il aboutit bien plus fréquemment que le second à la perforation. En outre, il n'apparaît pas de préférence chez les enfants, mais dans des cas où il s'agit d'adultes portant des cicatrices d'ancienne kératite phlycténulaire. Il est encore à noter qu'on trouve souvent cet ulcère profond siégeant symétriquement sur les deux yeux, au point qu'on est en droit de se demander si un défaut d'innervation n'a pas joué un rôle important dans l'étiologie de ce genre d'ulcère.

Le traitement doit ici poursuivre un double but : hâter autant que possible la réparation, et, pendant la période stationnaire, garantir l'œil d'une perforation brusque. A part les fomentations chaudes et l'usage nocturne du bandeau compressif, on tâchera d'activer la nutrition, en réduisant passagèrement la tension à la laquelle est soumise normalement la cornée, mais qui se montre exagérée eu égard à l'amincissement qui occupe le fond de l'ulcère. A cet effet nous instillons matin et soir une goutte d'ésérine et nous pratiquons des paracentèses et au besoin la sclérotomie. A-t-on par ces moyens réussi à amener la période de la réparation ? Alors on peut tenter de l'activer par des irritants, les insufflations de calomel, l'usage de la pommade jaune ou du collyre au laudanum, tout en veillant bien à ne pas se laisser surprendre par un retour à l'état progressif.

Ulcère sthénique.

b). La forme sthénique d'un ulcère se révèle non par des symptômes d'irritation, tels que douleurs, photophobie, larmoiement, mais bien par l'aspect de l'ulcère qui dénote une infiltration inflammatoire [de leucocytes et du fond de l'ulcère et aussi de ses bords. Cette poussée inflammatoire ne se limite pas seulement à l'ulcère, mais gagne encore aisément l'entourage, en déterminant des phénomènes d'irritation du côté de l'iris, avec formation de synéchies, et une invasion de pus dans la chambre antérieure. Cette différence sensible dans l'aspect et les caractères anatomiques n'empêche pas que l'ulcère sthénique puisse présenter, au point de vue des souffrances occasionnées au malade, la même indolence que la variété précédemment décrite. Cette similitude peut se montrer d'autant plus frappante, que l'ulcère inflammatoire n'est plus à son début, mais a déjà envahi profondément la cornée et marche vers la perforation, à laquelle aboutit ordinairement ce genre d'ulcération.

Ce sont les traumatismes qui engendrent le plus souvent cette variété d'ulcères. Mais ce genre d'ulcération éclate aussi aisément sur des cornées déjà occupées par d'anciens ulcères cicatrisés, pour donner lieu à la forme de kératite désignée sous le nom de *cicatricielle*. Très-souvent c'est cette dernière espèce de kératite qui aboutit à la perforation d'yeux atteints d'un pannus granuleux partiel, l'ulcère envahissant les parties vascularisées de la cornée. Heureusement ces perforations ne se font pas ordinairement sur une grande étendue, parce que les parties vasculaires contiguës garantissent le tissu cornéen d'une trop grande destruction ; un leucome adhérent généralement peu étendu termine l'affection.

La base du traitement de ces sortes d'ulcères réside dans le repos, et l'on obtient celui-ci, si la sécrétion conjonctivale n'est pas trop abondante, au moyen du bandeau compressif, des instillations d'ésérine et de la détente que fournissent les paracentèses. Les fomentations chaudes ne pourront être employées qu'autant qu'elles n'activeront pas la sécrétion conjonctivale. Toute purulence de la conjonctive facilite en effet l'immigration cellulaire, et l'observation tout empirique que M. *Castorani* fit, il y a une quinzaine d'années, à savoir que les pertes de substance de la cornée ont d'autant

Kératite cicatricielle.

plus de tendance à guérir par formation de tissu transparent que la conjonctive sécrète moins pendant la période de cicatrisation, a été amplement confirmée par les expériences scientifiques ultérieures.

Si nous voyons sous l'influence de l'ésérine se combler de vastes ulcérations par un tissu peu opaque, c'est que ce myotique jouit d'une action qui combat la diapédèse et diminue les chances d'immigration de cellules du côté des parties dénudées par l'ulcère, en réduisant la sécrétion conjonctivale. Un nettoyage très-attentif de l'œil au moyen d'eau carbolisée chaude est aussi mise en pratique, dans le but d'empêcher autant que possible le contact de la sécrétion conjonctivale avec la surface de l'ulcère. Tout ce qui peut activer le développement de la sécrétion conjonctivale (et la chaleur surtout présente cette propriété) doit être soigneusement évité. Au besoin, il faudra, par des cautérisations avec la solution de nitrate d'argent au $\frac{2}{100}$ réprimer une conjonctivite qui prendrait un développement excessif.

Fistule cornéenne. Si l'ulcère sthénique a amené une perforation et que, par suite du recoquillement des lambeaux de la membrane de Descemet, il se soit établi une *fistule cornéenne*, avec aplatissement de la cornée, il ne faut pas perdre son temps à essayer des moyens médicamenteux dans le but d'activer la période de restitution, que l'établissement de la fistule empêche d'apparaître. Ici il faut directement s'attaquer à la fistule, en arrachant avec une pince fine les lambeaux de membrane de Descemet interposés, ou bien en les incisant en divers sens avec les pinces-ciseaux, dont une des branches, fines et mousses, est introduite à travers l'ouverture fistuleuse. Les incisions cruciales avec les pinces-ciseaux, quoique d'une exécution délicate à cause de la présence de la capsule cristallinienne qui se trouve juxtaposée à la fistule, nous paraissent encore le moyen le plus rationnel à opposer à un état fort rebelle au traitement.

c) La troisième variété, l'*ulcère infectant* ou *rongeant*, se caractérise par la persistance et la tenacité de l'affection qui amène inévitablement la perforation et la destruction d'une grande partie de la cornée. Dans les deux variétés précédemment décrites, la terminaison par perforation pouvait bien se présenter aisément, mais elle n'était nullement fatale, et la restitution ainsi que la cicatrisation apparaissaient encore assez souvent spontanément. La marche progressive de l'ulcère appelé à juste titre rongeant, est due à l'infection ; celle-ci part du bord de l'ulcère et, en fusant dans la cornée, entraîne une progression dans un sens déterminé. Le nom d'infectant est justifié, parce que ce genre d'ulcère est indubitablement provoqué par l'infection résultant du contact de matières putrides ou en fermentation, et que l'on peut le faire naître expérimentalement sur les animaux, en introduisant dans des plaies de la cornée de pareils produits.

Ulcère
infectant ou rongeant.

Il est indispensable, Messieurs, que vous reconnaissiez tout de suite le caractère malin de cette affection, qui, au début, ne présente que des symptômes peu alarmants en apparence. Cet ulcère se développe fréquemment vers les parties centrales de la cornée, constitue une petite perte de substance allongée, ovalaire, dont le fond est légèrement grisâtre et les bords, principalement d'un côté (en dedans ou en dehors), se montrent soulevés et sont le siège d'un piqueté ou de stries blanchâtres. C'est du côté de ce bord soulevé, dirigé le plus souvent vers le centre de la cornée, que l'on voit progresser l'ulcère, à mesure que les points blancs, formant le piqueté, s'avancent de plus en plus dans le tissu sain de la cornée.

Y a-t-il à cette époque un moyen de reconnaître la nature infectante de l'ulcère? Oui, c'est en examinant attentivement à l'éclairage oblique, comment se comporte l'humeur aqueuse. Constamment il existe un dépôt sur la membrane de Descemet, recouvrant d'une sorte de buée cette membrane dans une assez grande étendue ; et souvent aussi, on peut voir déjà une petite quantité de pus amassée dans la

partie déclive de la chambre antérieure. A mesure que l'ulcère s'étale et se creuse davantage, l'hypopion s'accuse de
plus en plus, et le dépôt forme une plaque sur la surface
postérieure de la cornée, de façon à donner l'impression
comme si le fond même de l'ulcère prenait une teinte jaunâtre et était constitué par du tissu cornéen en suppuration.
La rapidité avec laquelle s'opère l'extension est telle, que
dans l'intervalle d'une visite à l'autre, c'est-à-dire dans l'espace de deux ou trois jours, la presque totalité de la cornée
peut être rongée par un pareil ulcère.

QUINZIÈME LEÇON

ULCÈRE INFECTANT OU RONGEANT (*suite*). LEUCOME DE LA
CORNÉE. OPACITÉS GLAUCOMATEUSES. SCLÉROSE
CORNÉENNE.

La marche si malheureusement progressive de l'ulcère
rongeant s'effectue constamment du côté du bord blanchâtre,
soulevé, qui finit par encadrer en totalité la partie ulcérée
dès qu'elle a acquis une certaine étendue. De cette manière
la cornée se trouve détruite au point qu'il n'en subsiste
qu'une mince bandelette, contournant son attache scléroticale. S'opère-t-il à ce moment une très-vaste perforation qui
permette l'évacuation de tout le dépôt enfeutré occupant la
membrane de Descemet? Alors l'ulcère peut entrer franchement dans la période de restauration ; mais ordinairement
il arrive que plusieurs petites ouvertures se produisent dans
les parties amincies de l'ulcère et se bouchent de façon à
empêcher un nettoyage complet des masses putrides et infectantes, aussi la guérison ne s'effectue-t-elle que lentement,
par la formation d'un staphylome étendu.

Les débuts de l'ulcère rongeant sont en général extrême-

ment douloureux; vous voyez souvent ici, Messieurs, des
malades qui déclarent n'avoir pas fermé l'œil pendant six et
huit jours, et qui, dès que la perforation est artificiellement
produite, dorment toute la nuit, sans interruption. Ordinairement aussi, la perforation spontanée est le signal d'un arrêt
relatif dans les souffrances qu'éprouvent les malades.

L'ulcère rongeant, produit par infection, s'observe donc
d'autant plus fréquemment, qu'un plus grand défaut de
soins facilite le séjour de matières putrides dans le sac conjonctival. Aussi la classe pauvre, celle que la dure nécessité
oblige à gagner par un travail incessant le pain de chaque
jour, malgré les chaleurs de l'été, est-elle plus particulièrement exposée, en raison du manque de propreté, à cette
dangereuse affection. Les excoriations de la cornée, produites aisément par certains travaux, en particulier ceux de
la moisson, ouvrent une porte d'entrée à la pénétration de
masses putrides, qu'une légère blépharite peut facilement
accumuler sur le bord des paupières.

Si nous rencontrons ce genre d'ulcération dans la classe
aisée, c'est que les matières infectantes ont été en général
fournies par un sac lacrymal enflammé, dans lequel la sécrétion a été retenue et s'est décomposée. On sait que le produit de la dacryocystite renferme souvent des champignons,
entre autres du leptothrix, permettant de produire artificiellement, chez les animaux, ce genre d'ulcère (*Leber*).

L'ulcère rongeant se développe presque toujours sur des
personnes ayant dépassé la quarantaine; je ne me souviens
pas avoir donné des soins à un malade, atteint de ce genre
d'ulcère, âgé de moins de trente ans. Phénomène digne
encore de remarque, tandis que les ulcères précédemment
décrits avaient une certaine tendance à récidiver sous forme
de kératite cicatricielle, la forme infectante, lorsqu'elle se ré-
produit sur un œil antérieurement atteint de cette maladie
et guéri, respecte la cicatrice et ne ronge que les parties
transparentes.

13

La thérapeutique oculaire compte encore dans le traitement de cette maladie, si pernicieuse et qui faisait tant de victimes, un de ses plus incontestables succès. Autrefois on se bornait à l'usage de l'atropine et aux fomentations chaudes; en dépit de ce traitement joint aux moyens antiphlogistiques, on voyait la maladie progresser et le pus remplir de plus en plus la chambre antérieure. En désespoir de cause, on eut recours à l'iridectomie, qui parfois réussit à enrayer le mal, tandis que dans nombre de cas le reste de la cornée n'échappait pas à la destruction; il arrivait même que cette opération devenait le point de départ d'une panophthalmie. Les paracentèses avaient bien aussi été essayées, mais la densité des dépôts occupant la chambre antérieure, empêchait leur évacuation et l'écoulement de l'humeur aqueuse, en sorte qu'on n'obtenait pas de détente de l'œil.

C'est alors que *M. Sœmisch* recommanda de fendre hardiment d'arrière en avant le fond de l'ulcère, de manière à établir ainsi une large ouverture donnant issue au pus de la chambre antérieure et produisant un nettoyage fréquent des bords de l'ulcère par l'évacuation répétée de l'humeur aqueuse; en même temps une véritable détente de l'œil suivait ce débridement étendu.

La kératomie doit toujours être exécutée de telle façon que le bord boursouflé et blanchâtre de l'ulcère soit fendu en deux parties d'égale hauteur. Après avoir placé l'écarteur, on fait avec un étroit couteau de de Græfe la ponction près du bord externe de l'ulcère, puis on fait glisser le couteau dans la chambre antérieure sous le fond aminci de l'ulcération et, après la contre-ponction, on coupe le bord interne. On conçoit que le kératome, pour pénétrer dans la chambre antérieure, son dos étant dirigé vers la capsule du cristallin, est obligé de parcourir un certain champ d'excursion. Si donc l'étendue de l'ulcère est peu considérable et se trouve moindre que le chemin que doit suivre le kératome pour arriver jusqu'à la chambre antérieure, il faut de toute nécessité placer la ponction et la contre-ponction en dehors des bords de l'ulcération, autrement dit tailler dans les tissus sains. C'est en effet ce à quoi il faut souvent se résigner, car la kératomie offre précisément son maximum d'effet lorsqu'elle s'adresse à des ulcères rongeants ayant encore une minime étendue, tandis que, nous le tenons de la bouche même de *M. Sœmisch*, la kératomie perd toute sûreté dans son action si elle doit atteindre et, à plus forte raison, dépasser en longueur le rayon de la cornée.

Suivant le conseil de l'éminent professeur de Bonn, il faut maintenir ouverte la section pendant plusieurs jours en y passant un stylet. En appuyant légèrement sur l'angle externe de la plaie, celle-ci est aisément ouverte et on permet à l'humeur aqueuse de s'écouler. On ne doit cesser ces réouvertures qu'après que toute tendance à la progression de la maladie est définitivement écartée ; ce n'est parfois qu'au bout de cinq ou six jours que le bord boursouflé s'affaisse et se nettoie. Ces attouchements répétés de l'ulcère, surtout lorsque la section a été pratiquée à travers des tissus très-amincis, ne sont pas sans difficultés, si l'on veut éviter de lacérer le fond de l'ulcération et ne pas donner lieu à une accentuation plus considérable de la cicatrice. Aussi dès que nous avons pu reconnaître l'action si favorable de l'ésérine contre la suppuration cornéenne, ce que le professeur *Simi* avait déjà à notre insu signalé en 1873, nous n'avons pas hésité à renoncer à ces attouchements de l'ulcère après la kératomie, et nous les avons remplacés par de très-fréquentes instillations d'ésérine. Cette pratique nous a fourni cet avantage de ne pas être obligé de retoucher à diverses reprises à un œil opéré, ce qui est fort apprécié des malades pusillanimes ; en outre nous avons la certitude d'obtenir ainsi des cicatrices moins apparentes.

Je sais parfaitement que ce qui reste de l'opération, que la section traverse l'ulcération ou qu'elle soit tangentielle au bord soulevé (*Alf. de Graefe*), n'apparaît que sous forme d'une faible traînée blanchâtre, mais comme ordinairement l'ulcère rongeant siége au-devant de la pupille, cette cicatrice n'en est pas moins fâcheuse pour la vision. Un autre inconvénient de la kératomie beaucoup plus grave, c'est que, dans les cas où il faut inciser dans une étendue qui se rapproche de celle du rayon de la cornée, l'iris vient s'engager dans les lèvres de la plaie, lorsqu'il n'arrive pas à faire prolapsus, et la cicatrice retient au moins l'iris attaché et attiré vers elle ; de là résultent des conditions favorables pour une distension glaucomateuse de la cicatrice, surtout si l'on tient compte de l'usage que l'on faisait de l'atropine.

Aussi m'avez-vous vu recourir dans ces derniers temps, pour les cas d'ulcères rongeants, à la sclérotomie, ayant pour effet de débrider aussi largement l'œil, sans toutefois faciliter au même degré la sortie du pus et des dépôts enfeutrés de la chambre antérieure. Ce dernier fait ne semble pas d'une très-grande importance, et vous avez pu voir, dans plusieurs cas très-graves, l'affection guérir avec autant de facilité que si l'on avait pratiqué la kératomie, et sans qu'il en résultât la formation d'un leucome adhérent.

La question du choix de l'opération à opposer à l'ulcère rongeant ne pourra être résolue qu'après de nombreux essais ; mais tandis que nous accordons à la kératomie tous ses droits, lorsqu'il faut agir contre des ulcères de petite dimension, nous voudrions la remplacer par la sclérotomie dès que l'étendue de l'ulcération réclame une section d'une longueur se rapprochant du rayon de la cornée. Une tendance analogue, dans le but de renoncer à la kératomie dans les cas de très-vastes ulcères, a déjà été exprimée par *M. Horner*, qui propose de lui substituer l'iridectomie (thèse de *M. Bokowa*).

Ce qui ne saurait être contesté, c'est que le traitement chirurgical, qu'il se borne à la simple paracentèse, ou que l'on ait recours à la kératomie, à la sclérotomie ou à l'iridectomie, joue, dans les moyens destinés à combattre cette grave affection, le rôle prépondérant ; mais si le médecin n'est pas exercé à la pratique de, ces opérations et qu'il ne puisse réclamer le concours d'un confrère expérimenté, il devra, autant qu'il le pourra, s'efforcer de combattre l'infection progressive du tissu cornéen. Comme très-souvent ces ulcères sont déterminés par des affections des voies lacrymales, il faudra faire son possible (en ouvrant largement le sac lacrymal par le conduit supérieur et débridant le ligament palpébral interne, puis se servant de sondes creuses pour injections astringentes) pour éviter qu'une stagnation des sécrétions avec décomposition ne puisse s'effectuer. A part les injections, le sac sera très-souvent pressé et l'œil nettoyé aussitôt avec de l'eau carbolisée chaude.

L'attouchement direct de l'ulcère infecté avec de l'eau chlorée ou la solution d'acide salicylique (voy. pag. 14) et répété plusieurs fois par jour, peut incontestablement avoir un effet salutaire et hâter l'apparition de la période réparatrice, surtout si le peu de sécrétion conjonctivale permet de recourir sans hésitation à un emploi très-énergique des compresses aromatisées chaudes ou d'eau carbolisée (5 pour 1000). Il est bien entendu que les instillations d'ésérine seront faites trois fois par jour ; une action bien accusée du myotique nous annoncera que la maladie va entrer dans la phase de réparation. Ce traitement offre surtout des chances de succès au début de l'affection et devra être tenté avant de mettre le couteau en main pour la kératomie ou la sclérotomie.

Si, afin d'échapper à la nécessité d'une intervention avec les instruments tranchants, on voulait essayer de détruire le principe infectant dans l'ulcère cornéen même, soit par une cautérisation énergique avec le crayon de nitrate d'argent, soit avec un stylet rendu incandescent (*Martinach, Gayet*), il faudrait s'attendre par ces moyens, dont je ne conteste pas l'efficacité, à voir certainement subsister des traces plus étendues qu'après la simple kératomie ; ajoutons que, pour le malade, cette dernière n'est pas plus pénible que les cautérisations ainsi pratiquées.

Est-on appelé dans un cas où déjà la perforation s'est effectuée après une vaste destruction de la cornée? On se borne alors à des nettoyages très-fréquents au moyen des désinfectants et à l'emploi méthodique de l'ésérine, se réservant, dès que la cicatrisation paraît suffisamment consolidée, de recourir à l'exécution d'une pupille artificielle, si toutefois il persiste une étendue encore suffisante du bord cornéen pour espérer le rétablissement partiel de la vue.

Comme ces sortes d'ulcères serpigineux ou infectés apparaissent aisément chez des personnes affaiblies, nous faisons constamment usage des roborants et en particulier de quinine, mais nous nous abstenons soigneusement de toute médication débilitante.

Taches, leucomes. Après avoir passé en revue les diverses affections cornéennes, comme la clinique nous les présente, il faudra nous occuper encore des anomalies consécutives à ces diverses formes de kératite. Parmi ces anomalies, nous avons surtout à mentionner des *taches* ou *leucomes*, dont le plus grand nombre ne représente autre chose que des cicatrices du tissu cornéen dans des parties détruites par l'inflammation. Toutefois il existe en outre certaines opacités qui sont dues à un trouble apporté dans la nutrition de la cornée par suite d'une exagération de la pression, soit que cette dernière ait agi sur la totalité du tissu cornéen, soit qu'une partie seulement de la cornée ait souffert consécutivement à des altérations circulatoires du suc nutritif. Nous aurons donc à distinguer *a)* les cicatrices de la cornée, *b)* les opacités glaucomateuses et *c)* la sclérose cornéenne.

Cicatrices cornéennes, leucomes. *a)* Nous appliquons les désignations de *taches* et *leucomes cornéens* à toutes les opacités qui résultent de la cicatrisation de pertes de substance, par suite d'abcès ou d'ulcères de la cornée, et nous nous abstenons de vouloir apprécier le degré d'opacité de la cicatrice en nous servant des dénominations de nubecula, macule ou albugo. A l'expression de *leucome* nous ajoutons la désignation d'*adhérent*, lorsque l'iris a été compris dans le processus de cicatrisation. Il est d'autant plus rationnel de généraliser le terme de leucome que l'épaisseur de la tache et même jusqu'à un certain point son étendue, ne sont pas en corrélation avec le trouble apporté à l'exercice de la vision. Ainsi de très-faibles taches centrales donnent lieu à une diffusion considérable de la lumière, et entraînent un trouble beaucoup plus marqué de la vue, qu'un épais leucome très-large, mais périphérique, ou n'empiétant que peu sur le champ pupillaire, et surtout ne portant pas atteinte à la courbure naturelle de la surface de la cornée.

La cicatrice, ou le leucome cornéen, peut imposer à un observateur inexpérimenté pour un état inflammatoire récent, surtout si, sur un œil atteint de cicatrices cornéennes, il apparaît simultanément des phénomènes inflammatoires indépendants de l'ancien processus morbide qui a donné lieu · à la formation de cicatrices (développement d'une nouvelle poussée de kératite phlycténulaire). En général, les cicatrices ont, comparativement aux infiltrations avec lesquelles on les confond le plus aisément, une coloration plus uniforme moins diffuse, réfléchissant mieux la lumière. La cicatrice est plus circonscrite, mieux dessinée, et présente surtout une surface épithéliale lisse et miroitante. L'injection périkératique fait défaut pour la cicatrice, tandis que l'occlusion de l'œil pendant quelques instants fait apparaître cette injection, même dans les infiltrations les plus indolentes. Si, sur une cornée affectée de leucome, il se rencontre en outre une poussée de nouvelles phlyctènes, on verra que l'injection se concentre près des foyers d'infiltration, tandis que les parties cicatricielles restent intactes.

Lorsque dans un cas douteux, on a recours à l'éclairage oblique ou à l'exploration avec un miroir plan, on trouvera, au contraire, que la cicatrice est enveloppée d'une auréole demi-opaque, qui se fond insensiblement dans le tissu sain. Un point digne de remarque, c'est qu'à ce faible éclairage par transparence, le bord de l'infiltration due à une inflammation, tranche beaucoup plus nettement sur les parties saines, que ne l'aurait laissé supposer l'inspection directe à la lumière naturelle.

La vascularisation de la partie opaque ne plaide nullement en faveur de l'existence d'une cicatrice ou d'un foyer récent d'inflammation, car nous voyons aussi bien des infiltrations se présenter avec une vascularisation que d'épaisses cicatrices anciennes qui, elles, ont conservé leurs vaisseaux.

b) Les *opacités glaucomateuses* se montrent ordinairement sous forme d'une bandelette transversale et centrale, recouvrant la cornée suivant une étendue qui correspond à l'espace que laisse à découvert l'écart des paupières. Ces opacités se développent aisément sur des yeux atteints d'irido-choroïdite et qui sont devenus glaucomateux. Mais, à part ces cas, l'opacité peut être le prélude de toute cette série de symptômes inflammatoires du côté du tractus uvéal qui aboutit finalement au glaucome.

Les opacités commencent à se montrer sur les côtés de la cornée, dans la partie que ne recouvrent pas les paupières ; une opacité centrale venant plus tard rejoindre celles des bords cornéens, la bandelette se trouve complétée. Les opacités, en descendant vers les parties déclives de la cornée, finissent par embrasser toute la moitié inférieure de cette membrane. Ces taches n'offrent jamais une coloration intense, mais représentent seulement un dépoli très-accusé avec faible teinte grisâtre ou gris brunâtre. L'épithélium est irrégulier et piqueté, mais sur de petites portions circulaires, l'irrégularité peut manquer. Il en résulte pour l'explorateur ce phénomène étrange, qu'il semble qu'un corps étranger, une paillette de fer, se soit implanté sur la cornée.

Cette maladie rare ne se développe que chez des personnes d'un certain âge, et reste souvent pendant de longues

Opacités glaucomateuses.

années localisée sur un œil, avant d'apparaître sur l'autre et de s'accompagner des symptômes traînants de l'irido-choroïdite, manifestant ses liens avec les altérations glaucomateuses, et préparant peu à peu leur apparition par la réunion et la soudure de la périphérie de l'iris au voisinage des arcades du canal de Fontana.

c) La *sclérose cornéenne* constitue la troisième variété d'opacité de la cornée dont nous avons à nous occuper, et dont il a déjà été question en parlant des suites de l'infiltration cornéenne. Ce sont surtout ces taches produites par la sclérose qu'il est souvent bien difficile de différencier de l'infiltration, car, comme celle-ci, elles peuvent présenter une teinte bleuâtre tirant sur le blanc, s'accompagner d'une délimitation très-diffuse et offrir un dessin de stries, ou un lacis de points et de nœuds, qui rappelle l'injection des espaces lymphathiques. Aussi avouons-nous qu'en pareille occasion, il est impossible de reconnaître quelle part, dans une guérison incomplète d'une infiltration cornéenne, doit être attribuée, pour la production de l'opacité, à la persistance de l'infiltration et aux altérations plus ou moins indélébiles que nous désignons sous le nom de sclérose.

Cette sclérose se produit surtout dans les cas où les voies lymphatiques de la cornée ont été obstruées pendant un certain temps. Cette obstruction peut, comme dans les kératites, résulter d'une accumulation de cellules immigrées, ou être déterminée parce que les voies éliminatrices de la lymphe près de l'angle iridien ont été fermées, ainsi qu'on l'observe dans certains cas, à la suite de processus inflammatoires localisés dans cette région, comme l'épisclérits, l'irido-choroïdite, qu'il faut tout particulièrement signaler. On ne doit pas oublier ici que le simple déplacement des éléments anatomiques de la cornée peut amener un défaut de transparence. Ainsi une dilatation considérable des canalicules et lacunes lymphatiques doit, dès qu'elle devient persistante, avoir pour conséquence d'exercer une certaine pression sur le ciment

Sclérose cornéenne.

cornéen qui peut faire perdre à la cornée sa transparence, au point de la rendre semblable à la sclérotique. Il n'est donc nullement nécessaire que les voies lymphatiques restent gorgées de cellules infiltrées pour occasionner des scléroses, comme on les observe après certaines formes de kératite diffuse, autrement dit d'infiltration parenchymateuse profonde.

Si la dilatation des voies lymphatiques a été produite par une cause transitoire, si la compression des canalicules cornéens n'a pas été poussée à un très-haut degré, tout peut rentrer dans l'ordre, et nous assisterons ainsi à une *sclérose fugace*, comme nous l'observons parfois dans les cas d'exophthalmos développé rapidement et d'une façon passagère. Évidemment plus l'obstacle à la circulation lymphatique persiste, ainsi que la dilatation des espaces qui charrient la lymphe de la cornée, plus aussi la sclérose tendra à s'établir d'une manière définitive. Ce sont surtout les cas d'épiscléritis et de scléro-choroïdite antérieure, entraînant l'oblitération définitive des espaces que circonscrit le tissu trabéculaire dans lequel se perd la cornée pour se fondre avec la sclérotique, qui amènent ces scléroses dans lesquelles il n'est plus possible de distinguer une limite entre le tissu sclérotical et le parenchyme sclérosé de la cornée.

Le traitement des taches de la cornée doit de toute nécessité varier suivant leur nature. Ce que nous poursuivons ici doit avoir pour but essentiel, suivant l'exposé que nous avons fait des différents genres de taches, le rétablissement de l'arrangement primitif des éléments anatomiques, dont l'harmonie garantit la parfaite translucidité de la cornée. Pour ce qui concerne les taches cicatricielles un semblable résultat ne sera jamais tout à fait réalisable, mais nous pouvons néanmoins arriver à éclaircir ces taches, d'abord en favorisant l'élimination d'un certain nombre de cellules dont l'entassement produit la sclérose des parties avoisinantes, d'autre part en faisant nos efforts pour que les cellules reconstituantes des anciennes pertes de substance de la cornée,

Sclérose fugace.

acquièrent un développement qui les rapproche de celles qui tapissent normalement les espaces lymphatiques cornéens.

Les opacités glaucomateuses, par un traitement propre à combattre les effets du glaucome, peuvent être efficacement modifiées, à la condition toutefois que l'opacité n'existe pas depuis longue date, comme il arrive pour les taches en bandelette. Enfin il nous sera possible d'agir très-heureusement sur les défauts de transparence occasionnés par la sclérose, soit que nous favorisions l'évacuation dans les espaces lymphatiques des cellules qui y sont entassées, soit que nous agissions sur la dilatation de ces mêmes espaces en facilitant la circulation régulière du suc nutritif de la cornée.

Nous avons donc à recommander : 1° pour les taches cicatricielles les divers moyens éclaircissants ; 2° pour les opacités glaucomateuses les opérations anti-glaucomateuses ; et 3° pour la sclérose, ces mêmes opérations et particulièrement encore l'abrasion conjonctivale. Rappelons ici que l'on ne saurait, même par l'exploration la plus attentive, prétendre faire exactement la part qui, dans un cas de défaut de transparence de la cornée, revient à chacune des différentes origines que nous venons d'indiquer. Donc, rien de surprenant qu'un moyen qui est appelé à agir de préférence sur les taches par sclérose, produise l'éclaircissement d'une cicatrice, qu'une pupille pratiquée dans un but optique diminue sensiblement ce que nous pensions n'être qu'une tache cicatricielle. Les parties de la cornée qui se sont ainsi éclaircies étaient alors occupées par une opacité glaucomateuse greffée sur la cicatrice.

1° Les moyens destinés à éclaircir les taches cicatricielles ne doivent être mis en œuvre qu'autant que le processus inflammatoire, qui a fait naître la tache, est absolument arrivé à terme ; autrement on s'exposerait à voir se développer de nouveau un abcès ou un ulcère, que provoqueraient les topiques, ordinairement fort irritants, qui sont introduits entre les paupières dans le but de déterminer sur l'œil une congestion passagère, mais assez vive. Que l'on veuille bien ne pas s'exagérer la puissance de ces agents, qui s'émousse, surtout lorsqu'il s'agit d'anciennes cicatrices denses et généralement indélébiles.

Parmi les moyens éclaircissants, il faut citer d'abord les instillations journalières d'une goutte de laudanum pur ou coupé d'eau par moitié, les insufflations de calomel à la vapeur pratiquées chaque jour, l'usage de la pommade au précipité jaune (pag. 107), l'emploi de diverses essences, en particulier celle de térébenthine pure ou mélangée à une égale quantité d'huile d'olive. On a, dans ces derniers temps, essayé d'introduire sous la conjonctive des médicaments destinés à activer la résolution des taches cicatricielles de la cornée. A cet effet, on a injecté avec la seringue de Pravaz des solutions de chlorure de sodium, de faibles dissolutions d'acide chlorhydrique, de chloroforme, etc. (*Rothmund*). Cette médication ne peut aussi avoir d'efficacité, que si la tache cicatricielle présente en outre des parties infiltrées ou sclérosées susceptibles de guérison. Nous sommes d'avis qu'il ne faut pas pousser trop loin ces essais, ni prolonger l'emploi de moyens irritants et douloureux, dès que l'on s'est assuré qu'ils ne sont susceptibles de produire aucun changement ultérieur.

Les tentatives d'abrasion cornéenne pratiquées dans le but de faire cicatriser la cornée à nouveau et dans des conditions plus favorables, de façon à ce que le tissu qui repousse après l'ablation acquiert une transparence plus marquée, sont actuellement tout à fait abandonnées. Elles n'ont de raison d'être que si dans la cicatrice il s'est effectué un véritable dépôt affectant la forme d'une croûte métallique ou calcaire. Vous m'avez quelquefois vu enlever chez certains malades traités longtemps par des collyres métalliques, de véritables coques, sous lesquelles le tissu cornéen se montrait beaucoup plus transparent que ne le faisait d'abord supposer l'aspect de l'œil. Ces coquilles calcaires ou métalliques s'enlèvent avec la plus grande facilité si on les soulève avec un étroit couteau à cataracte. Est-il nécessaire pour détacher les parties opaques de pénétrer avec le couteau dans la cornée même? Les conditions sont tout autres et l'on ne rend généralement alors aucun service à son malade.

Lorsque la cornée est occupée dans sa totalité par une cicatrice, qu'il existe un leucome adhérent non staphylomateux, cas dans lesquels, après une exulcération complète de la cornée, le cristallin s'est généralement échappé de l'œil, qu'aucune complication glaucomateuse n'a affaibli les fonctions de l'appareil sensoriel de l'œil, alors il est certes bien indiqué de faire tous ses efforts, si pareille désorganisation a frappé les deux yeux (comme on l'observe encore fréquemment à la suite de l'ophthalmie purulente), pour tenter de rendre à ces malheureux qui jouissent d'une parfaite perception lumineuse, une partie, quelque minime qu'elle soit, de la vision perdue.

Je me suis efforcé, chez ces malades, ainsi que l'a fait M. *Gradenigo*, d'amincir par des trépanations successives le tissu cicatriciel, au point d'obtenir une partie tellement transparente qu'on a pu croire à l'établissement d'un trajet fistuleux. J'ai pu rendre ainsi à quelques malades une vision leur permettant de compter les doigts jusqu'à 1 et 2 mètres. On a modifié dans ces derniers temps ces simples trépanations, en plaçant dans la perte de substance des rondelles de cornée animale ou humaine (*Power, de Hippel, Dürr*). Ces greffes prennent parfaitement, et il est actuellement prouvé que la transparence de ces cornées transplantées, qui se perd au commencement, revient après quelque temps au point de rendre possible un certain degré de vision.

Les meilleures conditions pour la réussite de ces greffes sont les suivantes : 1° se servir d'un trépan à ressort, tel que je l'ai fait construire (fig. 6), permettant d'enlever instantanément une rondelle de cicatrice; 2° bien nettoyer les bords du trou pratiqué par le trépan, de façon qu'aucun élément de l'iris ne s'y interpose, ce que l'on ne peut faire exactement que sur un malade absolument tranquille (anesthésié), le corps vitré devant venir directement bomber dans l'ouverture (et le cristallin étant toujours enlevé en totalité, s'il ne s'est pas déjà entièrement échappé); 3° greffer un lambeau cornéen enlevé séance tenante sur un œil qu'on vient immédiatement d'énucléer (ainsi que les blessures qui font redouter une ophthalmie sympathique nous en fournissent l'occasion). Il n'est pas permis, dans le cas qui nous occupe, de refuser tout secours à de malheureux malades qui n'ont qu'une seule chance de recouvrer quelque vision, et l'on ne devra pas s'arrêter devant le reproche d'excentricité qui sera certainement lancé à quiconque tentera la greffe de la cornée.

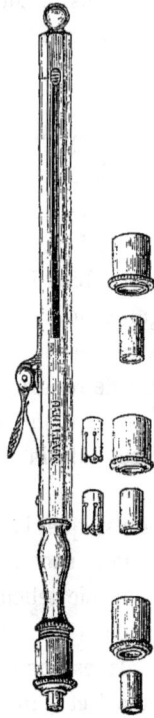

Le leucome généralisé n'occupe-t-il qu'un seul œil, ou s'agit-il d'un leucome partiel et indélébile? nous pourrons alors avec avantage recourir au tatouage qui, à un résultat cosmétique, joint encore un effet à la fois optique et antiphlogistique.

Fig. 6

SEIZIÈME LEÇON

TRAITEMENT DES TACHES DE LA CORNÉE (*suite*). STAPHYLOMES.
KÉRATOCÔNE.

Les premières tentatives, dans le but de colorer les taches Tatouage. de la cornée, ont été faites à cette clinique en 1869. Je me suis tout d'abord servi d'une simple aiguille à cataracte trempée dans de l'encre de Chine délayée dans très-peu d'eau, et j'ai ainsi pratiqué, dans les parties cicatricielles, de nombreuses piqûres très-serrées les unes contre les autres. Après avoir fait usage pendant quelque temps d'une aiguille à tatouage creuse, j'ai adopté la manière de procéder de *M. Tailor*, consistant à recouvrir avec une épaisse couche d'encre de Chine le leucome, pour y pratiquer ensuite, à l'aide d'un faisceau d'aiguilles réunies sur un manche (Fig. 7), une grande quantité de piqûres. Au moyen d'une

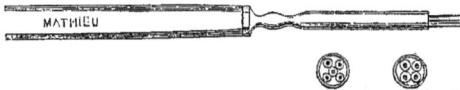

Fig. 7

petite spatule (Fig. 8), avec laquelle on exerce des frotte=

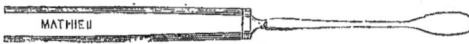

Fig. 8

ments, on oblige la matière colorante à s'insinuer dans les piqûres, et pour que celles-ci ne se trouvent pas immédiate= ment balayées par les paupières qui pourraient en chasser l'encre de Chine, on a soin de laisser encore dans l'œil l'écarteur pendant cinq ou dix minutes.

Vous aurez souvent occasion, Messieurs, de vous convaincre que, grâce à cette modification apportée au tatouage, on peut en une ou deux séances transformer un leucome d'un blanc éclatant en une tache du noir le plus foncé simulant à s'y méprendre la pupille, à ce point que des malades ainsi tatoués, placés devant vous, ne vous laisseront même pas soupçonner qu'un tatouage a été pratiqué.

Cette opération déjà en usage chez les anciens Grecs, comme M. *Anagnostakis* l'a démontré, est rentrée, à partir de 1869, dans la pratique courante, et vous ne trouverez guère actuellement d'oculistes qui n'y aient pas recours. Ce qui a surtout contribué à généraliser la reprise du tatouage, c'est qu'à part les services qu'il rend, il est fort peu douloureux et n'expose à aucun danger, si l'on a soin de ne pas opérer sur des yeux disposés à des attaques glaucomateuses, c'est-à-dire dans des cas où l'iris a été compris dans une cicatrice récemment formée et où il existe une tendance à la distension ectatique de la plaie. Une extrême prudence doit aussi être recommandée pour le tatouage de taches de sclérose, résultant d'anciens pannus granuleux. Dans ces circonstances, un pannus généralisé (surtout lorsqu'il a été imprudemment traité par des instillations d'atropine) peut déjà spontanément donner lieu à des accès glaucomateux avec ectasie de la cornée; lorsque sur une pareille cornée on fait plus tard des tatouages, il faudra s'attendre à voir réapparaître la tendance aux mêmes accidents. Si l'on excepte encore les opacités avec épaisses incrustations calcaires qui ne se prêtent pas au tatouage, toutes les autres formes de taches, soumises à un tatouage bien exécuté, ne réclameront même pas une surveillance attentive. Vouloir accuser le tatouage de pouvoir provoquer, longtemps après son application, des accidents qui éclatent sur des yeux parfois fortement désorganisés (Voy. la séance de la Société de Chirurgie, 30 janv. 1878), c'est interpréter les faits d'une façon tout à fait erronée.

On sait que les plus grands inconvénients des taches demi-transparentes de la cornée consistent dans la diffusion de la lumière à laquelle elles donnent lieu et les éblouissements qu'elles occasionnent très-souvent, lorsque la lumière est très-intense. Ces éblouissements et le trouble visuel qui les accompagne ont été combattus par l'usage des lunettes à fente sténopéique de *Donders*. La vision se trouve ainsi sensiblement améliorée; mais lorsqu'on doit porter de pareilles lunettes pour marcher dehors, il en résulte ce très-sérieux inconvénient, que le champ visuel est réduit au point de rendre l'orientation extrêmement difficile. Grâce au tatouage, il est possible de placer en quelque sorte la lunette sténopéïque dans l'œil même, et d'obvier à l'état fâcheux que nous venons de signaler.

L'augmentation de l'acuité visuelle que l'on obtient par le tatouage des taches semi-transparentes centrales, est souvent très-considérable, aussi a-t-on été engagé à user de ce moyen pour obvier à l'éblouissement qu'occasionne, chez certains malades, l'établissement d'une pupille artificielle antiphlo-gistique, en recouvrant d'un tatouage serré la portion de cornée située au devant de la pupille artificielle et des parties du cristallin impropres à une vision exacte (à cause de la présence d'opacités ou d'un changement partiel d'indice de réfraction).

Il a été à plusieurs reprises question, dans le cours de l'exposé des diverses kératites, d'une tendance à l'exulcéra-tion d'anciennes cicatrices. Cette forme d'affection cor-néenne offre parfois un caractère si tranché, qu'on a été porté à lui donner le nom de *kératite cicatricielle*. Depuis que la pratique du tatouage s'est généralisée, on a pu faire cette importante constatation que l'incorporation du charbon dans les cicatrices leur donne un plus grand pouvoir de résistance et les garantit de la kératite cicatricielle. Ce fait pratique remarquable (signalé par M. Vœlkers dans la thèse de son élève M. Holme), a permis d'atteindre cet heureux résultat, de débarrasser un grand nombre de malades de rechutes inflammatoires qui les forçaient à chaque instant à interrompre leurs occupations, et a en outre puissamment contribué à répandre encore davantage le tatouage.

L'action antiphlogistique de cette opération s'explique par l'oblitération des vaisseaux de la tache cicatricielle, soit qu'il y ait lésion directe des vaisseaux et introduction dans leur lumière des particules de charbon, soit que celles-ci, entraînées dans le courant circulatoire, aient pénétré dans les parois vasculaires (*Bowicz*). Cette fermeture d'un nombre considérable de vaisseaux rend non-seulement les cicatrices plus résistantes, mais permet aussi de les colorer d'une façon très-intense.

Je m'abstenais au début de tatouer des leucomes fortement vasculaires, supposant à tort que l'hémorrhagie relativement abondante qui suivait les piqûres multipliées de ces cicatrices très-vasculaires, entraînait constamment le charbon et s'opposait à la coloration de pareilles taches. Actuellement je n'hésite même pas à tatouer (et avec succès) des parties conjonctivales recouvrant les larges ouvertures que l'on pratique pour l'ablation des staphylômes cornéens. Ici les premières séances de tatouage sont uniquement destinées à faire disparaître la vascularisation; et, ce résultat obtenu, on arrive à une coloration aussi accusée que s'il s'agissait de la cicatrice la plus favorable au tatouage.

Nous pouvons donc dire que, dans les cas où il existe une disposition aux kératites cicatricielles, la coloration artificielle des leucomes, même lorsqu'elle n'est nullement exécutée dans un but cosmétique ou optique, doit être regardée comme le meilleur préservatif des rechutes si communes chez ces malades.

2° La thérapeutique des taches glaucomateuses se réduit à l'emploi de l'iridectomie et de la sclérotomie. Ces opérations n'ont cependant guère d'influence pour faire disparaître les opacités dont le développement s'est fait très-lentement, mais l'excision de l'iris, à part qu'elle est susceptible de provoquer une amélioration marquée de la vision, doit encore être toujours exécutée dans les cas où la formation de pareilles taches constitue en quelque sorte le prélude du glaucome, afin que cette affection ne puisse pas éclater et amener des désordres plus graves pour l'organe malade.

La sclérose cornéenne, surtout celle qui repose sur des troubles circulatoires du côté des voies lymphatiques de la cornée, doit surtout trouver un puissant remède dans des opérations qui, comme l'iridectomie et la sclérotomie, déterminent une détente de la tension cornéenne. Nous pensons que la sclérotomie, qui ne laisse aucune trace et n'entraîne par elle-même aucune cause d'éblouissement (par agrandissement du champ pupillaire), doit tout spécialement trouver ici son application. Le débridement du tissu trabéculaire péricornéen, l'établissement d'une cicatrice à filtration que nous fournit la sclérotomie, contribueront puissamment à ramener à des conditions normales la circulation du suc nutritif dans la cornée. Aussi m'a-t-il été permis déjà de vous présenter plusieurs malades chez lesquels cette action a pu être vérifiée et contrôlée par des chiffres qui nous ont démontré l'incontestable puissance de ce nouveau genre d'opération.

3º Comme opération destinée à éclaircir des cornées sclérosées, figure principalement l'abrasion conjonctivale, qui donne aussi d'incontestables succès. Elle peut être employée tout d'abord lorsqu'on recule devant une opération qui, quoique inoffensive, est cependant d'une exécution beaucoup plus délicate, comme la sclérotomie. Nous avons déjà eu occasion de faire connaître comment, à notre sens, agit la syndectomie considérée comme moyen éclaircissant de la cornée (voy. p. 166). Quoique ce mécanisme ne soit encore nullement élucidé, il est possible que la formation d'un cercle cicatriciel établi au devant du tissu trabéculaire qui renferme les principales voies lymphatiques de l'œil, puisse exercer une puissante action modificatrice sur ce courant lymphatique.

Je me souviens avoir entendu *Furnari* affirmer que, dans les cas de pannus granuleux avec complications glaucomateuses, son abrasion avec *raclage* péricornéen avait une action anti-glaucomateuse aussi puissante que la plus large excision de l'iris. Cette assertion, sortie de la bouche d'un praticien des plus honnêtes, me paraît actuellement moins étonnante, en songeant que l'on penche de plus en plus à regarder l'évolution des phénomènes glaucomateux comme le résultat d'un défaut d'écoulement de la lymphe, et que la guérison du glaucome paraît reposer sur le rétablissement de l'équilibre entre la sécrétion et l'excrétion lymphatique, au moyen de plaies facilitant la filtration.

Staphylômes Une autre altération que peuvent laisser les processus exulcératifs de la cornée, consiste dans la *cicatrisation ectatique* et la formation des *staphylômes*. Tandis que beaucoup de pertes de substance produites par des kératites ulcéreuses qui n'ont pas abouti à la perforation, se guérissent en laissant un changement de niveau formant un creux ou une facette, la guérison avec modification inverse dans la courbure de la cornée est à craindre, lorsque la perforation s'est accompagnée d'un enclavement de l'iris et d'une attraction de cette membrane sur une grande étendue vers la surface postérieure de la partie exulcérée de la cornée.

Le rôle que joue l'iris dans la formation du staphylôme est des plus importants. Notons d'abord que des pertes de substance centrales, sans enclavement de l'iris, n'entraînent pas le développement d'une cicatrice ectatique, et qu'on peut à peu près en dire autant de petites ouvertures représentant un point ou une fente, constituées par la destruction de part en part de la cornée (comme peut aussi en produire un traumatisme). Ici l'iris ne s'engageant que fort peu dans la plaie, et le reste de cette membrane s'en détachant par l'accumulation de l'humeur aqueuse, il se forme simplement une cicatrice avec synéchie antérieure de peu d'étendue.

Parmi les conditions favorables au développement du staphylôme, il faut citer une large perforation qui attire sur une grande étendue l'iris vers la partie exulcérée, ou des perforations peu considérables, mais multiples et symétriquement disposées, qui, en exerçant une traction sur le diaphragme iridien, le tendent et l'appliquent contre la surface de la cornée. Les vastes perforations' qui ont si aisément pour conséquence le développement d'un staphylôme *total*, s'observent dans le cours des ophthalmies purulentes et diphthériques, ainsi qu'à la suite de l'ulcère infectant, tandis que les étroites perforations symétriques conduisent, chez les enfants atteints de kératite pustuleuse, facilement à la production d'un staphylôme qui, ici, n'est ordinairement que *partiel.*

Le manque de résistance de la cornée ne peut certainement pas seul expliquer la formation de cicatrices ectatiques, car nous voyons de très-vastes ulcérations qui, n'ayant abouti qu'à une perforation centrale non suivie d'enclavement iridien, se guérissent sans que la cicatrice subisse la moindre distension. Évidemment c'est l'iris qui joue ici le principal rôle, et l'on est unanime à admettre que la distension de la cicatrice n'a lieu que par suite du développement de symptômes glaucomateux, l'exagération de la pression pendant la période de cicatrisation étant ainsi la cause de l'ectasie. On est d'autant plus autorisé à accepter ce fait, qu'en examinant des yeux atteints de staphylôme partiel, laissant libre une portion du champ pupillaire, l'exploration du fond de l'œil permet de constater la présence d'une excavation glaucomateuse de la papille, et qu'en général le trouble visuel est disproportionné avec l'obstacle que la présence du staphylôme devrait apporter à l'exercice de la vision.

Autrefois, lorsque l'on expliquait par un surcroît de sécrétion, d'après la théorie de *Donders*, l'évolution du glaucome et que cette idée était généralement admise, on disait que l'attraction de l'iris dans la plaie provoquait un tiraillement des nerfs de cette membrane qui, se propageant au corps ciliaire, déterminait une névrose sécrétoire. On négligeait ainsi de tenir compte de ce fait, qu'après de très-vastes perforations l'iris s'engageant sur une grande étendue dans la plaie, subissait rapidement une destruction qui ne laissait persister dans la cicatrice que les vestiges de son pigment. Suivant la théorie que j'ai le premier défendue, il faut regarder comme raison essentielle du glaucome, non une névrose sécrétoire, mais un défaut excrétoire, et les guérisons d'ulcères cornéens suivies de staphylômes et de symptômes manifestement glaucomateux, viennent singulièrement à l'appui de notre manière de voir.

Toutes les fois que les perforations ont pour conséquence d'attirer fortement l'iris dans l'angle iridien, de fixer dans une certaine étendue cette membrane contre les arcades du canal de Fontana, et de déterminer un accollement définitif de l'iris avec la portion la plus périphérique de la chambre antérieure, les conditions favorables pour le développement de la cicatrisation glaucomateuse sont établies, attendu que les voies d'élimination de la lymphe se trouvent ainsi interceptées sur une grande étendue. Au contraire, dans les cas où les conditions de traction maximum de l'iris sont réalisées, c'est-à-dire lorsqu'il s'agit d'une perforation centrale, si celle-ci est étroite, de façon à ne pas entraîner l'accollement de l'iris sur la face postérieure de la cornée, alors on constate la formation d'une cicatrisation plate. Pourtant, il sera possible plus tard de se convaincre que le tiraillement exercé sur l'iris a été poussé ici au point d'atrophier la portion de membrane enclavée et la synéchie antérieure, en même temps que l'attache périphérique de l'iris a subi une traction très-accusée, pouvant même quelquefois donner lieu à la formation d'une pupille artificielle spontanée.

Il est de la plus grande importance de bien noter ce mécanisme du développement des cicatrices ectatiques de la cornée, parce que le traitement à instituer devra être dirigé de façon à éviter autant que possible la coaptation prolongée de l'iris avec la périphérie de la chambre antérieure, et l'agglutination de cette membrane dans la région excrétoire la plus importante de l'œil. De ce côté, la thérapeutique oculaire a encore fait un grand pas en transformant le traitement que, par routine, on continuait à prescrire, quoique son inefficacité reconnue aurait dû depuis longtemps nous avertir que nous faisions fausse route.

Je ne crois pas, Messieurs, tomber dans l'exagération, en vous disant que nous pouvons actuellement sauver d'une perte certaine (et il faut regarder comme perdu tout œil atteint d'un staphylôme même partiel) nombre d'yeux pour lesquels autrefois une guérison n'était pas possible. Tout d'abord il faudra abandonner le pernicieux emploi que l'on faisait constamment de l'atropine dans tous les cas de perforation. Cet agent, en refoulant l'iris contre la périphérie de la chambre antérieure, avait pour effet de faciliter nécessairement l'évolution du glaucome, outre l'action que ce mydriatique exerce encore sur la pression intra-oculaire. Les conditions favorables au développement d'un staphylôme étant reconnues, si l'on est convaincu de ne pouvoir atteindre pacifiquement un heureux résultat, il faudra en venir tout de suite à une opération anti-glaucomateuse.

Autrefois, on pratiquait une semblable opération lorsqu'on voyait déjà le staphylôme en pleine évolution, qu'on avait à lutter contre les dangers sérieux d'un état glaucomateux, poussé souvent à un très-haut degré, et rendant l'iridectomie fort dangereuse, par suite d'une luxation du cristallin, de la liquéfaction du corps vitré, etc. Actuellement, nous devons opérer pour ne pas permettre qu'une perte de substance de la cornée se guérisse pendant que l'excrétion oculaire se trouve entravée et que le tissu réparateur est soumis à une pression exagérée et à une extension désastreuse pour l'œil.

Les moyens de *prévenir* la formation d'un staphylôme à a suite d'une perforation consistent dans les préceptes suivants : 1° Enlever toute partie de l'iris faisant hernie, quelque étendue qu'elle soit, même au risque de provoquer par une très-large ouverture l'issue du cristallin, s'il se présente dans la plaie. A cet effet, on peut, soit diviser le prolapsus avec un couteau étroit en faisant la section d'arrière en avant, comme si l'on procédait à la kératomie, soit faire sur le prolapsus un petit lambeau inférieur. Après l'affaissement de la saillie iridienne, on saisit le lambeau (les lambeaux dans le cas d'une section transversale), et on en effectue l'abrasion avec les pinces-ciseaux qui se prêtent merveilleusement à cet usage.

2° Faire, pendant toute la durée de la cicatrisation, un emploi méthodique du sulfate d'ésérine en instillant une goutte d'une solution au centième trois fois par jour, et, surtout après de vastes perforations, appliquer soigneusement le bandeau compressif. Le pansement devrait être renouvelé très-souvent si la conjonctive montrait un certain degré de purulence.

3° Dans le cas d'une perforation peu étendue, lorsqu'en dépit de l'ablation du prolapsus et de l'usage énergique de l'ésérine, on s'aperçoit que l'agglutination de l'iris s'opère vers l'angle iridien sur une certaine étendue, procéder alors à la sclérotomie, ou mieux encore, dans ces circonstances où il importe aussi d'ouvrir une nouvelle pupille, à l'iridectomie. L'emploi du couteau étroit de *de Graefe*, que j'ai, avec *Monoyer*, tant recommandé pour l'iridectomie, rend ici possible l'exécution de l'opération, en l'absence même de toute chambre antérieure entre le bord cornéen et l'iris attiré vers la perforation. Des instillations réitérées d'ésérine doivent encore être faites après l'iridectomie, afin de prévenir le moindre enclavement de l'iris dans la plaie.

L'alcaloïde de la fève de Calabar, appliqué au traitement des perforations, possède un pouvoir tout particulier, c'est de s'opposer à la production de cicatrices ectatiques. Cette remarquable action résulte probablement d'effets purement mécaniques et qui sont, d'abord, le resserrement si accusé du sphincter de l'iris ayant pour conséquence de dégager l'angle iridien, autrement dit l'encoignure de la chambre antérieure, du contact de l'iris ; et, en second lieu, la contraction des parois de tous les vaisseaux intra-oculaires, entraînant la diminution de la sécrétion et de la tension intérieure de l'œil.

Est-on appelé à soigner un staphylôme déjà établi? on agira différemment suivant que l'on aura affaire à un staphylôme partiel ou total. Le staphylôme, lorsqu'il ne date pas de très-longtemps, peut encore trouver un remède dans l'emploi de l'iridectomie, surtout si l'on pratique une double excision de l'iris (à intervalle de quelques semaines), en faisant converger les sections de façon qu'elles se réunissent au bord cornéen, en un point placé en face du milieu de la portion staphylomateuse de la cornée. En pratiquant ainsi deux larges iridectomies à deux ou trois semaines de distance, on s'efforcera de bien complétement dégager l'iris de la cicatrice et de l'encoignure de la chambre antérieure voisine, et d'enlever exactement toute la portion de membrane iridienne qui, comprise dans la cicatrice, se trouvait attirée vers la face postérieure de la cornée et souvent agglutinée avec elle.

Mais que l'on veuille bien ne pas oublier que le staphylôme partiel, alors même qu'il est très-circonscrit, est une maladie qui ne laisse que fort peu de chances pour le rétablissement d'une vision quelque peu utile pour le malade. Aussi, si l'on a échoué avec une seule ou même une double iridectomie, on procédera à l'ablation du staphylôme, soit en ayant recours à la trépanation, soit en excisant un lambeau semi-lunaire pour réunir ensuite la plaie cornéenne avec un point de suture très-fin.

Lorsque le staphylôme est complet, c'est-à-dire qu'il

occupe toute l'étendue de la cornée, il importe de constater si les parties avoisinantes de la sclérotique ont participé sensiblement à la distension, et si la limite entre le tissu cicatriciel et la sclérotique se trouve plus ou moins complétement effacée (staphylôme intercalaire). Dans ce cas, il faut conclure que la pression intra-oculaire a été poussée déjà à un assez haut degré pour engager à renoncer à une ablation de la cornée ou du segment antérieur de l'œil, si l'on ne veut pas s'exposer aux dangers de très-fortes hémorrhagies, qui sont alors constamment suivies d'inflammation, avec réduction très-notable du moignon. Dans ces conditions, un praticien prudent aura recours à l'énucléation.

Par contre, pour toutes les ectasies bien limitées à la cornée et complètes, on procédera à l'ablation avec sutures conjonctivales destinées à fermer la plaie résultant de l'excision du staphylôme. Quatre sutures sont d'abord placées dans la conjonctive, qu'on a bien exactement détachée du bord cornéen et dégagée presque vers l'équateur de l'œil. Afin de ne pas éprouver d'embarras lors de la fermeture des sutures, dont on renverse deux sur la tempe et deux sur le dos du nez, on a soin de faire choix de fils différemment colorés. On pratique ensuite l'ablation du staphylôme, en agissant comme si l'on voulait faire une très-large kératomie par le milieu de la cornée, et en enlevant très-exactement avec les ciseaux les deux moitiés du staphylôme. Lorsqu'on s'est assuré que le cristallin s'est échappé de l'œil, on ferme les sutures conjonctivales, qu'on laisse spontanément s'éliminer chez les enfants. J'obtiens par ce procédé une conservation si parfaite de la forme de l'œil, qu'en tatouant la conjonctive qui occupe la place de la cornée, on peut, au grand avantage des malades, éviter de leur faire porter un œil artificiel.

Le procédé d'ablation avec sutures passées à travers la sclérotique (*Critchett*) doit être abandonné. Non-seulement ce mode de sutures donne lieu à des moignons anguleux et peu convenables pour le port d'yeux artificiels, mais encore il doit faire redouter une irritation sympathique de l'autre œil.

Quoique ne se développant pas, au moins d'une manière saisissable, sous l'influence d'une inflammation de la cornée, nous avons encore à traiter d'une forme de distension de cette membrane, connue sous le nom de *cornée conique* ou staphylôme pellucide. On peut voir, en effet, et cela généralement chez des personnes encore jeunes, la portion centrale de la cornée se bomber en avant, de façon à former un cône obtus qui se perd souvent assez brusquement dans les parties périphériques de la cornée, restées elles-mêmes sensiblement dans leur niveau normal. La localisation de l'ectasie pellucide vers les parties centrales, en sorte que le sommet du cône coïncide assez souvent avec le centre cornéen, différencie cet état des ectasies généralisées, assez translucides, auxquelles un pannus granuleux étendu à toute la cornée, mais guéri, peut avoir donné lieu. En outre, le véritable kératocône ne montre que vers son sommet une légère opacité, qui peut aussi faire complétement défaut, tandis que dans les ectasies généralisées, consécutives au pannus, le tissu ne regagne jamais une entière transparence, ainsi que nous le révèle l'éclairage oblique.

S'agit-il d'un staphylôme pellucide bien développé? alors l'inspection directe permet de reconnaître la maladie dès que l'on examine l'œil de profil. Si l'affection ne fait que débuter et n'a encore acquis que peu de développement, il sera indispensable de bien étudier les reflets cornéens et d'observer les tiraillements de ces reflets; ou mieux, on fera usage d'un miroir plan, afin d'explorer la cornée par transparence et de constater l'ombre particulièrement mobile, à la moindre inclinaison du miroir, que le cône produit dans le champ pupillaire éclairé. L'exploration du fond de l'œil permet aussi aisément de reconnaître un astigmatisme irrégulier, que révèle le tiraillement excessif de l'image de la papille optique,

Le traitement du kératocône serait singulièrement facilité, s'il nous était possible de nous rendre un compte plus exact de l'étiologie de cette maladie, qui éclate souvent simultanément sur les deux yeux, et détermine les degrés les plus élevés de myopie, avec diminution sensible de l'acuité, par suite de l'astigmatisme et de la polyopie, mettant parfois les malades dans l'impossibilité de se conduire. Actuellement, nous ne saurions encore dire si la cornée est primitivement malade et cède à une pression normale, capable ainsi de réduire le sommet du cône à l'épaisseur d'une feuille de papier, ou bien si des symptômes glaucomateux sont la cause déterminante du mal, en ne révélant leur existence au malade que par le trouble progressif de la vision.

C'est cette incertitude qui rend nos tentatives thérapeutiques si peu fructueuses. Ainsi, on a vainement cherché par de larges iridectomies à arrêter les progrès du mal et à réduire l'ectasie ; et les éblouissements et la polyopie dont se plaignent les malades, se sont trouvés encore accrus par cette opération. Le traitement par un simple ou double enclavement de l'iris, pratiqué dans le but d'améliorer la vue en transformant la pupille en une fente plus ou moins étroite, a dû aussi être complétement abandonné, depuis que l'on a reconnu combien ces opérations d'iridésis sont dangereuses pour l'avenir et propres même à accroître la pression intra-oculaire.

L'idée de *de Graefe* d'établir une rétraction cicatricielle dans la partie la plus ectatique de la cornée était beaucoup plus heureuse, ainsi que les faits l'ont démontré. Pour atteindre ce but, on enlève un peu au-dessus du kératocône (et non comme l'indique *de Graefe* sur la partie la plus amincie du cône) un petit lambeau cornéen équivalent à la largeur d'un couteau à cataracte de *de Graefe*, en ayant soin de ne pas ouvrir la chambre antérieure. Les jours qui suivent cette ablation, on cautérise la plaie avec le crayon de nitrate d'argent mitigé de manière à la transformer en ulcère.

Celui-ci est alors fendu, ainsi que je l'ai recommandé, en procédant comme s'il agissait d'un ulcère rongeant. On tient ensuite la plaie ouverte pendant six à huit jours, en même temps que par une dilatation convenable de la pupille, on évite la formation d'un leucome adhérent.

Un autre mode de traitement consiste à réduire directement l'étendue du kératocône, en pratiquant l'ablation d'un petit lambeau elliptique de la cornée et réunissant la plaie ainsi formée par un ou deux points de suture (*Bader*). Enfin on peut enlever sur le kératocône une rondelle avec le trépan de *Bowman* ou le mien, et joindre au besoin à la trépanation une iritomie que l'on exécute en passant à travers l'ouverture de la cornée les branches fines des pinces-ciseaux (*Abadie*). Mais il ne faut pas se dissimuler que ces opérations pratiquées au devant de la cristalloïde sont périlleuses, qu'une ouverture cornéenne de quelque étendue, abolissant pour un certain temps la chambre antérieure, expose aisément à des adhérences de l'iris avec la plaie et la face postérieure de la cornée, enfin que ces sortes d'opérations laissent des cicatrices encore plus apparentes que l'établissement d'un ulcère suivi de la kératomie.

L'action que pourront avoir sur la réduction d'un kératocône des sclérotomies répétées, jointes à l'usage longtemps continué de l'ésérine, doit encore être étudiée.

Nous terminons, Messieurs, les maladies de la cornée, en vous signalant encore les *tumeurs* que l'on peut rencontrer sur cette membrane, et qui, comme l'épithéliome, le sarcome et le mélano-sarcome, se développent presque toujours dans le feuillet épithélial de la cornée et prennent leur point de départ du limbe conjonctival, pour fuser alors dans la trame cornéenne; mais le tissu propre de la cornée ne prend pas part à leur développement. Le traitement de ces tumeurs ne peut consister que dans leur ablation et, vu l'extrême difficulté de les circonscrire, il réclame presque constamment l'énucléation du globe oculaire, dès que l'on a reconnu le

Tumeurs.

caractère malin de l'affection ou qu'une récidive nous a suffisamment renseigné à cet égard. (Voy. *Tumeurs conjoncti-*
vales, pag. 139.)

MALADIES DE LA SCLÉROTIQUE

DIX-SEPTIÈME LEÇON

SCLÉRITE. CORPS ÉTRANGERS ET BLESSURES DE LA CONJONCTIVE, DE LA CORNÉE ET DE LA SCLÉROTIQUE.

Anatomie.

Ni au point de vue microscopique, ni histologiquement on
ne peut établir une séparation précise entre la cornée et la
sclérotique. En ayant recours à un faible grossissement, l'on
reconnaît seulement, en réalité, que les fibrilles prennent,
pour devenir tissu cornéen, une direction plus régulière et que
les espaces lymphatiques affectent un entassement plus symé-
trique. Le ciment antérieur se termine à la naissance de la
sclérotique par un bord effilé et aminci, et les fibrilles suivant
lesquelles il se décompose pénètrent dans le tissu propre de
la conjonctive, qui, elle-même, envoie sa couche épithéliale
au devant de la cornée.

L'étude du passage de la partie interne de la cornée dans
le tissu sclérotical offre bien plus de difficultés, et la région
où a lieu cette transformation, représente le véritable champ
de bataille sur lequel doivent se vider les plus importantes
questions de physiologie et de pathologie oculaires. Ceci
explique, Messieurs, pourquoi nous devons nous arrêter un

instant sur ce sujet, attendu qu'une bonne thérapeutique doit avant tout s'appuyer sur des notions exactes d'anatomie et de physiologie.

M. Waldeyer a donné le nom d'*angle iridien* au point d'intersection de la trame iridienne, du stroma cellulaire du corps ciliaire, du muscle accommodateur, des parties postérieures et externes de la cornée et de la sclérotique, qui concourent à former à l'encoignure de la chambre antérieure un tissu caverneux particulier. Ce tissu est, comme l'a montré *M. Schwalbe*, composé de trabécules élastiques, arrondies et aplaties, qui, en continuant la membrane de Descemet, constituent vers le canal de Schlemm de véritables lamelles fenêtrées.

Dans la composition de ce tissu trabéculaire élastique, entrent du côté de l'iris, pour une bonne part, les tendons élastiques du muscle ciliaire et le tissu cellulaire de ce même muscle. Du côté de la cornée, le ciment postérieur, ou la membrane de Descemet, se dissocie en entier dans les lamelles fenêtrées. Vers la chambre antérieure, ce tissu trabéculaire donne lieu à un arrangement en palissades, laissant au devant du reste du tissu trabéculaire et à mailles plus serrées de l'angle iridien, d'assez vastes espaces, qu'on a représentés à tort comme un canal, dit de Fontana. Il ne s'agit ici que de larges mailles du tissu trabéculaire, cloisonnées par des trabécules qui se perdent dans la membrane de Descemet, et qu'on désignait autrefois sous le nom de ligament pectiné. Ces mailles ou espaces de Fontana communiquent directement avec la chambre antérieure.

Vers la surface externe de l'œil, dans la sclérotique même, le tissu caverneux que nous venons de décrire circonscrit une série d'espaces assez continus pour former ordinairement un véritable canal ou une rainure, c'est le canal de Schlemm ou la rainure de Schwalbe. Les espaces de Fontana et le canal de Schlemm ne sont autre chose qu'une série de lacunes du tissu trabéculaire contigües, les unes placées plus en de-

dans vers la chambre antérieure, les autres dirigées davantage vers la surface de la sclérotique, mais toutes communiquant plus ou moins directement ensemble.

L'endothèle (ou épithèle de la membrane de Descemet) se
continue sous forme de plaques dans les plus petits espaces
du tissu trabéculaire de l'angle iridien, il garnit par conséquent les espaces qui constituent ce qu'on a appelé à tort
canal de Fontana et canal de Schlemm. A mesure que les
espaces du tissu trabéculaire se rétrécissent pour devenir
canalicules et lacunes de la cornée ou espaces lymphatiques de
la sclérotique, les plaques épithéliales prennent le caractère
des cellules cornéennes ou scléroticales. On peut donc dire
que la chambre antérieure, tapissée elle-même d'endothèle,
se continue non-seulement d'une manière directe avec
les espaces de Fontana et le canal de Schlemm, mais encore
qu'elle se perd insensiblement dans les voies lymphatiques de
la cornée et de la sclérotique.

On n'observe jamais normalement dans le canal de Schlemm
la circulation de globules rouges du sang, et il faut regarder
ce canal ainsi que les espaces de Fontana comme appartenant
au système circulatoire lymphatique. Or, le canal de Schlemm
communique avec les veines scléroticales qu'on peut même
injecter du côté de la chambre antérieure ; il est donc démontré que ce canal met en communication la chambre antérieure avec la circulation veineuse.

Un système de valvules doit s'opposer à ce que le sang des
veines ne se déverse, si les conditions de pression sont normales, dans le canal de Schlemm et par suite dans la chambre
antérieure ; toutefois l'existence de cet appareil valvulaire n'a
pu encore être démontrée. Au point de vue thérapeutique,
cette disposition est d'une haute importance, car par des
sections telles que la sclérotomie nous les fournit, peut-être
pourrons-nous établir des communications plus directes entre
les courants lymphatique et veineux et dégager ainsi directement la chambre antérieure.

Nous n'avons pas à décrire ici le tissu propre de la sclérotique, composé de faisceaux de tissu cellulaire étroitement enfeutrés, qui s'entrecroisent ordinairement à angle droit, et dont les plus proches de la surface interne du globe oculaire sont entremêlés d'un nombre variable de cellules pigmentées.

L'inflammation isolée de la sclérotique est désignée sous le nom de *sclérite* ou *épisclérite*. Mais une inflammation peut frapper simultanément la sclérotique et la choroïde, pour donner lieu à l'affection appelée scléro-choroïdite et aboutissant généralement à des distensions connues sous la dénomination de staphylomes scléroticaux, maladies que nous étudierons en parlant des choroïdites.

La sclérite ou épisclérite se présente sous forme de foyers circonscrits, siégeant à l'entour de la cornée, et formant des bosselures dont l'injection intense et profonde fournit tout de suite un caractère différentiel important, permettant de distinguer l'affection qui nous occupe des inflammations circonscrites de la conjonctive, comme les phlyctènes ou les pustules conjonctivales.

Les bosselures, formées par l'épisclérite, offrent une teinte sombre, d'un bleu rougeâtre, et ont ordinairement leur maximum d'élévation à 2 ou 3 millimètres de distance du bord cornéen. Si on examine le sommet de cette bosselure, on le voit recouvert, contrairement à ce qui arrive pour la phlyctène ou la pustule, d'un lacis de vaisseaux conjonctivaux mobile sous la pression du doigt. Quoiqu'il arrive rarement que le bouton d'épiscléritis atteigne le bord cornéen, le fait d'être recouvert en totalité de vaisseaux superficiels permet d'établir immédiatement le diagnostic, et de distinguer l'inflammation de la sclérotique des affections dans lesquelles la partie la plus élevée de l'éruption est constituée par une simple couche épithéliale, placée au-devant d'une collection liquide plus ou moins mélangée de leucocytes, ou présente un fond exulcéré et pultacé, après élimination de l'épithélium. Notons que les boutons d'épisclérite ne s'exulcèrent jamais, et que les ulcérations scléroticales sont, ou de nature traumatique, ou le résultat d'une affection ayant pris son point de départ dans la conjonctive où la choroïde (épithéliome, gommes).

La sclérite peut encore être aisément reconnue par la forme particulière de sclérose qu'elle produit dans la cornée, déterminant au voisinage du bouton sclérotical une zone analogue à un arc sénile très-développé qui aurait occupé cette région (*Mackenzie*). Cette sclérose n'a pas une tendance très-marquée à s'irradier vers les parties centrales de la cornée, mais reste assez circonscrite près du bord avoisinant le bouton scléral. Elle se différencie ainsi sensiblement de la véritable kératite parenchymateuse, avec iritis, qui accompagne la scléro-choroïdite antérieure, maladie apparaissant aussi très-souvent par foyers et pouvant être confondue avec la simple épisclérite.

La forme pure de sclérite offre encore ceci de particulier, qu'elle ne laisse d'autres traces qu'une pigmentation ardoisée de la sclérotique. La sclérose cornéenne rétrograde, et aucune synéchie postérieure persistante ne démontre que l'iris ait pris quelque part active à une maladie localisée de préférence dans le tissu épiscléral. Il n'en est plus ainsi pour les variétés de scléro-choroïdite qui laissent ordinairement des scléroses très-accusées et persistantes de la cornée, des adhérences étendues de l'iris et des ectasies sclérales.

Du reste, la véritable sclérite frappe tout d'abord par son indolence ; à peine existe-t-il une légère pesanteur dans le front et un peu de gêne dans les mouvements des paupières. Quoiqu'on puisse rencontrer une forme aiguë de sclérite, même si elle ne produit qu'un seul bouton, l'affection persiste encore des mois, tandis que la conjonctivite phlycténulaire, à part les récidives, guérit rapidement. La forme chronique de sclérite, dans laquelle à un bouton à peine affaissé, succède un nouveau bouton qui se développe autour de la cornée, pourrait être confondue avec la scléro-choroïdite dont la marche est aussi très-lente, si on ne prenait pas garde au mode de guérison des précédents boutons qui ne laissent d'autres vestiges que des taches ardoisées, caractère qui permettra aisément de fixer le diagnostic.

. Cette maladie éclate essentiellement chez des sujets ayant souffert de rhumatisme, surtout articulaire, et principalement encore de douleurs articulaires dans les genoux. Je crois cette coïncidence tellement fréquente que, si la sclérite se présente chez des personnes encore assez jeunes, ce qui est d'ailleurs rare, on peut leur annoncer qu'il existe chez elles une disposition au rhumatisme articulaire chronique, alors qu'elles n'ont pas encore souffert jusqu'ici de douleurs rhumatismales. Dans le cas de rechutes survenant parfois après plusieurs années, j'ai pu entendre des malades confirmer la prédiction que j'avais autrefois faite et qu'ils avaient souvent mal accueillie.

Le traitement de cette affection exige que l'on évite soigneusement l'emploi de tout agent irritant, c'est pour cette raison qu'il importe tant d'en bien établir le diagnostic. D'ailleurs une infraction à cette règle permettrait bientôt de constater que les moyens irritants sont très-mal supportés, et qu'ils provoquent une sensibilité persistante alors que jusqu'ici l'œil avait été exempt de toute sensation douloureuse.

Afin d'accélérer la marche traînante de l'affection, on prescrit avec avantage les compresses aromatisées pendant deux ou trois heures chaque jour, et on fait porter la nuit un bandeau compressif qui entretient sur l'œil un certain degré de chaleur. L'atropine ne sera employée en instillations de quelques gouttes par jour, que dans les cas où la maladie n'offre pas le caractère absolument pur de l'épisclérite et que des symptômes d'iritis avec douleurs sont venus s'y adjoindre. Pour la véritable forme d'épisclérite, les lotions et les collyres irritants doivent être rigoureusement écartés.

Le traitement qui nous donne actuellement les plus heureux résultats consiste en des injections sous-cutanées de pilocar-

pine (5 gouttes par jour de la solution à 20 centigrammes
pour 2 grammes). Ces injections sont pratiquées préférable-
ment dans la matinée, pendant que le malade est au lit, afin
d'obtenir, en même temps qu'une copieuse salivation, une
transpiration très-abondante. Je préfère faire usage du chlorhydrate de pilocarpine, et je porte la dose de l'injection à
6 ou 7 gouttes lorsque la transpiration ne se produit qu'incomplétement. Ce traitement abrége sensiblement le cours
si lent de l'affection, et je puis vous présenter des malades
chez lesquels, après huit ou dix injections, le bouton d'épiscléritis s'est affaissé et a disparu.

Simultanément avec ces injections, nous prescrivons constamment 2 à 3 grammes d'iodure de potassium (2 cuillerées
à bouche d'une solution de 8 à 10 grammes pour 200). S'agit-il
de personnes débiles, de femmes anémiques? alors nous donnons des préparations ferrugineuses en même temps que nous
faisons prendre l'iodure en lavement (2 grammes pour 30
d'eau). Afin de prévenir les rechutes si fréquentes chez les rhumatisants, on conseille l'hydrothérapie, en insistant surtout
sur les transpirations prolongées avec emmaillottement sec et
ablutions très-rapides en respectant le cuir chevelu.

Un traitement débilitant est absolument contre-indiqué,
aussi faut-il bien s'abstenir de recourir aux déplétions sanguines, auxquelles on pourrait être engagé à cause de la rougeur très-prononcée de l'œil. En général, les injections de
pilocarpine sont fort bien supportées ; elles n'affaiblissent pas
les malades, si l'on a soin de bien soutenir la nutrition et au
besoin de stimuler l'appétit par des préparations amères et
en particulier le quinquina.

Vous serez peut-être étonnés, Messieurs, qu'avec la description de la sclérite, nous ayons déjà terminé le chapitre
relatif aux affections scléroticales, mais, en réalité, la sclérotique ne se montre guère affectée que secondairement, et,
par conséquent, c'est en traitant des maladies choroïdiennes
que nous aurons à revenir sur les altérations de cette mem-

brane, pour nous occuper alors aussi des déformations dont elle peut devenir le siége. La sclérotique n'est guère suscep-tible elle-même d'être affectée de maladies exulcératives et de dégénérescences. Sous ce rapport, le rôle passif qu'elle joue est encore plus marqué que pour la cornée, et son tissu enfeutré oppose une bien plus grande résistance à la propa-gation des processus inflammatoires et des dégénérescences qui l'avoisinent, au point de former souvent pour les tumeurs une véritable barrière qui résiste fort longtemps. Aussi ne vous parlerai-je pas de tumeurs de la sclérotique, car il ne peut être question de pareilles tumeurs, sinon que s'étant développées aux dépens du tissu épiscléral de la région péri-cornéenne, elles viennent s'insinuer et se développer dans la sclérotique à l'instar de ce qu'elles font pour la cornée, mais en rencontrant encore de bien plus grandes difficultés pour pénétrer dans le tissu sclérotical.

Avant d'abandonner la description des enveloppes exté-rieures de l'œil, il sera indispensable que nous nous occupions de la conduite à tenir dans les cas de traumatismes ou de corps étrangers dont la conjonctive, la cornée et la sclérotique peuvent devenir le siége.

Le cul-de-sac conjonctival peut très-fréquemment être occupé par des corps étrangers, et les personnes qui voyagent beaucoup en chemin de fer sont particulièrement exposées à ce genre d'accidents. Des parcelles de charbon, de cendres se fixent tout spécialement dans la rainure conjonctivale su-périeure de la conjonctive tarsienne qui avoisine le bord tran-chant de la paupière supérieure. Aussi le moyen populaire pour se débarrasser de pareils corps étrangers est-il tout à fait rationnel et très-efficace : il consiste à attirer fortement la paupière supérieure, que l'on saisit par les cils, sur la paupière inférieure, et à essuyer sa surface interne sur la rangée des cils inférieurs faisant l'office d'une sorte de brosse.

Gardez-vous bien, Messieurs, de ne jamais prescrire un collyre pour un catarrhe qui se serait instantanément déve-

Corps étrangers de la conjonctive.

loppé sur un seul œil, sans prendre tout d'abord la précaution de retourner la paupière supérieure et d'explorer soigneusement le cul-de-sac conjonctival en entier. Rien ne porte une plus grave atteinte au prestige médical qu'une erreur consistant à prendre pour une affection catarrhale l'irritation que l'enlèvement d'un corps étranger guérit instantanément. Entre mille exemples, je n'en citerai qu'un. Je fus un jour appelé dans un des grands hôtels de Paris pour donner des soins à un monsieur qui avait été pris d'une inflammation de l'œil gauche, après s'être lavé abondamment la figure avec de l'eau de savon. Il s'était d'abord adressé à un spécialiste en renom qui lui avait prescrit un collyre au sulfate de zinc, pour combattre l'irritation qu'il croyait provoquée par la pénétration du savon dans l'œil. Le malade n'ayant éprouvé aucun soulagement par l'emploi du collyre et même ses souffrances s'étant accrues, c'est alors qu'il me fit demander. Après avoir retourné la paupière supérieure, je pus aisément enlever un morceau de cendre de cigare.

Toutefois, que l'on ne s'imagine pas que, prévenu de la possibilité d'une semblable méprise, on soit toujours assuré d'y échapper. Il ne suffit pas seulement en effet de retourner la paupière supérieure en faisant diriger fortement le regard en bas, il est encore indispensable de passer, sous le tarse supérieur renversé, une curette le long de son bord adhérent et d'explorer attentivement tout le repli du cul-de-sac supérieur. Des corps étrangers très-volumineux peuvent se loger dans ce point et échapper à l'examen; lorsqu'après avoir renversé le tarse, le malade serre fortement les paupières, il arrive que le repli du cul-de-sac supérieur se trouve ainsi fermé.

Il y a une douzaine d'années, un malade se présente dans mon cabinet, me disant qu'au moment de traverser le boulevard, une très-grosse mouche lui était entrée dans l'œil droit et qu'il avait ressenti sur le globe oculaire un véritable choc. Je trouvai l'œil assez irrité, larmoyant, et fis l'examen

à plusieurs reprises en renversant la paupière supérieure,
mais je négligeai de faire avec la curette ou le stylet un
balayage du cul-de-sac supérieur. Je ne découvris rien et
attribuai l'irritation de l'œil au choc de l'insecte qui avait été
assez violent; enfin je renvoyai le malade. Il revint le lendemain, et en renversant de nouveau la paupière, je vis apparaître, près de l'extrémité interne du tarse, un myocéphale
du plus grand volume. Je retirai alors une énorme mouche
emprisonnée dans le cul-de-sac supérieur où elle avait
échappé aux examens faits la veille ; le malade, sous l'influence de l'irritation de l'œil, ayant serré très-violemment
les paupières. Il me fallut entendre cette réflexion, d'ailleurs
fort juste, que l'enlèvement de cette mouche fait vingt-quatre
heures plus tôt, aurait encore été accueilli avec plus de
satisfaction de la part du malade.

Il ne se passe pas d'été que nous n'ayons occasion de retirer
chez des gens de la campagne des fragments d'épis de blé,
d'une longueur atteignant parfois 1 à 2 centimètres et demi,
qui se sont logés dans le cul-de-sac supérieur, au-dessus du
bord adhérent du tarse, et dont les extrémités, lorsqu'on renverse pour l'examen la paupière supérieure, sont souvent mas-
quées par des mucosités. Quand nous renvoyons ces malades, en quelque sorte instantanément guéris après l'enlèvement du corps étranger, pensez-vous qu'ils puissent
conserver une bien grande confiance dans leur médecin, qui
souvent a modifié à diverses reprises le collyre qu'il avait
prescrit et qui devait nécessairement se montrer inefficace.

C'est à dessein que je vous ai cité un cas où, lors du premier examen, un corps étranger très-volumineux s'est dérobé
à l'observation, afin que vous soyez convaincus de la nécessité
d'apporter, surtout chez des malades irritables, et en particulier les enfants, toute l'attention possible dans l'exploration
du cul-de-sac conjonctival supérieur. En pareil cas, ne faites
jamais une prescription avant d'être absolument convaincus
qu'il ne s'agit pas de la présence d'un corps étranger. L'en-

lèvement de semblables corps est, chez les personnes dont le système nerveux est très-excitable, d'autant plus urgent que leur séjour prolongé peut avoir les suites les plus graves, en engendrant des névroses réflexes qui se manifestent par l'apparition du tic convulsif de la face ou même de véritables convulsions épileptiformes. D'autres fois on est étonné de rencontrer des corps étrangers implantés sur le globe oculaire près du cul-de-sac, et autour desquels se sont développés des bourgeons charnus, de façon à les masquer entièrement. Quelques-uns de vous, Messieurs, m'ont vu enlever un morceau de coquille de 1 centimètre de diamètre, qui avait séjourné ainsi pendant plusieurs mois sur la conjonctive bulbaire sans amener la moindre gêne, mais seulement une légère sécrétion conjonctivale.

Déchirures de la conjonctive.

A chaque instant, vous voyez se présenter ici des cas de déchirures de la conjonctive. S'agit-il d'une déchirure de peu d'étendue? Nous nous assurons qu'aucun corps étranger ne s'est insinué sous la conjonctive, et nous faisons simplement appliquer pendant la nuit un bandeau compressif pour hâter la guérison. Dans les cas de vastes déchirures, ainsi que les produit encore assez fréquemment un coup porté par l'extrémité d'un parapluie, on peut diminuer sensiblement l'irritation prolongée de l'œil en fermant la plaie, même si elle est déchiquetée, avec quelques sutures de soie anglaise très-fine.

Cette réunion est réclamée d'urgence si, avec la dénudation d'une certaine étendue du globe oculaire, la conjonctive des paupières a été arrachée, car, dans ces conditions, la guérison, lorsqu'on la laisse s'opérer spontanément, peut entraîner la formation d'un symblépharon postérieur partiel. Que l'on ne se laisse pas décourager parce que plusieurs jours se seraient écoulés depuis l'accident, et que les plaies se montreraient déjà recouvertes d'un enduit grisâtre, comme diphthéritique. Cet enduit s'enlève facilement par le raclage et fournit ainsi l'avivement nécessaire pour la greffe des lambeaux conjonctivaux attirés.

Les brûlures que vous avez si fréquemment occasion d'observer ici sont le plus souvent causées par de la chaux vive, du plomb fondu, des acides minéraux, etc. Parmi ces brûlures, les plus fâcheuses sont celles qui sont produites par de la chaux vive. Il y a peu de semaines, vous avez vu à la clinique un jeune garçon de seize ans, auquel ses camarades avaient lancé, par une cruelle plaisanterie, de la chaux dans les yeux. L'accident semblait en apparence être de peu d'importance : on observait seulement un léger trouble diffus des deux cornées, avec pâleur et aspect gélatineux des conjonctives bulbaires. La muqueuse palpébrale ne paraissait guère avoir été atteinte. L'accident ayant eu lieu plus de vingt-quatre heures auparavant, il n'y avait plus à songer à neutraliser la chaux par une transformation chimique (*M. Gosselin* recommande de faire usage d'eau sucrée pour obtenir un saccharate de chaux). Nous avons dû nous borner à bien nettoyer les replis du cul-de-sac supérieur, à combattre la tendance à la purulence conjonctivale, par l'emploi de l'eau carbolisée (au millième) en compresses et de l'ésérine en instillations. Les choses paraissaient marcher à souhait, mais bientôt la conjonctive bulbaire commença à bourgeonner au point que les bourgeons menaçaient de recouvrir les cornées, qui présentaient toujours un certain degré de trouble généralisé. Nous fûmes forcé de réprimer ce bourgeonnement par l'excision des masses les plus proéminentes, et par la cautérisation avec une solution (au vingtième) d'acide chromique. En dépit de tous nos efforts, le jeune homme quitta la clinique avec un symblépharon partiel des deux yeux ayant gagné la moitié interne des paupières inférieures.

A-t-on affaire à des brûlures avec des acides, et nous en voyons assez fréquemment des exemples à la suite d'explosions dans les usines, les laboratoires, ou comme résultat d'actes de vengeance et de jalousie? Il s'agit, lorsqu'on est appelé aussitôt après l'accident, de neutraliser l'effet du caustique par des compresses avec de l'eau additionnée d'une substance alcaline (eau de Vichy) et surtout de bien laver à grande eau. Des compresses glacées seront ordonnées afin de calmer les douleurs violentes que l'on observe dans les premières heures qui suivent l'accident. Lorsque la destruction de la muqueuse s'est opérée sur une large surface, et que le développement d'un symblépharon étendu est à craindre, nous n'hésitons pas alors à recourir à la greffe conjonctivale sur les parties bourgeonnantes.

On peut avoir à soigner des brûlures produites par des métaux en fusion, comme il arrive avec le plomb, par exemple, lorsque l'on verse ce métal dans des cavités mal séchées. Il peut se faire qu'une larme de plomb s'étale sur le globe oculaire sous forme d'une mince plaque, qui adhère peu intimement et qu'on peut détacher aisément en l'attirant avec des pinces. Dans tous les cas de brûlure, un nettoyage très-exact est à recommander, néanmoins il ne faut pas trop tourmenter ses malades pour chercher à extraire de petites paillettes métalliques qui se seraient insinuées dans le tissu sous-conjonctival; ces corps s'enkystent facilement sans qu'il en résulte la moindre gêne pour le blessé. En pareille circonstance, il peut être nuisible de déployer trop de zèle; ainsi, si l'on voulait, par exemple, extraire tous les grains de poudre qu'un coup de fusil peut projeter dans les yeux, on s'exposerait à amener une irritation fâcheuse, que l'accident lui-même n'aurait pas déterminée.

Corps étrangers de la cornée.

Il arrive encore beaucoup plus souvent que des corps étrangers se fixent dans la cornée. Il ne se passe pas de jours que l'on n'ait ici à extraire, chez des ouvriers, de la limaille ou de petits copeaux de fer. Ces corps sont aisément enlevés avec une simple aiguille à cataracte ou une aiguille creuse. Ce qui offre généralement de bien plus grandes difficultés, c'est de débarrasser la cornée de la couche concentrique de tissu brûlé, lorsque la parcelle métallique en frappant l'œil était incandescente. Au début, cette petite rondelle, formée par la brûlure, adhère très-fortement aux tissus environnants, tandis qu'au bout de quelques jours elle se détache aisément, mais après que l'œil a été le siége d'une irritation continue et très-vive. Aussi l'enlèvement des corps étrangers de ce genre doit-il être toujours suivi de l'ablation de la partie brûlée du tissu cornéen.

Chez des malades peu dociles, on arrive facilement à enlever ces paillettes de fer, qui s'implantent, lorsqu'elles ont un certain volume, parfois assez profondément, en tenant les paupières écartées à l'aide d'un petit écarteur à ressort, et en fixant l'œil avec la pince à fixation. Il est préférable d'agir ainsi que de chercher à obtenir une immobilisation du globe oculaire par la pression des doigts qui écartent les paupières, car on n'arrive guère de cette façon, sur un malade agité, à fixer quelque peu l'œil.

A-t-on affaire à des corps étrangers qui ont pénétré dans la cornée à une telle profondeur que l'on risque, en tentant de les extraire, de les pousser dans la chambre antérieure? On peut alors, après avoir placé l'écarteur, fixer le globe de l'œil en introduisant une aiguille à paracentèse sous le corps étranger, de manière qu'il ne puisse pas être repoussé en arrière, mais c'est là une manœuvre très-délicate lorsque l'implantation du corps étranger s'est faite au devant du champ pupillaire, et que l'on doit soigneusement éviter le contact de l'aiguille avec la capsule du cristallin; il faut, en pareil cas, après pénétration de l'aiguille dans l'œil, renverser constamment sa pointe contre la membrane de Descemet.

Pour les corps étrangers profondément situés, on peut aussi se frayer un chemin en taillant un petit lambeau, ou mieux en coupant au devant du point où ils siégent, ou dans le proche voisinage, le tissu cornéen d'arrière en avant, comme si l'on voulait faire une kératomie n'intéressant pas les couches les plus internes de la cornée. D'ailleurs, les corps étrangers métalliques ne sont pas ordinairement placés assez profondément pour que ces manœuvres compliquées deviennent indispensables, et vous ne les voyez guère être mises en usage ici.

Deux variétés de corps étrangers méritent d'être signalées à cause de l'erreur à laquelle elles exposent le médecin au grand détriment de sa réputation. Citons tout d'abord les enveloppes de millet qui, chez les amateurs d'oiseaux, s'implantent assez souvent près du bord cornéen et simulent, à s'y méprendre, une pustule ou un petit abcès. Chaque année, vous pourrez voir se présenter des personnes qui ont été traitées pendant des semaines pour une kératite ulcéreuse, et qui se trouvent guéries dès le moment où on leur a enlevé le corps étranger. Pourtant la soudaineté de l'apparition du mal, l'uniformité de coloration de la partie affectée de la cornée, le siége constant près du limbe conjonctival, et surtout la délimitation très-exacte de l'injection près du corps étranger et beaucoup mieux circonscrite que dans les cas où il s'agit d'une phlyctène ou d'une pustule qui s'est développée à cheval sur le bord de la cornée, devraient mettre le praticien sur ses gardes et lui faire éviter une méprise toujours compromettante pour son prestige de sagacité. Le moindre attouchement avec un stylet suffit pour faire tomber ces coques de millet; il en est de même d'ailettes d'insectes qui ont parfois siégé plusieurs mois à la surface de la cornée.

Une erreur plus facile à commettre, mais aussi bien plus fâcheuse pour le patient, c'est de méconnaître dans la cornée la présence d'un éclat de pierre, de couleur jaunâtre ou grisâtre, et autour duquel s'est déjà formé un halo inflammatoire, le corps étranger pouvant alors aisément être pris pour une partie déjà suppurée de la cornée. L'éclairage oblique et au besoin l'attouchement avec un stylet d'argent, ou mieux avec la spatule de caoutchouc, doivent ici lever tous les doutes. Les mêmes instruments serviront à débarrasser l'œil du corps étranger dont la présence peut rapidement déterminer une vaste destruction du tissu cornéen.

S'agit-il de blessures de la cornée ayant amené un pro- Blessures de la cornée. lapsus de l'iris, sans qu'il existe de corps étranger? Nous devons nous efforcer d'enlever la partie herniée, qui ne peut être réduite que dans les cas d'étroites plaies tout à fait récentes. Si le blessé se présente peu de temps après l'acci- dent, alors j'attire assez fortement le prolapsus avec de fines pinces, et je le coupe très-ras, de façon que les parties sec- tionnées se retirent avec d'autant plus de force qu'on a fait précéder l'ablation de plusieurs instillations d'ésérine. Du reste, toutes les blessures perforantes de la cornée doivent être traitées par des instillations d'ésérine, afin d'obtenir une cicatrisation plate sous une moindre pression oculaire. Cette recommandation doit être suivie surtout rigoureuse- ment, dans les cas de plaies étendues et déchiquetées avec enclavement de l'iris sans prolapsus de cette membrane se prêtant à une excision. L'emploi continu du bandeau com- pressif est de rigueur pour les pertes de substance et plaies pénétrantes de la cornée.

Pour ce qui concerne les brûlures de la cornée, nous avons Brûlures. peu de chose à ajouter à ce qui a déjà été dit pour la même lésion de la conjonctive avec laquelle elles se rencontrent presque toujours. Comme toutes ces brûlures, lorsqu'elles ont atteint les couches profondes, sont suivies de suppuration et souvent même de perforation, je crois urgent de substituer à l'emploi routinier de l'atropine, les instillations d'ésérine qui sont aptes à réduire la suppuration et à prévenir les gué- risons par cicatrices ectatiques. Dans un procès criminel ré- cent, j'ai eu occasion de relever cette propriété des myotiques.

Les traumatismes de la sclérotique sont bien moins fré- Corps étrangers de la sclérotique. quents, pourtant on rencontre parfois des corps étrangers qui se trouvent à moitié implantés dans le tissu résistant de cette membrane. Vous m'avez vu, il y a quelques semaines, pra- tiquer l'énucléation d'un œil dans lequel avait pénétré un grain de plomb deux mois auparavant. Comme cet œil, quoique peu douloureux, ne dérougissait pas, il fut enlevé parce qu'on craignait une irritation sympathique de l'autre œil. On s'était décidé d'autant plus facilement à l'opération que l'œil blessé légèrement phthisique était absolument impropre à la vision. Après l'énucléation, vous avez pu constater que le grain de plomb, n'ayant pas eu la force nécessaire pour traverser en entier la sclérotique au voisinage du nerf optique, était resté enclavé et proéminait des deux tiers en dehors. Pareille chose peut se présenter pour des corps étrangers qui atteignent l'œil avec une force de propulsion insuffisante pour traverser la sclérotique, et on peut être appelé à les désenchatonner, en dissociant la sclérotique avec la pointe d'un étroit couteau à cataracte, après avoir coupé la conjonctive qui se trouve ordinairement intacte au-dessus du corps étranger, lequel a déchiré cette membrane à quelques millimètres de distance.

Ruptures et blessures de la sclérotique. Les ruptures et blessures de la sclérotique sont surtout redoutables à cause des accidents concomitants qui les compliquent ou des suites que la cicatrisation des plaies amène. Nous n'avons ici qu'à envisager comment il faut se comporter en présence d'un traumatisme. Dans les cas de ruptures, qui se font ordinairement par compression du globe oculaire contre les parois de l'orbite, et dans lesquels la sclérotique se rompt près du bord cornéen et dans les intervalles des insertions des muscles droits, la conjonctive ne se déchire ordinairement pas, et le cristallin, s'il a été projeté au dehors, se loge sous la conjonctive. Ici, il faut s'abstenir dans les premiers temps d'une intervention chirurgicale ; on fera porter le bandeau compressif et on instillera en cas de douleurs un collyre d'atropine. On pourra faire échapper le cristallin par une section de la conjonctive, lorsque l'on considérera la plaie scléroticale comme fermée et que le défaut d'absorption de la lentille fera proéminer la conjonctive et la paupière supérieure. En général, de tels yeux sont tout à fait impropres à un bon fonctionnement, même après correction de l'amétropie, parce que constamment il s'est produit des ruptures choroïdiennes et des déchirures rétiniennes près du pôle postérieur de l'œil.

Les plaies de la sclérotique ne doivent être réunies que quand elles ont une certaine étendue et qu'elles laissent échapper une si grande quantité d'humeur vitrée que la phthisie de l'œil est à redouter. Pour de petites plaies, je crois que l'application du bandeau compressif suffit. Vous avez vu, Messieurs, il y a deux mois, un malade qui, étant assis dans une voiture, avait reçu un éclat de vitre qui avait été brisée d'un coup de pierre. Une plaie triangulaire, voisine de la caroncule, et large d'un centimètre, occupait la sclérotique. Je vis le malade quarante-huit heures après l'accident, et comme le corps vitré faisait saillie dans la plaie en offrant l'apparence d'une petite vésicule brillante comme du verre, je dus explorer soigneusement la plaie avec la spatule de caoutchouc, en y mettant toute la délicatesse possible, afin de m'assurer qu'un éclat de verre n'était pas resté dans l'œil. Je ne plaçai pas de suture, convaincu que j'étais que la pose du fil n'aurait pas pu être faite sans donner lieu à la rupture de la hernie du corps vitré. Vous avez constaté que la réunion a pris six semaines pour s'opérer ; pendant ce temps, le malade a constamment porté le bandeau compressif et fait usage de l'atropine les premiers jours, ainsi que d'injections de morphine dans le but de faire cesser ses vives souffrances. Actuellement la plaie est solidement cicatrisée et je crois, vu l'emplacement de la section, qu'il n'y a pas à redouter d'accidents ultérieurs (décollement de la rétine).

La façon dont les choses se sont passées chez ce malade peut nous servir d'exemple pour démontrer que l'on ne peut pas poser en règle générale que toutes les plaies de la sclérotique exigent l'emploi de la réunion artificielle, quoique, sans contredit, une bonne coaptation abrége singulièrement la guérison si lente des plaies scléroticales. D'un autre côté, n'oublions pas non plus que l'emplacement de sutures sur un œil flasque, qui a laissé échapper une partie de son corps vitré, exige une main bien exercée, si l'on ne veut pas encore, par des mouvements trop brusques, hâter l'évolution de la phthisie oculaire, ce qui est du reste inévitable si une très-grande perte du corps vitré a eu lieu.

MALADIES DE L'IRIS

DIX-HUITIÈME LEÇON

ANATOMIE. HYPÉRÉMIE DE L'IRIS. IRITIS.

L'iris est la portion antérieure et libre du tractus uvéal. On y distingue deux parties : une large d'un millimètre environ avoisine le bord pupillaire, et est parcourue par de nombreux petits plis qui se dirigent en rayonnant vers la pupille. Une lisière dentelée sépare la zone pupillaire de l'autre portion de l'iris, la zone ciliaire. Celle-ci montre, à part une coloration différente, une série de plis concentriques qui, au nombre de 5 à 7, contournent la périphérie de l'iris. Cette partie ciliaire mesure, dans l'état de contraction moyenne de la pupille, de 3 à 4 millimètres.

On sait que l'endothèle de la chambre antérieure, autrement dit l'épithèle de la membrane de Descemet, se continue sur la surface antérieure de l'iris, sans montrer toutefois une aussi parfaite régularité dans l'arrangement des cellules hexagonales. Sur la surface postérieure, à partir du bord pupillaire, le protoplasma de ces cellules est enfeutré de pigment. Ces cellules sont entassées les unes contre les autres, ne laissant qu'une quantité presque imperceptible de ciment entre elles. La grande quantité de pigment que contiennent les cellules de cette couche, qui a reçu le nom d'uvée, rend l'étude de leur conformation et de leurs parois très-difficile.

La zone pupillaire de l'iris est occupée par le muscle sphincter dont les éléments lisses se répandent en cercles concentriques à la pupille, suivant une étendue à peu près égale à celle de cette portion pupillaire. A mesure qu'on se rapproche du bord de la pupille, la couche musculaire est plus mince, tandis que vers la jonction de la portion pupillaire avec celle désignée sous le nom de ciliaire, cette couche musculaire atteint une épaisseur d'un quart de millimètre et n'est séparée de l'uvée que par très-peu de tissu cellulaire.

La portion ciliaire de l'iris renferme le muscle dilatateur. Celui-ci naît soit dans le muscle sphincter, soit entre celui-ci et l'uvée, et forme une série de fibres rayonnantes contiguës dirigées vers l'insertion ciliaire de l'iris. La couche de fibres musculaires radiées est juxtaposée à la surface postérieure de l'iris. Arrivées vers l'insertion de l'iris, ces fibres rayonnantes se recourbent et forment un véritable plexus musculaire qui contourne comme un anneau l'insertion de l'iris (*Iwanoff*).

Le tissu cellulaire, qui entoure principalement les vaisseaux, accompagne les nerfs et recouvre les couches musculaires, est composé de cellules étoilées et anastomosées, renfermant plus ou moins de pigment suivant la coloration des yeux. Tandis que les éléments musculaires occupent de préférence la profondeur du tissu iridien, le tissu cellulaire et les vaisseaux se répandent davantage à sa surface.

On sait que les artères ciliaires longues, conjointement avec quelques branches des artères ciliaires antérieures, forment dans la partie la plus antérieure du muscle ciliaire le cercle artériel iridien majeur. Du bord antérieur de ce cercle naissent de nombreuses artérioles qui se rendent dans l'iris, en pénétrant par chaque attache d'un procès ciliaire (*Leber*), et, prenant une direction radiée, arrivent vers le bord pupillaire. Près de la surface externe et voisine du bord pupillaire, un certain nombre de ces branches constitue un second cercle iridien, c'est le petit cercle iridien antérieur, qui lui seul court en réalité dans l'iris même. Le réseau capillaire se trouve surtout sus jacent au sphincter iridien (*Leber*). Les veines, qui proviennent essentiellement de ce réseau capillaire ainsi que des anses terminales des artères du bord pupillaire, prennent aussi une direction radiée, se réunissent aux veines des procès ciliaires pour se jeter dans les vasa vorticosa; elles ne se déversent pas directement au dehors.

Les nerfs de l'iris, qui sont des branches des nerfs ciliaires de la choroïde, forment un triple réseau. L'un, à fibres très-pâles (appartenant probablement au sympathique), se répand vers la surface postérieure du diaphragme iridien dans le dilatateur. L'autre, présentant des fibres très-fines, s'étale dans le muscle sphincter (fibres motrices). Enfin un troisième, à fibres à myéline, constitue un étroit réseau à la surface de l'iris et renferme probablement les nerfs sensitifs (*Iwanoff*).

Hypérémie de l'iris. Au point de vue pratique, nous devons distinguer des véritables inflammations iridiennes, un état morbide qu'il convient de désigner simplement sous la dénomination d'*hypérémie de l'iris*, bien que dans nombre de cas une véritable inflammation lui succède, et qu'elle se révèle par de nombreux symptômes appartenant à celle-ci, sans jamais fournir toutefois un véritable produit inflammatoire.

Un signe capital de toute hypérémie iridienne est le changement de couleur qu'elle fait subir à la portion antérieure du tractus uvéal. Ce caractère se dessine d'autant plus nettement ici qu'aucun trouble dans l'humeur aqueuse ne vient apporter un obstacle à la constatation de ce phénomène. Une teinte rouge, ou rouge jaunâtre, s'ajoute à la coloration normale de l'iris pour en modifier le ton : ainsi la couleur bleue devient verdâtre; le brun, roux; le gris bleuâtre, jaune verdâtre.

Ces changements si caractéristiques dans la coloration de l'iris ne s'observent qu'exceptionnellement, ainsi à la suite d'épanchements sanguins considérables qui se sont opérés au voisinage de l'iris, dans le corps vitré, par exemple, ou dans le tissu sous-conjonctival péricornéen, on voit apparaître ces modifications de couleur. Celles-ci sont alors dues à une imbibition par l'hématine du tissu iridien même, ou aussi à l'influence résultant de la dissolution du même produit colorant dans l'humeur aqueuse.

Des états d'hypérémie très-prolongés ont pour effet singulier d'atténuer la coloration de l'iris en la mélangeant d'un ton grisâtre, résultant d'une atrophie des cellules du stroma iridien. Par suite des progrès de l'âge, nous subissons aussi tous plus ou moins une altération analogue qui, jointe au développement de l'arc sénile, nous fait perdre le brillant et la vivacité du regard.

Un autre symptôme précieux de l'hypérémie est la paresse que montre l'iris dans sa contractilité; les mydriatiques et les myotiques n'exercent plus qu'une action incomplète sur le diaphragme iridien. Très-souvent, vous m'entendez faire cette remarque, que l'iris ne doit guère montrer d'irritation, si dans un cas de kératite suppurative le myosis obtenu par l'ésérine est complet, ou bien, si pour d'autres affections, nous obtenons par l'atropine une dilatation maximum. L'absence d'irritation de l'iris nous sera encore confirmée par ce fait que la durée physiologique d'action de ces agents n'aura subi aucune réduction, autrement dit qu'ils n'auront pas agi seulement d'une façon passagère.

Nous n'entrerons maintenant ni dans l'étude de l'étiologie ni dans celle des données thérapeutiques de l'hypérémie iridienne, ne voulant pas actuellement empiéter sur ce que nous aurons à dire des divers états inflammatoires de l'iris;

L'hypérémie devient inflammation lorsque la présence de

produits inflammatoires peut être constatée, qu'ils se montrent d'ailleurs sous forme d'exsudat, d'immigration ou de prolifération cellulaire. Si maintenant nous nous basons sur la diversité de ces produits, nous pourrons distinguer trois grandes variétés d'iritis, qui sont : 1° la forme simple ou plastique, 2°l'iritis séreuse et 3° la forme purulente ou parenchymateuse. Quant à l'élément étiologique, il ne saurait nous permettre d'établir des distinctions nettes entre les divers genres d'iritis.

1° L'*iritis simple ou plastique* montre, suivant l'intensité de l'inflammation, une injection périkératique plus ou moins accusée, ainsi qu'une quantité variable de produits exsudatifs. Tandis que nous rencontrons des cas où l'injection périkératique est poussée à l'extrême et où l'iris montre un aspect tomenteux des plus marqués, nous voyons chez d'autres malades que l'œil est à peine rouge, et l'iritis serait passée inaperçue si une ou deux synéchies n'étaient là pour attester d'une façon indéniable l'existence de l'affection.

L'iris a perdu de son brillant, moins par l'effet d'une élimination de la couche épithéliale, qu'aucun examen histologique n'a encore confirmée, que par suite d'une exsudation à la surface de l'iris et le mélange d'une partie de cette exsudation à l'humeur aqueuse qui devient louche, ce qui pourrait faire croire à une altération de la couche épithéliale de la cornée, si le miroitement de cette membrane n'était là pour nous permettre d'éviter cette méprise. Cet aspect terne joint à l'injection périkératique nous suffit déjà pour poser immédiatement notre diagnostic. Celui-ci sera définitivement confirmé lorsque nous aurons constaté le manque de motilité de l'iris, en cachant l'œil sain et couvrant et découvrant alternativement l'œil malade.

Un des plus précieux moyens de diagnostic, nous permettant de ne pas confondre l'immobilité de l'iris suite d'inflammation avec un simple cas de myosis, consiste dans l'emploi de quelques instillations d'atropine qui nous permettront d'une façon certaine de nous rendre compte du degré de motilité et d'irritabilité de l'iris. Ces instillations offriront encore l'avantage de nous révéler les moindres produits inflammatoires qui se seraient déposés sous forme d'adhérences du bord pupillaire avec la capsule du cristallin, en provoquant une dilatation irrégulière de la pupille dont le bord se trouverait retenu sur les points correspondant à ces adhérences.

La quantité de produits inflammatoires peut sensiblement varier suivant l'intensité de l'iritis. Tout à fait transitoires dans certains cas, ces produits sont susceptibles, d'autres fois, de donner lieu à des adhérences larges et très-solides, quoique composées seulement d'une masse amorphe entremêlée de grumeaux pigmentaires. Ordinairement les produits d'inflammation sont déposés dans l'iritis simple, à la surface de l'iris, et surtout près de son bord pupillaire, mais il peut exceptionnellement arriver qu'une couche exsudative entière se trouve soulevée par l'humeur aqueuse et forme alors dans la chambre antérieure un corps vésiculeux simulant un cristallin luxé (*H. Schmidt*). Ces vésicules d'aspect gélatineux disparaissent ordinairement dans l'espace de six à huit jours, en se rapetissant progressivement.

Quoique l'iritis plastique fournisse, en général, des produits aisément aptes à être absorbés, la durée, l'intensité de l'affection, et surtout ses fréquentes rechutes peuvent amener dans le champ pupillaire des changements permanents et fort préjudiciables pour la vision. D'une part, le bord de la pupille est susceptible de se souder progressivement à la capsule dans sa totalité et amener une synéchie postérieure totale; d'autre part, conjointement avec cet état, une occlusion complète de la pupille peut se développer à mesure que la rétraction des synéchies rapproche de plus en plus les points opposés de la pupille.

2° L'*iritis séreuse* siége non-seulement dans la membrane iridienne, mais se localise aussi essentiellement dans les es-

Iritis séreuse.

paces lymphatiques que renferme le tissu trabéculaire péricornéen, autrement dit dans les espaces de Fontana et de
Schlemm. Au point de vue du diagnostic différentiel à établir
entre cette variété et la précédente, nous devons dire que les
produits inflammatoires sont ici absolument séreux, et que
s'ils laissent précipiter des éléments coagulables, ceux-ci se
déposent, non comme dans l'iritis exsudative, à la partie postérieure de la chambre occupée par l'humeur aqueuse, mais
à sa surface antérieure. Les dépôts de l'iritis séreuse, qui
sont disposés en triangle et ont été autrefois désignés sous le
nom de *kératite ponctuée*, ont à peine besoin d'être rappelés
à vos souvenirs. A la suite de ces dépôts, l'endothèle de la
chambre et le tissu cornéen peuvent participer à l'inflammation, et à la longue il est possible de voir survenir des variétés
de sclérose cornéenne avec infiltration de cellules pigmentées
provenant de l'uvée iridienne. Des plaques sclérosantes siégeant dans la partie inférieure de la cornée et entremêlées
de points pigmentés peuvent nous révéler à une époque éloignée la nature de la maladie.

L'iritis séreuse montre, avec une augmentation de profondeur de la chambre antérieure, une variation dans la tension
de l'œil qui nous révèle l'existence d'un trouble d'équilibre
entre l'excrétion et la sécrétion des liquides intra-oculaires.
Actuellement, il est encore difficile de dire si le rôle capital
dans cette fluctuation de tension revient à une entrave apportée à l'excrétion ou à une exagération de sécrétion. Nous
n'insisterons ici que sur ce point, que la maladie siége essentiellement dans le cercle excrétoire de l'œil et que le parenchyme iridien lui-même se montre beaucoup moins affecté
que dans les autres variétés d'iritis. Les anciennes idées
d'après lesquelles on avait eu recours à la désignation d'aqua-
capsulite, en identifiant cette inflammation à celle des séreuses, semblent donc ainsi regagner du terrain.

3° Les *iritis suppurative et parenchymateuse* se différencient des deux autres variétés par le fait que les produits

Iritis suppurative
et parenchymateuse.

inflammatoires sont de préférence déversés dans la trame iridienne même, en déterminant un gonflement avec épaississement de l'iris. Le changement de coloration est ici poussé à son plus haut degré, et la teinte jaune prédomine tout particulièrement. En outre, les formes parenchymateuses d'iritis s'accompagnent presque toujours d'un développement de vaisseaux.

Les produits inflammatoires déposés dans la trame iridienne même consistent en de simples leucocytes, ou en des amas considérables de noyaux, ou enfin en un développement de masses cellulaires de nouvelle formation. S'agit-il de l'infiltration purulente? Ordinairement alors la diapédèse qui a donné lieu à cette infiltration a déversé aussi une certaine quantité de globules blancs dans la chambre antérieure; autrement dit un hypopion accompagne l'iritis purulente.

L'accumulation de grandes masses de noyaux amène la formation de véritables boutons que nous désignons sous le nom de gommes de l'iris. Enfin la prolifération cellulaire entraîne l'établissement de fausses membranes qui, traversées par des vaisseaux de nouvelle formation, obstruent le champ pupillaire. De ces trois variétés d'iritis, celle qui ne fournit que des produits purulents est encore la forme la plus susceptible de disparaître sans laisser de traces, par contre les iritis gommeuse et parenchymateuse ne déterminent que trop souvent des changements indélébiles, avec atrophie iridienne et soudure très-intime à la capsule du cristallin.

Avant d'aborder le traitement de ces diverses formes d'iritis, il nous faudra encore envisager l'inflammation de l'iris au point de vue étiologique, et sous ce rapport nous aurons maintenant à étudier *a*) l'iritis syphilitique, *b*) l'iritis rhumatismale et *c*) l'iritis blennorrhagique.

a) L'*iritis syphilitique* ne révèle pas son caractère de spécificité lorsqu'elle apparaît conjointement avec des symptômes secondaires, mais quand elle éclate à la période de transition qui mène aux symptômes tertiaires, elle s'accompagne des

Iritis syphilitique.

boutons propres à l'iritis gommeuse. Ces boutons siégent de préférence vers les bords pupillaire ou ciliaire dans le quart inféro-interne de l'iris. Il n'arrive presque jamais qu'une gomme apparaisse dans l'étendue même du plan iridien, et bien rarement le nombre de ces boutons est tel que tout l'espace de la chambre antérieure en soit rempli et que la cornée subisse une destruction ulcérative.

Ces gommes offrent une teinte jaunâtre très-accusée, et sont contournées par un tissu brun-rougeâtre ; à cause de leur ressemblance avec une collection de pus, on a pu leur donner la fausse dénomination de pustules de l'iris. Comme toutes les gommes, elles sont composées essentiellement de noyaux et ne présentent que très-peu de tissu cellulaire et des rares vaisseaux. Les gommes peuvent subir la transformation caséeuse et se résorber, en laissant constamment une cicatrice qui se révèle, pour l'iris, par une atrophie partielle, ou totale si cette membrane a été le siége de nombreux boutons. De même que pour les gommes de toutes les autres régions du corps, celles de l'iris nous fournissent la preuve indéniable de l'infection spécifique du malade, et cela en dépit de l'absence d'autres symptômes, qui ordinairement, il est vrai, ne font pas défaut.

Iritis rhumatismale. b) L'*iritis rhumatismale* tire son caractère essentiel de ce que, conjointement avec l'inflammation plastique de l'iris, se présente un état inflammatoire très-accusé du tissu épiscléral. Parfois même les symptômes du côté de ce tissu, joints à une légère sclérose du bord cornéen, prédominent, tandis que l'iritis proprement dite ne s'accuse que par une parésie très-marquée dans la motilité de l'iris et par de légères exsudations à sa surface qui lui font perdre son brillant. La marche traînante de l'affection, le peu de tendance que montrent les symptômes inflammatoires péricornéens à s'apaiser, la fréquence des rechutes qui donnent lieu à la formation de synéchies postérieures complètes, au développement d'irido ou scléro-choroïdites avec sclérose cornéenne, nous permettent de reconnaître assez facilement la nature diathésique propre à cette forme d'iritis.

c) L'*iritis blennorrhagique* présente cette particularité d'être constituée par un mélange d'iritis plastique et d'iritis séreuse. Elle est incontestablement en corrélation avec la forme d'iritis rhumatismale, car nous ne voyons jamais qu'une inflammation de l'urèthre soit suivie d'une iritis, sans que préalablement une articulation ait été le siége de rhumatisme. Si nous la différencions de l'iritis rhumatismale, c'est qu'elle n'en offre pas le véritable caractère anatomique, qu'il s'agit d'une forme mixte qui guérit aisément par un traitement convenable sans laisser de traces, mais qui réapparaît aussi avec une extrême facilité dès que le sujet présente la moindre tendance à l'uréthrite.

Iritis blennorrhagique.

Si nous passons rapidement en revue les symptômes qui sont propres à toute variété d'iritis, nous avons à signaler avant tout la douleur. Celle-ci résulte de la compression des filets nerveux par les produits inflammatoires ; elle est d'autant plus accusée que ces produits se sont accumulés en plus grande quantité sur l'iris et dans sa trame, sans avoir déterminé par compression l'atrophie des fibres nerveuses. Ainsi les iritis plastiques sont les plus douloureuses ; les formes séreuses, elles, ne déterminent de douleurs que si la tension de l'œil augmente sensiblement ; enfin les variétés purulentes et parenchymateuses peuvent aussi montrer un assez haut degré d'indolence de l'œil, en sorte que l'intensité des douleurs n'est nullement en rapport direct avec la gravité de l'inflammation. Ces douleurs affectent souvent une périodicité très-marquée ; elles apparaissent facilement dans la soirée et sont augmentées sous l'influence de la chaleur du lit.

Un autre symptôme qui appartient à toute iritis, c'est le trouble de la vision. Il est d'autant plus marqué que l'humeur aqueuse a davantage perdu de sa transparence. Des iritis gommeuses et parenchymateuses circonscrites peuvent parfois n'entraîner que peu de trouble visuel, tandis que dans les formes séreuses la diminution de la vision est constamment portée à un haut degré.

D'autres symptômes, comme la photophobie, le larmoiement, l'éblouissement font ordinairement défaut et, même l'absence de phénomènes résultant de troubles du côté des annexes de l'œil et des paupières doit engager le praticien à diriger son attention sur l'iris.

Au point de vue étiologique, il est intéressant de noter que l'iritis n'apparaît idiopathiquement que chez l'adulte. L'observe-t-on chez un jeune sujet âgé de moins de dix ans, l'iritis n'est alors qu'un état consécutif à un traumatisme, à une inflammation de la cornée, ou bien elle est la manifestation d'une diathèse syphilitique ou arthritique héréditaire. Chez les jeunes filles, elle peut déjà apparaître dès l'âge de la puberté et se joindre à des troubles menstruels. Des formes pures d'iritis, sans symptômes glaucomateux, deviennent rares après soixante-dix ans. Les hommes sont plus sujets à l'iritis que les femmes, et l'œil gauche y est davantage exposé que le droit. Par un fait inexplicable, ce même œil reste souvent seul affecté, malgré l'existence incontestable d'une cause diathésique.

La syphilis est dans 60 à 70 0/0 des cas la cause de l'iritis, quoique la forme gommeuse n'entre que pour une faible part dans ce chiffre. Dans les 30 à 40 0/0 de cas restants, la diathèse rhumatismale et arthritique occupe bien la moitié de ce nombre. Rappelons encore ici les iritis post-varioliques, traumatiques et consécutives à des maladies cornéennes.

DIX-NEUVIÈME LEÇON

TRAITEMENT DE L'IRITIS. — IRIDO-CHOROÏDITE

Pour ce qui concerne le traitement des diverses formes d'iritis, un point capital est de mettre tout d'abord l'organe malade au repos, en le soustrayant par l'emploi de l'atropine à l'excitation contractante qu'exerce la lumière sur la pupille. Le mydriatique poursuit encore un autre but, c'est de tenir autant que possible la pupille dilatée et d'empêcher que des synéchies postérieures, se développant en abondance, n'arrivent à déterminer l'occlusion pupillaire ou la formation d'une synéchie postérieure totale. Enfin, un troisième résultat obtenu par l'usage de l'atropine dans l'iritis, nous est fourni par son action incontestablement calmante.

L'emploi du mydriatique ne doit pourtant pas être poussé à l'extrême, de façon, par exemple, à faire pratiquer pendant longtemps de 24 à 36 instillations chaque jour. Un pareil abus offre le très-grave inconvénient de priver le malade du repos dont il a absolument besoin, et de déterminer rapidement une saturation du tissu conjonctival, se traduisant par un simple catarrhe, ou même par une conjonctivite folliculaire souvent fort tenace et accompagnée d'un eczéma palpébral des plus caractéristiques. Une telle pratique ne peut être instituée que tout à fait passagèrement, dans le but d'obtenir la rupture de synéchies résistantes.

S'il existe d'autres contre-indications pour l'emploi de l'atropine, dont 4 à 6 instillations par jour suffisent ordinairement, elles résultent de l'âge de l'individu et d'une prédisposition à des attaques glaucomateuses. Du reste, chez les sujets dont la tension de l'œil se montre exagérée, l'action du mydriatique rencontre déjà un obstacle sensible par ce fait que son absorption par endosmose se trouve entravée. On sait, suivant les recherches de *Gosselin, Donders* et *de Græfe,* que l'atropine, pour exercer son action, pénètre dans la chambre antérieure, et qu'il est possible d'obtenir les effets de l'atropine en se servant de l'humeur aqueuse provenant d'un œil sur lequel quelques gouttes du mydriatique ont été préalablement instillées.

Une véritable contre-indication de l'atropine ne se présente que chez les personnes atteintes depuis longtemps d'iritis, et qui ont été soumises à l'emploi du mydriatique à ce point qu'il en est résulté une irritation conjonctivale intense; dans ces cas, j'ai vu parfois que chaque instillation était suivie d'un surcroît de douleurs et d'irritation, de telle sorte que le malade lui-même s'opposait à continuer un remède qui lui semblait préjudiciable, bien que la préparation ait pu être, chose importante à vérifier, absolument neutre. Pour terminer ce qui a trait aux contre-indications, citons, comme mal fondé, le reproche d'après lequel une dilatation trop longtemps prolongée pourrait faire perdre à l'iris sa contractilité. Il n'en est pas ainsi même après un usage de plusieurs mois du mydriatique, et les synéchies formées sur le bord d'une pupille fortement dilatée sont aisément déchirées par la contraction pupillaire qui suit, quoiqu'un peu tardivement, la suspension de l'atropine. Si parfois on a vu persister un certain degré de dilatation, on devait l'attribuer à ce que l'iris avait, par suite d'une inflammation grave, subi un haut degré d'atrophie.

Dans les cas où l'atropine ne remplit pas son double but de dilater la pupille et de calmer les douleurs, lorsque surtout

le palper a démontré un certain degré d'exagération de tension de l'œil, le moyen le plus efficace pour obtenir l'effet
salutaire du mydriatique, c'est de pratiquer au bord cornéen
une paracentèse avec une aiguille à arrêt *ad hoc*. Vous m'a-
vez vu souvent pratiquer ces évacuations de la chambre antérieure chez des malades qui, en dépit de l'emploi de l'atropine, étaient privés de sommeil; grâce à la paracentèse, je
pouvais leur prédire, sans crainte d'être démenti, qu'ils
passeraient une excellente nuit. Je ne connais pas en effet de
calmant plus puissant dans l'iritis que cette petite opération,
qui s'exécute aisément en se plaçant derrière le malade assis
et lui laissant croire qu'il s'agit simplement de faire un
pansement.

Le patient se refuse-t-il à tout attouchement de l'organe
malade, alors nous pouvons avoir recours à des injections
de morphine pour calmer les douleurs, et qui, tout en ayant
une action myotique, facilitent néanmoins l'effet de l'atropine. Dans ces cas d'excessive sensibilité de l'œil, avec larmoiement très-accusé, on fait mieux d'employer l'atropine
en compresses chaudes. On prescrit une solution de 0,30 centigrammes pour 60 grammes d'eau, dont on verse une cuillerée
à café dans un bol d'eau chaude.

Une autre condition qu'il est nécessaire de remplir pour
guérir rapidement l'iritis, c'est de procurer au malade de
longues nuits de sommeil, on lui prescrit 3 à 4 grammes de
chloral, soit sous forme de sirop, soit dans une potion que
nous formulons habituellement à la clinique de la manière
suivante :

Hydrate de chloral. . . . .   3 gr.
Sirop d'écorces d'oranges amères et sirop de
    gomme. . . . . ââ . . . . . . 15 gr.
Eau distillée. . . . . 30 gr.

A prendre le soir en deux fois à une demi-heure d'intervalle. En règle générale, le malade doit passer le plus de

temps possible au lit et la température de la chambre sera
maintenue relativement élevée. Ce que les personnes affectées
d'iritis ont le plus à craindre, c'est le froid.

Aussi un excellent moyen à recommander dans l'iritis,
c'est l'emploi des compresses chaudes faites avec une infusion de belladone (voy. pag. 167) ou de jusquiame. De même
des cataplasmes de fécule ou de graine de lin placés chauds
pendant longtemps sur les yeux sont d'un excellent effet. La
nuit on les remplace par un bandeau contentif appliqué sur
une épaisse couche de ouate, que l'on conseille aromatisée
chez les sujets impressionnables.

Il y a des personnes chez lesquelles l'emploi de l'atropine
provoque rapidement des symptômes de dysphagie et de
sécheresse très-pénible de la gorge, dans ce cas il faut recommander de comprimer avec le doigt le sac lacrymal chaque
fois que l'on pratique une instillation d'atropine, et d'empêcher ainsi que cet alcaloïde ne descende dans la gorge. En
outre on conseille à ces malades de se gargariser avec du café
noir, qui est encore ordonné à tous ceux qui montrent du
ténesme vésical.

C'est particulièrement chez les enfants qu'il faudra soigneusement éviter l'abus de l'atropine, qui peut déterminer
des symptômes nerveux graves et surtout entraver singulièrement la nutrition. L'action de l'atropine n'est certes pas
indifférente sur la santé générale, elle est d'autant plus à
surveiller que l'excrétion urinaire se trouve entravée par une
affection des reins, pouvant déterminer en quelque sorte un
état de saturation. Cela ressort encore de ce fait que, pendant
que nous faisions un emploi de ce mydriatique avant et après
les opérations de cataracte, nous avions, sur un chiffre de
250 à 300 opérés chaque année, plusieurs cas de délire
sénile éclatant chez nos malades. Ces accidents ont disparu
à la clinique depuis que l'emploi de l'atropine a été presque
complétement abandonné pour l'opération de la cataracte.
Rappelons ici que dans les cas rares de véritable intoxica-

tion, avec fièvre·et délire, l'emploi des injections de morphine est d'un secours prompt et assuré.

Il se rencontre des sujets chez lesquels existe une véritable idiosyncrasie, de façon que l'emploi d'une solution la plus neutre d'atropine provoque à chaque instillation un œdème considérable des paupières avec catarrhe conjonctival. Rappelons ici que, dans les cas où les malades ont été anciennement atteints, par suite d'abus d'atropine, de conjonctivite folliculaire, cette idiosyncrasie reste acquise, et que même après des années une seule instillation provoque des symptômes très-accusés d'irritation du côté de l'œil. On a essayé de remplacer ici l'atropine par la daturine, mais cette préparation, que l'on n'obtient pure que très-difficilement, montre, même à cet état, une action beaucoup moins puissante et pourtant souvent irritante. L'hyoscyamine cristallisée n'a, paraît-il, aucune action mydriatique (*Dor*), l'extrait seul présente cette propriété; aussi le prescrit-on, lorsqu'on peut l'avoir de bonne qualité, dans la proportion de 50 centigrammes, pour 10 grammes, en recommandant de filtrer avec soin. En l'absence d'une bonne préparation d'hyoscyamine, il est préférable de faire préparer un collyre avec 1 gramme d'extrait de belladone pour 10 grammes d'eau; la solution est filtrée très-soigneusement.

Fort heureusement nous possédons maintenant un nouveau mydriatique provenant d'une solanée australienne, le *dubiosia myoporoides*, d'une activité surprenante, et dont l'alcaloïde vient d'être isolé par M. Petit, à Paris, et M. Gerrard, à Londres. Les solutions à égale proportion de *duboisine* l'emportent de beaucoup sur l'atropine. La dilatation *ad maximum* et la paralysie de l'accommodation s'effectuent avec une très-grande rapidité. C'est aux études physiologiques à nous renseigner maintenant auquel de ces deux puissants mydriatiques on devra donner la préférence. Ce que nous pouvons affirmer dès aujourd'hui, c'est que des yeux fortement irrités par la moindre instillation d'atropine supportent parfaitement les solutions de sulfate neutre de *duboisine,* qui peuvent y être substituées en pareil cas à dose égale.

Si nous envisageons les diverses variétés d'iritis au point de vue des avantages qu'elles retirent de l'emploi de l'atropine, ce sont évidemment les formes plastiques qui en obtiennent le plus grand bénéfice. L'action du mydriatique est d'une importance bien moindre dans les cas d'iritis parenchymateuse, surtout gommeuse et suppurative. Enfin, lorsqu'il s'agit d'une iritis séreuse, dans laquelle la pupille se trouve déjà naturellement dilatée et où il existe une certaine tendance à l'exagération de la tension, l'emploi de l'atropine peut rencontrer une véritable contre-indication, aussi son usage ne doit-il jamais excéder une ou deux instillations par jour.

Le traitement général variera suivant les différentes variétés d'iritis. S'agit-il d'une iritis plastique? Nous n'hésitons pas à prescrire les mercuriaux qui, mieux encore que tout autre médicament, s'opposent à l'organisation de nouveaux tissus et à la consolidation de produits inflammatoires. La formule habituelle des pilules usitée ici vous est connue; la dose varie suivant les forces du malade et l'état du tube digestif. Nous prescrivons de 1 à 2 centigrammes de sublimé par jour.

> Sublimé corrosif. . . . . 0,30 centig.
> Extrait thébaïque. . . , ... 0,15 centig.
> Poudre de réglisse. . . . . Q. S.
> Pour 30 ou 60 pilules.

Une pilule est prise au commencement des repas; en outre on prescrit avant le dîner une cuillerée à bouche d'une solution faible d'iodure de potassium (4 gr. pour 200).

Chez les personnes très-sensibles, se plaignant de vives souffrances, et dont la santé est assez robuste, on recommande l'emploi de 5 à 8 sangsues à la tempe, dont l'application doit être faite de préférence dans la soirée. On a aussi conseillé de mettre les sangsues sur la muqueuse de la narine correspondante, mais elles peuvent ainsi déterminer des hémorrhagies désagréables et même difficiles à arrêter. Je suis loin de vouloir nier que les sangsues ne puissent donner du calme et faciliter ainsi l'effet des mydriatiques, toutefois vous ne voyez guère prescrire ici cette médication susceptible d'entraîner des désagréments, sinon d'être préjudiciable au malade.

Je pense que l'on arrive encore aussi sûrement à obtenir une rémission dans les symptômes par une paracentèse, une injection de morphine, pratiquée le soir, avec 12 à 15 gouttes d'une solution de 20 centigrammes d'acétate de morphine pour 20 grammes d'eau distillée, enfin par l'emploi de quelques grammes de chloral.

Une attaque d'iritis plastique s'est-elle terminée, en laissant des synéchies plus ou moins nombreuses? Une question se pose, c'est de savoir s'il faut recourir à un procédé opératoire. Règle générale, l'atropine doit être avant tout continuée pendant trois à quatre semaines après la disparition complète des symptômes inflammatoires. On voit parfois alors des synéchies se rompre encore bien tardivement. Une fois la période d'irritation passée, on peut, par un emploi alternatif de l'atropine et de l'ésérine, tenter d'obtenir la rupture des synéchies persistantes, quoiqu'il ne faille pas ici se faire illusion sur l'action du myotique qui, sur un œil atropinisé, reste toujours lente et incomplète. L'indication de rompre artificiellement des synéchies postérieures ne serait posée que s'il était établi qu'elles produisent des iridalgies pénibles et persistantes, ou qu'elles prédisposent manifestement, par leur seule présence, aux rechutes. Car il est évident qu'une rechute peut tout aussi bien être attribuée à ce fait, que l'individu serait resté sous les mêmes influences diathésiques qui ont provoqué l'attaque antérieure.

Parmi les divers procédés de détachement artificiel des synéchies, autrement dit de *corelyse*, celui proposé par *M. Passavent* est incontestablement le meilleur. Il consiste à pratiquer une petite ouverture cornéenne périphérique et

17

à attirer, avec une pince, un pli de l'iris correspondant à la
synéchie; dès que le bord pupillaire se trouve dégagé, on
abandonne ce pli. Ce procédé a l'extrême avantage, sur les
opérations d'après lesquelles on pousse un instrument mousse
entre l'attache iridienne et la capsule du cristallin, qu'on
n'a pas besoin de s'approcher de cette dernière membrane
si délicate et si facile à léser. Je crois que personne ne nous
accusera de parti pris, si nous disons que tous ces procédés
(*Streatfeild*, *Weber*) ont pris plus de place dans les traités
que dans la pratique courante.

Mieux vaut, lorsque plusieurs rechutes ont laissé de nombreuses synéchies, que le traitement rationnellement indiqué
et exactement suivi n'a pu garantir l'œil de nouvelles attaques,
dégager le bord pupillaire sur une grande étendue, en pratiquant (de préférence en haut) une large pupille artificielle.
Que l'on n'hésite pas surtout à prendre cette résolution, si,
après la formation d'une synéchie postérieure complète,
l'iris commence à bomber en avant vers sa partie ciliaire, de
façon à obstruer l'angle iridien et à donner alors rapidement
lieu à l'apparition de symptômes glaucomateux. L'éclairage
oblique nous permet facilement, dans ces cas, de nous rendre
compte de la disposition en entonnoir que prend la chambre
antérieure.

Même après avoir pratiqué l'iridectomie, on ne doit néanmoins pas suspendre le traitement; il importe surtout de
faire encore un usage prolongé de l'iodure de potassium et
des mercuriaux chez les rhumatisants et les syphilitiques.
Ne croyez pas que vous puissiez compter sur une action
absolument certaine de l'iridectomie comme moyen préventif. Je vous engagerai aussi à ne pas procéder à l'excision
de l'iris pendant la période inflammatoire, surtout si la syphilis a été la cause prédisposante de l'affection. Ici il y a
tout avantage à faire passer d'abord l'accès inflammatoire et,
pendant ce temps, à préparer son malade, par un énergique
traitement mercuriel, à bien supporter l'intervention chirur-

gicale. Une véritable attaque glaucomateuse pourrait seule
nous obliger à nous départir de cette règle de conduite, et
encore je préférerais, dans ce cas, apaiser d'abord les symptômes alarmants par une sclérotomie, suivie, sur l'œil débarrassé de douleurs, d'une large excision de l'iris.

L'iritis séreuse, surtout lorsqu'elle est absolument pure,
que l'œil montre peu d'injection périkératique, que la pupille
modérément dilatée ne présente aucune altération, et que
le trouble qu'accuse le malade du côté de la vision attire
seul notre attention sur les précipités de l'humeur aqueuse,
peut réclamer un traitement tout autre, principalement si
une tendance à des poussées glaucomateuses semble accusée.
Ici on peut tenter un traitement anti-glaucomateux, substituer
à l'emploi de l'atropine les instillations d'ésérine, recourir à
des paracentèses réitérées ou même à la sclérotomie, mais
avec la précaution de toujours observer bien attentivement
le malade, afin de s'assurer que le caractère anatomique de
l'affection ne change pas, et qu'une forme d'iritis plastique
ne vient pas se greffer sur la variété purement séreuse.

Que l'on veuille bien ne pas oublier qu'on a affaire ici à
une maladie qui traîne beaucoup plus en longueur que l'iritis
simple, aussi doit-on en prévenir le malade dont la patience
est ainsi mise à l'épreuve. D'abondantes transpirations sont
seules capables d'abréger cette marche essentiellement traînante, et sous ce rapport les injections de pilocarpine (voy.
p. 174) nous ont rendu d'excellents services. En même temps
on prescrira l'iodure de potassium à la dose de 1 ou 2 grammes
par jour, en y joignant, chez les sujets faibles, l'usage des
ferrugineux et des préparations de quinquina. Des boissons
diurétiques (et parmi celles-ci le lait se recommande tout
particulièrement) ne doivent pas être oubliées dans ce régime.

De tout temps on a recommandé, pour cette maladie à
marche si lente, les dérivations sur la peau. Tout en étant
très-peu partisan d'une médication dont l'efficacité n'est nullement prouvée, on se trouve parfois contraint par l'entourage

du malade d'y avoir recours. En pareil cas, le moyen qui nous semble préférable consiste à entretenir sur la nuque, dans une étendue large comme la main, une éruption eczémateuse, au moyen de badigeonnages avec une solution de cantharidine appliquée tous les jours ou tous les deux jours :

> Cantharidine................. .... 5 centigrammes.
> Ether sulfurique et alcool rectifié ââ. . 15 grammes.

On n'aura, du reste, recours à cette application très-désagréable, que si la tendance de l'iritis séreuse à se transformer en irido-choroïdite est manifestement accusée par l'apparition de fins flocons dans la partie antérieure du corps vitré.

L'iritis parenchymateuse est évidemment la variété qui réclame le traitement le plus énergique, et l'on aura immédiatement recours aux onctions mercurielles, pouvant aller jusqu'à l'emploi de 12 et 16 grammes par jour, si une forme gommeuse tend à prendre une extension considérable. A ces frictions, nous joignons l'usage de lavements à l'iodure de potassium (2 à 3 grammes par jour), et nous nous efforçons de prolonger aussi longtemps que possible les onctions mercurielles (2 à 4 semaines), en maintenant la bouche dans un état d'excessive propreté au moyen de gargarismes au chlorate de potasse. Après ce traitement, l'iodure de potassium sera encore continué pendant 1 ou 2 mois. J'ai, dans ces derniers temps, joint à cette médication, pour des cas graves, les injections de pilocarpine, dans le but de remplacer l'emploi de boissons sudorifiques (décoction de *Zittmann*).

Si les malades se refusent à une cure aussi énergique, on prescrira, conjointement avec les lavements sus-mentionnés, le sirop de Gibert (une cuillerée à bouche matin et soir), traitement que l'on s'efforcera aussi de continuer le plus longtemps que l'on pourra.

La pratique nous enseigne qu'il ne faut pas, dans les formes pures d'iritis parenchymateuse, trop insister sur les instillations d'atropine, dans l'intention d'obtenir à tout prix une dilatation à laquelle s'oppose souvent la formation d'épaisses membranes ou de larges boutons. Deux ou trois instillations suffisent, et l'on n'irritera pas l'œil par un usage du collyre trop fréquemment répété, d'autant mieux qu'un emploi abondant de l'atropine est ici absolument inutile.

Un autre enseignement fourni par une longue observation, c'est que, dans ces cas d'iritis où la tendance à la prolifération du tissu est très-accusée, il ne faut pas trop se hâter d'opérer, si une pupille artificielle doit être pratiquée. C'est qu'en effet on réveille parfois aisément le mal, lorsqu'on soumet un œil non encore guéri de son attaque à l'opération, et l'on voit alors la nouvelle pupille se boucher complétement. Mieux vaut donc opérer à une période d'acalmie complète, et après que le malade a déjà subi un traitement prolongé dirigé contre son état diathésique. On a essayé, dans les cas où toute la chambre antérieure était remplie par des masses gommeuses, d'en exciser une partie afin de prévenir la perforation, mais on n'a pas obtenu ainsi de résultats bien brillants.

Dans les formes où la tendance à la suppuration est nettement accusée par la production réitérée d'hypopions, l'usage des cataplasmes et des fomentations chaudes est d'une grande utilité. Du reste, les cataplasmes arrosés avec une solution d'atropine, ou immergés dans une infusion de belladone ou de jusquiame, ont souvent un pouvoir souverain pour calmer les douleurs de l'iritis parenchymateuse et abréger, grâce à un emploi méthodique de ces moyens, la durée de la maladie.

Dans tous les cas d'iritis rhumatismale ou spécifique bien avérés, il faut encore faire suivre au malade, après le traitement sus-mentionné, une médication destinée à combattre l'état diathésique. Ici l'hydrothérapie consistant en des transpirations par emmaillottement sec et suivies d'une rapide ablution froide au moyen du drap mouillé, nous a paru le moyen jouissant de la plus grande efficacité, mais en ayant bien soin de ne jamais mouiller le cuir chevelu. Toutefois il ne faut pas attribuer au traitement général une valeur qu'il ne saurait avoir lorsque, dans l'œil même, existent consécutivement à des altérations anatomiques des causes qui prédisposent aux rechutes. Dans bien des cas, on ne conseillera donc utilement ces traitements qu'après avoir préalablement détaché par l'iridectomie, un large lambeau iridien accollé au cristallin.

Irido-choroïdite. Le très-grand danger de toute iritis, c'est qu'à force de persister ou de rechuter, elle n'arrive à se transformer en *irido-choroïdite*. Cette affection se développe chez nombre de malades à la suite d'une simple iritis, mais elle peut aussi apparaître d'emblée et en imposer à un praticien inexpérimenté, pour une simple iritis. Dans ce dernier cas, nous aurons à distinguer la forme véritablement spontanée ou *cyclite*, et celle où la maladie a été transmise par l'autre œil, c'est-à-dire est *sympathique* (traumatique).

Irido-choroïdite plastique. Comme pour l'iritis, nous retrouvons aussi parmi ces diverses variétés des irido-choroïdites plastique, séreuse et parenchymateuse. La forme *plastique* se dérobe d'autant plus aisément à l'observation, que les produits de l'iritis déversés dans l'humeur aqueuse ou le champ pupillaire, s'opposent plus ou moins à l'exploration de la partie antérieure du corps vitré et à la constatation de la présence de produits inflammatoires déposés dans ce même point, et provenant de la partie antérieure du tractus uvéal enflammé.

Ce qui du côté de l'iris doit attirer tout de suite notre attention, c'est si, en l'absence d'une forme parenchymateuse, cette membrane s'est vascularisée, ce phénomène dénotant alors un trouble notable dans la circulation et tel qu'il ne saurait être produit par la seule inflammation bornée à l'iris. A ce symptôme se joint une rétraction de la partie antérieure du tractus uvéal, de façon à augmenter parfois sensiblement la profondeur de la chambre antérieure. Notons encore une injection périkératique très-accusée et tout spécialement la très-grande sensibilité de l'œil au toucher, soit que la douleur puisse être provoquée sur tout le pourtour de la cornée, ou seulement sur une partie plus ou moins étendue.

L'irido-choroïdite *séreuse*, avec sa marche particulièrement indolente, est bien plus aisément diagnostiquée, attendu que, le champ pupillaire restant ordinairement libre, l'existence de fins flacons ou de poussière dans le corps vitré nous démontre péremptoirement la nature du mal. Dans les cas où cette constatation est rendue impossible, par la présence de dépôts trop considérables sur la membrane de Descemet se repliant de la rainure de la chambre antérieure au devant de l'iris, et s'accompagnant d'une sclérose de la partie la plus déclive de la cornée, nous devons, précisément à cause de l'abondance de ces produits inflammatoires, les attribuer, non à une simple iritis, mais à une irido-choroïdite séreuse, et cela sans crainte de nous tromper, comme le démontre, dès que la pupille devient suffisamment libre, l'exploration du corps vitré, dont la partie antérieure est occupée par de nombreux flocons. Le toucher et la recherche de l'injection périkératique ne nous donnent pas, dans ces cas, de renseignements ayant quelque valeur.

Irido-choroïd.re séreuse.

Parmi les irido-choroïdites *parenchymateuses*, la forme suppurative ne présentera guère de difficultés pour le diagnostic si, sans symptômes inflammatoires bien accusés, nous voyons soudainement et à intervalles répétés se produire des hypopions, sans que l'humeur aqueuse montre un trouble quelque peu marqué. Ces invasions multipliées de pus, facilement produites par la présence d'un corps étranger siégeant dans la partie antérieure du tractus uvéal, se compliquent peu à peu de symptômes d'iritis suppurative, dont l'intensité ne s'accorde guère ordinairement avec une forme qui se serait primitivement développée dans l'iris même.

Irido-choroïdite parenchymateuse.

L'irido-choroïdite gommeuse, dont je vous ai récemment présenté un exemple, est une maladie que l'on peut appeler à surprise, lorsqu'elle prend son point de départ dans le corps ciliaire. Ici apparaît, dans l'espace de 3 ou 4 jours, un soulèvement comme staphylomateux de la portion la plus antérieure de la sclérotique, et tel que, dans les cas où le mal siége sous la paupière supérieure, on serait tenté de croire que l'examen précédent n'a pas été fait avec une suffisante attention.

Le malade que je vous ai montré, âgé de quarante ans, avait vu apparaître dans l'espace de quatre à cinq jours, après avoir ressenti depuis quelque temps les symptômes d'une simple iritis, un bouton siégeant au-dessus du bord cornéen supérieur, offrant le volume d'une grosse fève, d'une couleur violacée, soulevant fortement la paupière et menaçant d'amener l'ouverture de l'œil. L'iris se trouvait poussé contre la cornée dans toute sa moitié supérieure. Sous l'influence d'un traitement des plus énergiques, ce staphylome formé par la gomme qui avait distendu les fibres de la sclérotique, s'est peu à peu affaissé, et, comme vous avez pu vous en convaincre, il ne reste actuellement de cette grave affection qu'une cicatrice très-pigmentée et aplatie, ne ressemblant à aucun autre genre de cicatrice, sauf pourtant à celle qu'à la rigueur un traumatisme aurait pu produire. La vision, qui avait été encore en partie conservée sur cet œil, s'est par la suite perdue, mais le malade s'estime encore très-heureux de n'avoir pas perdu la forme de son œil et de n'être pas défiguré.

Le diagnostic sera singulièrement facilité, si des gommes de l'iris ont précédé celles qui se développent dans le corps ciliaire même. Ordinairement un trouble très-considérable du corps vitré et une diminution très-accusée de la vision annoncent le danger auquel est exposé le malade.

Dans la très-grande majorité des cas, l'irido-choroïdite s'est propagée du côté de l'iris vers le fond de l'œil. Les symptômes qui nous guident dans le diagnostic sont, tout d'abord, l'intégrité relative de l'iris eu égard aux troubles visuels, et, en outre, les altérations survenant dans la transparence (par défaut de nutrition) du cristallin, ce qui, comme on le sait, n'est nullement l'apanage des affections de l'iris même.

VINGTIÈME LEÇON

IRIDO-CHOROIDITE SYMPATHIQUE. BLESSURES DE L'IRIS. TUMEURS.

MYDRIASE. MYOSIS. HYPOPION. HYPHÉMA.

L'*irido-choroïdite sympathique*, déterminée par un trau- — Irido-choroïdite
matisme ayant atteint l'autre œil ou consécutive à une in- — sympathique.
flammation semblable du congénère, est ordinairement une
inflammation plastique qui affecte quelques particularités
qu'il convient de signaler. C'est tout d'abord la grande
tendance que montre l'iris à s'accoler sur toute l'étendue
de sa surface, ou au moins sur une large portion, à la capsule du cristallin, de façon à déterminer très-rapidement
la formation d'une synéchie postérieure totale. Passagèrement la chambre antérieure est susceptible de présenter
alors la forme en entonnoir ; mais à la suite d'un semblable
accollement du corps ciliaire à la sclérotique et d'un
mouvement de rétraction des parties accollées ayant pour
effet de déprimer le bord cristallinien, la chambre antérieure
acquiert un surcroît d'étendue vers la périphérie, tandis
que le champ pupillaire se rapproche sensiblement de la
membrane de Descemet.

Si nous joignons à cet aspect caractéristique la rigidité
de la trame iridienne vascularisée formant un plan distendu
par l'occlusion de la pupille, on aura une image tellement
frappante, que, même en l'absence de renseignements étiologiques, on pourra faire le diagnostic. A cette période de la
maladie, la tension de l'œil, qui primitivement avait pu être

augmentée, tombe de plus en plus par suite de l'oblitération
d'un nombre considérable de vaisseaux de la région la plus
vasculaire de la choroïde ; des troubles nutritifs considérables
éclatent dans le corps vitré qui perd sa transparence, le
cristallin s'opacifie et une phthisie partielle ou totale se développe.

Chez certains malades jeunes pour la plupart, cette phthisie essentielle, probablement par le dégagement de la région
excrétoire de l'œil et la distension du tissu trabéculaire péricornéen qui suit la rétraction du corps ciliaire, n'est que
passagère ; la cornée, quoique aplatie comme tout le segment
antérieur de l'œil, reprend peu à peu une courbure plus
régulière, et les masses néoplastiques subissent un tel degré
d'atrophie, en même temps que le tissu iridien peut offrir un
amincissement considérable qu'un dégagement très-prononcé
du champ pupillaire s'effectue. Le corps vitré s'éclaircissant,
il est possible alors de se rendre compte que la partie postérieure de l'œil et même le nerf optique peuvent aussi avoir
pris part à l'inflammation, sous forme de chorio ou de
névro-rétinite, ce qui nous explique pourquoi l'affaiblissement visuel persiste en dépit de cette amélioration assez
prononcée.

Dans un certain nombre de cas, l'irritation sympathique
débute évidemment sous forme d'irido-choroïdite séreuse,
qui, lorsqu'elle ne change pas de caractère offre bien moins
de gravité ; mais malheureusement, le plus souvent, et même
en dépit d'un traitement rationnel, la forme séreuse prend
peu à peu les allures si funestes de l'irido-choroïdite adhésive
et rétractile.

Les nombreuses recherches qui ont été faites sur cette
triste maladie ont démontré à l'évidence que c'est l'appareil
nerveux de l'œil qui se charge de la transmission de l'inflammation, mais, quoique sans contredit les nerfs ciliaires
jouent ici un rôle prépondérant, il est actuellement prouvé
que le nerf optique aussi peut ne pas rester étranger à cette

transmission, fait dont la thérapeutique doit tenir le plus grand compte.

Le danger le plus sérieux pour une transmission sympathique est fourni par l'existence d'un corps étranger ou d'une plaie qui se rétracte et qui occupe la région la plus riche en nerfs ciliaires, c'est-à-dire le corps ciliaire près de la jonction scléro-cornéenne. Comme particulièrement dangereux, il faut signaler les enclavements de l'iris, de procès ciliaires, ou d'un lambeau de la cristalloïde dans une plaie du bord de la cornée. Aussi tous nos efforts doivent-ils tendre à éviter les opérations qui peuvent entraîner de pareilles conditions et à obvier par des excisions, des capsulotomies et des iritomies au tiraillement des parties enclavées.

Les plaies disposées à la rétraction, les corps étrangers irritants seront bien moins à redouter, lorsqu'ils occuperont des points situés en dehors de la région de filtration et du corps ciliaire ; pourtant, que l'on n'oublie pas que des plaies qui se sont compliquées d'issue du corps vitré, de luxation du cristallin, exercent une action souvent sur des parties assez éloignées de l'endroit où a agi le traumatisme.

Il est actuellement surabondamment démontré qu'en dehors de toute action traumatique, la rétraction que subit le tissu nouvellement formé qui doit son origine à une inflammation intra-oculaire spontanée, peut exercer une influence aussi funeste que si un traumatisme l'avait engendré. Rappelons ici que cette rétraction est souvent assez puissante pour détacher la partie la plus antérieure du corps ciliaire. C'est à regret que nous devons dire que l'intervention chirurgicale pratiquée sur ces yeux dans le but d'établir des pupilles artificielles, peut, jusqu'à un certain point, favoriser le début de l'irritation sympathique sur l'œil resté sain jusqu'alors.

Les dangers d'une transmission d'inflammation après un traumatisme sont surtout à redouter pendant les cinq semaines qui suivent les premiers huit jours de l'accident ;

pendant la première semaine une inflammation sympathique n'est pas à craindre. Malheureusement il n'existe aucun terme pour un pareil danger, et après vingt-six ans nous avons encore vu un œil devenir menaçant pour l'autre. Rappelons ici que le déplacement de corps étrangers, la production d'épanchements sanguins, la rétraction progressive du tissu cicatriciel, le dérangement d'incrustations calcaires et osseuses peuvent ouvrir ici de nouvelles voies de transmission à l'irritation ; que l'on n'oublie pas non plus que l'irritation extérieure de pareils yeux, comme il arrive par exemple chez les personnes qui portent un œil artificiel, peut réveiller cette tendance à la transmission sympathique.

Sous ce rapport, les yeux qui, à la suite de processus glaucomateux, ont éprouvé une quasi-section intra-oculaire de leurs nerfs sensitifs et sensoriels, sont beaucoup moins dangereux. Aussi un œil atteint de larges ectasies n'est pas à beaucoup près aussi redoutable que celui affecté de phthisie partielle. La destruction suppurative des nerfs intra-oculaires offrirait une garantie parfaite, si on avait la certitude que tous les nerfs, ainsi que le bout terminal du nerf optique, ont disparu. Quoique les moignons des yeux qui ont suppuré soient bien moins dangereux, ils ne doivent cependant pas être considérés comme exempts de tout soupçon de transmission, et en tous cas la thérapeutique, d'après laquelle on voudrait au moyen d'une suppuration artificielle obtenir une sécurité contre la sympathie, serait à rejeter comme tout à fait mauvaise. (*Arn. Alt.*)

Il serait beaucoup à désirer que le médecin puisse, par un certain nombre de symptômes, être averti du danger qui menace son malade, mais souvent l'inflammation sympathique éclate d'emblée, sans que la fatigue, la réduction du pouvoir accommodateur, la tendance à l'apparition d'une irritation périkératique après l'occlusion palpébrale, une légère photophobie soient venues fournir le moindre avertissement. Une inspection très-minutieuse de la cornée et de la portion antérieure du corps vitré, au moyen du miroir plan, doit toujours être faite avec le plus grand soin, afin de rechercher les troubles passagers de l'humeur aqueuse, ou la formation de fins précipités sur la membrane de Descemet qui viendraient nous signaler l'existence d'un danger.

D'un autre côté, qu'on ne veuille pas regarder l'irritabilité, le larmoiement et la photophobie qu'un œil peut présenter lorsque son congénère a été atteint par un grave accident, comme étant déjà la manifestation d'une transmission sympathique. Bien que je sois de cet avis qu'il vaut mieux agir avec trop de prudence, l'enlèvement d'un œil, surtout chez de jeunes sujets, est cependant un sacrifice d'une telle importance qu'il n'est pas permis de s'y décider sans y être obligé par les plus sérieuses raisons. Vouloir considérer tout œil perdu pour la vision comme bon à énucléer (et surtout à examiner au microscope), c'est souvent ne pas suffisamment tenir compte de l'intérêt de son malade. Pour cette raison, la proposition faite par *MM. Boucheron* et *Schœler* de pratiquer une sorte d'abrasion de toute la partie postérieure de l'œil, en coupant le nerf optique et les nerfs ciliaires, mérite d'être prise en sérieuse considération.

Le principal but que le traitement doit poursuivre dans l'ophthalmie sympathique, c'est de faire cesser le plus promptement possible l'irritation sympathique, et cela en procédant à l'énucléation de l'œil blessé. Comme il est avéré que, les premiers symptômes de la maladie une fois déclarés, la cessation de l'irritation sympathique n'exerce guère d'influence sur la marche si désastreuse du mal, il importe de bien surveiller les malades, afin de procéder à l'enlèvement de l'organe dangereux avant que les premiers symptômes de l'affection sympathique n'éclatent. En règle générale, on se décidera à l'énucléation dès que les moindres prodromes d'irritation, tels que fatigue, réduction de l'accommodation, etc., se présenteront.

On n'hésitera pas non plus à proposer l'opération pour

Traitement de l'ophthalmie sympathique.

un œil impropre à la vision et occasionnant des douleurs
au malade, même lorsqu'un certain temps s'est écoulé depuis
l'accident. Enfin on est autorisé à enlever tout œil qui, renfermant un corps étranger, se montre douloureux au palper,
même lorsqu'on peut admettre que l'enkystement d'un
pareil corps a eu lieu ; enfin il conviendra de prendre
le même parti si une large cicatrice, occupant un œil détruit,
présente à l'exploration un certain degré de sensibilité.

La situation du médecin devient réellement cruelle s'il
se trouve en présence d'un cas où la blessure d'un œil a
déterminé une ophthalmie sympathique telle que la vue soit
déjà presque complétement abolie, tandis que l'œil blessé
présente encore une meilleure vision. Privera-t-on ici le
malade de l'organe le moins atteint dans son fonctionnement,
alors que peut-être cet œil conserverait une vue meilleure
que son congénère atteint d'une inflammation rebelle au
traitement ?

Ici on s'adresserait avec empressement à un procédé qui
ne réclamerait pas l'ablation d'un organe encore propre à
l'accomplissement partiel de la vision, si toutefois son efficacité était égale à celle de l'énucléation. Dans ce but,
de Græfe avait proposé la section des nerfs ciliaires, surtout
dans la partie de l'œil correspondant à la blessure, et qui
facilement avait provoqué une sensibilité symétriquement
placée sur l'organe atteint par sympathie. Avouons que les
sections assez brusques qu'il faut pratiquer sur des yeux
profondément affectés, avec liquéfaction du corps vitré et
tendance aux épanchements intra-oculaires, n'arrivent pas
ordinairement à préserver des yeux, encore propres jusqu'à
un certain point à la vision, d'une phthisie partielle ou même
totale, et qu'en outre elles n'offrent nullement dans leur
action la sécurité que donne l'énucléation.

Ici on aurait encore plus de chances d'atteindre le but de
préservation que l'on se propose, en procédant à la section
extra-oculaire des nerfs ciliaires, au moyen de ciseaux avec

lesquels on rase la surface voisine du nerf optique. On sectionne le muscle droit correspondant à la portion la plus sensible de la région ciliaire, afin d'atteindre plus aisément le segment postérieur de l'œil; on tâtonne alors avec les ciseaux fermés, afin de se renseigner sur l'emplacement du nerf optique qu'il faut avant tout ménager, puis on sectionne par de petits coups secs, en appliquant les ciseaux contre la sclérotique, tous les nerfs à l'entour du nerf optique et à portée des ciseaux (*Snellen*).

Dans tous les cas où l'œil qui a déterminé l'irritation sympathique est à jamais privé de vision, que l'on n'hésite pas à procéder immédiatement à l'enlèvement de l'œil, si l'on veut encore conserver quelque espoir de pouvoir diriger utilement le traitement de l'autre. Toute hésitation dans le but de substituer à l'énucléation un autre traitement ou un autre genre d'opération, toute crainte que l'enlèvement pratiqué pendant une période floride de l'inflammation sympathique ne puisse activer celle-ci, seraient funestes pour le patient.

Une énucléation immédiatement pratiquée et suivie d'un traitement des plus énergiques, tel que nous l'avons exposé pour les cas graves d'iritis parenchymateuse (voy. pag. 260), peut encore avoir les résultats les plus satisfaisants. Je cite l'observation d'un pareil cas dans notre grand Traité d'ophthalmologie. L'énucléation pratiquée le lendemain de l'irritation sympathique n'empêcha pas que la vision ne disparût momentanément au point de ne permettre qu'une très-faible perception lumineuse, mais grâce à l'énergie du traitement une vision complète fut rendue à l'opéré.

Autant que possible, il faut tâcher, en pratiquant l'énucléation, de comprendre une assez large partie du nerf optique dans la section, attendu que l'on ignore jusqu'à quel point ce nerf a participé à l'inflammation, et le conseil de *M. Hasket Derby* de réséquer encore une portion du nerf avec le tissu ambiant, lorsqu'en dépit de l'énucléation l'ophthalmie sympathique va en croissant, s'explique suffisamment. Toutefois l'on trouvera peut-être bien peu de malades qui se décideront à une nouvelle opération.

Autant nous recommandons de procéder le plus promptement possible à l'énucléation, au moindre soupçon d'un danger pour l'autre œil (en n'invitant pas au sacrifice de tout œil blessé et impropre à la vision), autant nous déconseillons de toucher à un œil sur lequel des symptômes sympathiques ont éclaté. La nature particulière de l'inflammation qui détermine sur une large surface des soudures de l'iris, qui occasionne un enfeutrement de la capsule du cristallin avec les membranes de nouvelle formation et les vestiges de l'iris rapidement atrophié, la tendance particulière à la rétraction des parties néoplasiques déposées sur le corps ciliaire, enfin la part active que prend la partie antérieure du corps vitré en se liquéfiant et s'opacifiant, sont autant de raisons pour nous abstenir rigoureusement sur un pareil organe de tout attouchement (*Critchett.*)

On se voit parfois contraint, à cause des grandes souffrances qu'endure le patient chez lequel éclate une attaque glaucomateuse après la formation d'une synéchie postérieure complète, de mettre en œuvre les moyens chirurgicaux, mais l'intervention doit alors se borner exclusivement à des paracentèses ou à une sclérotomie. Jamais il ne faudra songer à s'attaquer à l'iris par une excision, car quelque mince que puisse vous paraître ce diaphragme consécutivement à l'atrophie qu'il a subie, à ce point qu'il est parfois possible de voir à travers, vous serez néanmoins incapable le plus souvent d'en détacher les vestiges fixés à la capsule, et si quelquefois vous êtes assez heureux pour y parvenir, il en résultera une irritation assez vive qui vous fera perdre, par l'occlusion de la nouvelle pupille et une aggravation de l'état fonctionnel, le bénéfice momentané que vous croyiez avoir obtenu.

Votre attention doit se tourner exclusivement sur un traitement mercuriel énergique et l'emploi d'injections souscutanées de pilocarpine dans le but de déterminer des transpirations abondantes. Que l'on prenne bien garde d'éviter l'abus. de l'atropine, d'abord à cause de l'inefficacité de son action, lorsqu'une fois l'iris s'est soudé par sa surface postérieure à la cristalloïde, et en outre en raison de la tendance aux attaques glaucomateuses qui peut se présenter. Dans ces cas, j'ai quelquefois obtenu de bons résultats par l'usage de l'ésérine ou d'un collyre de pilocarpine :

Chlorhydrate de pilocarpine.... 0,10 centigr.
Eau distillée................... 10 grammes.

Grâce à l'abstention de toute opération et à un traitement vigoureusement dirigé, on réussit parfois à voir se dissiper l'état inflammatoire, en même temps que les exsudats déposés dans le champ pupillaire se résorbent, à ce point que l'inspection du fond de l'œil redevient possible et que le malade recouvre assez de vue pour se conduire seul. Heureux s'il ne tombe pas alors dans les mains d'un praticien inexpérimenté qui veuille, au moyen d'opérations, lui améliorer l'état de sa vision et qui l'expose ainsi sûrement au retour des accidents graves auxquels il vient d'échapper.

Le cristallin s'est-il opacifié et les malades présentent-ils un champ visuel intact, avec très-bonne perception lumineuse? Alors la tentation est grande, et l'on est sollicité par le désir d'essayer à rendre à ces malheureux une partie de leur vue. Toutefois, il ne serait justifié de tenter une opération que si plusieurs années s'étaient écoulées depuis l'épuisement complet de l'ophthalmie sympathique et si, en outre, on était complétement assuré qu'une intervention chirurgicale ne réveillera pas des symptômes graves d'irritation.

Dans ces cas, on procédera tout d'abord à l'enlèvement du cristallin à travers une large plaie linéaire comprenant la cornée et l'iris. Après la sortie de la lentille, on excisera avec les pinces-ciseaux un lambeau triangulaire de l'iris, en évi-

18

tant avec le plus grand soin le moindre tiraillement sur le corps ciliaire. Cependant quelque ménagement qu'on ait apporté à cette opération, elle sera encore suivie le plus souvent d'une occlusion de la pupille, et il faudra ultérieurement remédier à cet état par une iritomie. Connaissant les difficultés propres à ces opérations, on ne se décidera à une intervention aussi compliquée que si le malade présente encore une vision de quelque valeur.

Traitement de l'irido-choroïdite spontanée.

Quant au traitement de l'irido-choroïdite *spontanée*, il sera indispensable pour le bien diriger de rechercher soigneusement les causes qui l'ont provoquée. Chez des jeunes filles, ou des femmes qui ont atteint l'âge critique, il arrive fréquemment que des affections utérines réclament des soins particuliers; un traitement convenablement institué dans ce sens exerce indubitablement une heureuse action sur la marche de la maladie oculaire.

Lorsqu'une occlusion pupillaire ou une synéchie postérieure complète s'est développée, on n'aura pas ici à observer la même réserve que pour l'ophthalmie sympathique, et il conviendra de procéder à temps à l'établissement d'une pupille artificielle, sans se laisser surprendre par l'apparition de symptômes glaucomateux qui rendent périlleuse l'exécution de l'opération, à cause des difficultés que l'on rencontre pour éviter les enclavements de l'iris dans les angles de la large section qu'il a fallu pratiquer. Que l'on veuille bien, dans ces cas, attendre une période de calme et prendre soin de ne pas placer la section trop périphériquement; enfin par des instillations d'ésérine faites immédiatement avant et après l'opération, on s'opposera autant que possible à tout engagement de l'iris dans les angles de la section. Incontestablement, j'ai vu se prendre l'œil sain après des iridectomies mal exécutées, et la maladie revêtir sur le congénère toutes les allures d'une affection sympathique.

Nous n'aurons guère à ajouter quelque chose relativement au traitement des diverses variétés d'irido-choroïdites. Elles

seront énergiquement soignées suivant les indications données à l'occasion du traitement des différentes formes d'iritis
(voy. p. 251).

Fréquemment les irido-choroïdites sont provoquées par un
traumatisme, que celui-ci ait laissé ou non un corps étranger
dans l'œil, et il sera souvent assez difficile de se prononcer à
cet égard et de dire si l'organe blessé renferme encore ou
non un corps irritant. On se dirigera, pour le diagnostic et
le traitement, surtout en tenant compte de la persistance de
l'injection périkératique et de la tendance à se répéter à la
moindre incitation, et en accordant la plus grande attention
à l'extrême sensibilité de l'œil, lorsque même déjà des symptômes de phthisie se sont développés. En outre, les poussées
glaucomateuses se présentant sur un œil déjà en voie d'atrophie, engageront à négliger tout traitement direct de l'organe
blessé, et on procédera sans retard à son ablation.

Les blessures localisées sur l'iris même, par un choc ayant   Blessures de l'iris.
atteint l'œil, se présentent ordinairement sous forme d'un
arrachement dans une certaine étendue de l'insertion ciliaire
de cette membrane. Cette *iridodialyse* donne lieu à la formation d'une double pupille qu'on découvre surtout aisément lorsqu'on se sert de l'ophthalmoscope; si petit que soit
le détachement marginal de l'iris, la lumière est renvoyée à
travers les points où cette membrane a été arrachée. La
crainte qu'un pareil arrachement puisse à la longue s'agrandir
et se compléter au point de déterminer une *iridérémie* complète ne nous paraît point fondée.

A la suite d'une contusion ou d'un choc violent, il peut se   Renversement
produire, du côté de l'emplacement de l'iris, une autre modi-   de l'iris.
fication, ordinairement compliquée d'une subluxation du
cristallin, consistant dans un *renversement* partiel (quelque
fois total) du bord pupillaire. Cet enfoncement a pour résultat
d'appliquer une partie de l'iris contre le corps ciliaire, et
simule, à s'y méprendre, une pupille artificielle qui aurait été
faite très-périphériquement; mais ici on ne peut réussir à

apercevoir avec le miroir les procès ciliaires recouverts par l'iris.

Il serait intéressant, si l'on était appelé à traiter une pareille affection tout à fait récente, de rechercher jusqu'à quel point des instillations réitérées d'ésérine seraient capables de ramener le bord pupillaire au devant du cristallin. Pour les iridodialysis traumatiques, le seul traitement à appliquer est de hâter par l'emploi du bandeau compressif l'absorption de l'hyphéma, sans se faire la moindre illusion sur la possibilité d'une réunion de l'iris; la formation de deux pupilles ne réclame aucune intervention.

Corps étrangers   Il n'en est plus ainsi lorsque, par suite du traumatisme, un *corps étranger* s'est implanté dans l'iris. Il faut toujours s'efforcer d'en obtenir l'issue, avant qu'il n'ait encore pu provoquer des symptômes d'irritation. A cet effet, on pratique avec le couteau étroit à cataracte (et non avec la lance qui repousse aisément le corps étranger) une section entre celui-ci et le bord cornéen, et, par un écoulement instantané de l'humeur aqueuse, on tâche que le corps se trouve balayé au dehors. Il n'y a pas à se préoccuper du prolapsus aisément réductible, si avant l'extraction du corps étranger on a pris soin d'instiller à plusieurs reprises de l'ésérine et si on fait suivre l'opération de semblables instillations.

Dans le cas où cette manœuvre ne réussirait pas, on peut tenter de repousser le corps étranger au dehors, en se servant de la spatule en caoutchouc qu'on glisse au devant de ce corps et qu'on redresse une fois introduite (si l'on est privé de cette spatule, on peut faire usage de la curette de Daviel, mais celle-ci est beaucoup plus blessante pour l'iris). L'œil a-t-il déjà subi un certain degré d'irritation, l'iris s'étant accolé près du corps étranger au cristallin? Alors il est incontestablement plus sûr d'en exciser une portion qui enveloppe le corps étranger. A cet effet, on introduit les pinces ouvertes dans la section et l'on glisse les branches de chaque côté du corps étranger.

Les *tumeurs* de l'iris ne sauraient guère donner lieu à un autre traitement qu'à leur ablation. Parmi celles que l'on rencontre encore le plus communément, il faut signaler les épidermoïdomes et les kystes. Tumeurs.

Pour ce qui regarde les petites *tumeurs epidermoïdales* (*perlées*) qu'on voit se développer sur l'iris à la suite de traumatismes et qui enveloppent parfois un cil qui a été projeté dans la chambre antérieure, il faut dire qu'elles sont le résultat d'une véritable greffe sur l'iris de parcelles épidermiques transportées dans l'œil. Épidermoïdomes.

Les véritables kystes grisâtres, semi-transparents, à contenu fluide, se développent aussi dans la très-grande majorité des cas à la suite de traumatismes (dans les quatre cinquièmes des cas). Il n'entre dans la constitution de leur paroi aucun élément étranger à l'iris, et, me basant sur des observations indiscutables, j'ai cru devoir regarder ces kystes comme résultant simplement d'un plissement ou du pincement de plis de l'iris, avec rétention du liquide sécrété par cette membrane (humeur aqueuse) et distension progressive de ces plis. Une pareille distension peut aussi s'opérer, si une synéchie en fer à cheval circonscrit tout une portion de l'iris en l'isolant du reste de cette membrane. Enfin une véritable dégénérescence cystoïde de la totalité de l'iris s'observe à la suite de traumatismes graves ayant luxé le cristallin dans le corps vitré et replié en quelque sorte l'iris sur lui-même. Un certain nombre d'auteurs (*Sattler, Hosch*) inclinent cependant à admettre la formation de ces kystes, par une dissociation des éléments mêmes de la trame iridienne et à laquelle la pénétration d'un élément histologique aurait mystérieusement donné lieu. Kystes.

Il est incontestable que les différentes formes de kystes solides ou à contenu fluide, ont une tendance marquée à s'aggraver et à menacer la conservation de l'œil affecté, en faisant même naître quelque crainte d'irritation sympathique pour le congénère. Aussi est-on engagé à enlever ces kystes

le plus tôt possible, avant qu'ils n'aient acquis un développement qui rende nécessaires des incisions successives et des
opérations répétées. La simple ponction du kyste se montre
tout à fait insuffisante. S'il s'agit d'un kyste de dimension
peu considérable, on tâche de glisser avec l'étroit couteau à
cataracte entre le kyste et le bord cornéen, sans léser le
kyste, celui-ci est alors saisi entre les branches d'une pince à
mors latéraux et inférieurs. Il est surtout indiqué pour les
épidermoïdomes d'éviter soigneusement leur morcellement
pendant l'extraction. Pour de vastes kystes séreux, leur ablation en une seule fois est rendue bien difficile, car la déchirure de leur paroi est inévitable, aussi ces opérations devien-
nent-elles assez laborieuses (dangereuses pour l'intégrité de
la cristalloïde); on n'y procédera donc que dans le cas où
l'irritabilité de l'œil y contraindrait forcément.

Parmi les tumeurs bénignes de l'iris, nous avons encore à
faire mention des taches pigmentaires et des verrues pigmentées ou *nœvi de l'iris*, ne devenant jamais le sujet d'une
intervention thérapeutique, ainsi que du granuloma de l'iris
qui, lui, peut parfois réclamer des soins particuliers, surtout
lorsqu'il est de nature traumatique.

Granuloma spontané.   Le *granuloma* est une tumeur qui s'observe presque exclusivement chez les enfants et qui ne représente pas autre
chose qu'un bourgeonnement de l'iris, ayant ordinairement
été le siége d'une irritation inflammatoire. Il est rare que le
bourgeonnement remplisse peu à peu la chambre antérieure
et entraîne la perforation, après que des phénomènes glaucomateux ont éclaté : ordinairement la tumeur s'est développée sur un iris qui a été mis à nu à la suite d'une perforation antérieure.

Granuloma traumatique.   On aura bien plus souvent occasion, à la suite de blessures
de l'œil et de perforations étendues, d'observer un pareil
bourgeonnement affectant l'iris hernié, en sorte qu'il puisse
se développer de véritables tumeurs capables d'en imposer à
un observateur inexpérimenté pour des productions de mau-

vaise nature. Ces granulomes saignent au moindre attouchement et persistent souvent pendant plusieurs mois, avant de
se ratatiner pour laisser un œil modérément atrophié. Comme
les granulomes qui se développent aussi parfois chez les
enfants après l'ablation d'un staphylome (sans sutures de la
conjonctive), ils n'occasionnent guère de souffrance et finissent par disparaître spontanément. Il est indiqué de n'employer aucun traitement, consistant en cautérisations ou dans
l'ablation.

Nous ne ferons ici que mentionner les cas fort rares de
mélano-sarcome, de véritables tubercules, ou de tubercules
lépreux dont le diaphragme iridien est susceptible de devenir
le siége, attendu que pour la première de ces affections seule,
une prompte ablation de l'œil est réclamée. *Mélano-sarcomes. Tubercules. Tubercules lépreux*

Avant de terminer l'exposé du traitement des maladies de
l'iris, nous aurons encore à nous occuper des troubles fonctionnels dont cette membrane peut devenir le siége, ainsi que
des altérations que l'on rencontre parfois dans la conformation et le contenu de la chambre antérieure. *Troubles fonctionnels*

La dilatation anormale de l'iris qui accompagne les paralysies de la troisième paire est une *mydriase* incomplète.
Pour qu'elle se complète, comme nous l'obtenons par l'emploi
de l'atropine et mieux encore par la duboisine, il faut que la
dilatation de la pupille soit encore sollicitée par l'irritation
des fibres du sympathique, simultanément avec la paralysie
du muscle sphincter. Une pareille mydriase s'observe à la
suite de commotions de l'œil, sans pour cela impliquer une
incomplète ou complète paralysie du muscle ciliaire, autrement dit une réduction ou une abolition de l'accommodation. *Mydriase.*

Il serait difficile de comprendre comment une seule et
même cause puisse agir en paralysant un nerf et provoquant
une excitation sur un autre, si nous n'étions renseignés à cet
égard par des expériences sur les animaux qui nous montrent
qu'une unique irritation est capable d'agir sur les fibres du
sympathique en les stimulant, tandis que sur les fibres

motrices elle épuise rapidement l'action nerveuse et amène la paralysie.

La mydriase s'observe comme symptôme isolé et fugace de la paralysie de la troisième paire, et est alors prodromique de l'ataxie. De même on la rencontre, comme conséquence d'une irritation du sympathique et la manifestation d'une excitation spinale, parmi les prodromes de la paralysie générale, dans la manie des grandeurs, chez les hypochondriaques, dans certaines formes d'hystérie et au début de l'attaque épileptiforme. Chez les enfants la présence des vers intestinaux se signale par la mydriase, il en est de même pour les excitations spinales produites par l'onanisme. Rappelons encore ici que les intoxications provoquées par certains narcotiques, se caractérisent par une mydriase très-accusée, et que l'intoxication diphthéritique peut engendrer, outre la paralysie de l'accommodation, la mydriase. En général les mydriases qui laissent l'accommodation libre sont pour la plupart de nature spinale, au contraire celles qui s'accompagnent, avec la dilatation pupillaire, d'une paralysie accommodative sont de préférence d'origine cérébrale.

Le traitement doit, bien entendu, se baser essentiellement sur la cause ; par conséquent, il est de la plus grande importance de rechercher jusqu'à quel point le pouvoir accommodateur a souffert, et les troubles fonctionnels qu'accusent les malades dont la vision de près nous renseignera à cet égard. La réduction plus ou moins complète de l'accommodation sera plus vivement ressentie par l'hypermétrope, qui perdra ainsi, sur l'œil atteint, la faculté de voir distinctement de loin et à plus forte raison de près. L'emmétrope, par cette même réduction accommodative, ne sera mis seulement que dans l'impossibilité de voir de près, tandis que sa vision pour loin n'aura rien perdu de sa netteté. Enfin le myope sera celui qui éprouvera le moins de gêne, car, même avec une annulation complète de tout pouvoir accommodateur, il pourra encore voir de près si sa myopie présente un degré suffisamment accusé; pourtant, chez lui aussi, cette vision nette de près sera circonscrite à une distance déterminée et en rapport avec sa myopie. Ces recherches, même pour ceux qui ne sont pas encore habitués à ces examens, ne présenteront guère de difficultés, au moins s'il ne s'agit pas de mesurer exactement la réduction qu'a subie l'accommodation et de l'indiquer par des chiffres.

Depuis que nous disposons de deux myotiques puissants, l'ésérine et la pilocarpine, personne ne songera plus à employer les anciens moyens dans le but de stimuler la contraction pupillaire, soit par des excitants portés dans le sac conjonctival, soit par des incitations venant du côté de la rétine ou du pouvoir accommodateur. On fera usage d'une solution de 5 centigammes de ces myotiques pour 10 grammes d'eau, dont on instillera une goutte tous les matins. On aura soin d'espacer de plus en plus l'emploi du collyre à mesure que l'on s'apercevra que son action tend à se prolonger, et on l'abandonnera complétement dès que la contraction pupillaire se maintiendra. S'aperçoit-on, au contraire que la durée d'action du myotique reste pendant plusieurs semaines absolument la même? Alors on ne doit pas fatiguer la conjonctive avec un médicament impuissant à amener la guérison, mais on aura recours à de faibles courants continus, dont il sera possible, au besoin, de faire un emploi prolongé, en conseillant l'application, pendant la nuit, d'un appareil de deux éléments de *Trouvé*, le pôle positif étant placé au moyen d'un bandeau sur les paupières fermées, et le pôle négatif sur la nuque.

La contraction anormale de la pupille ou *myosis* se présente aussi sous deux états : une forme *spasmodique*, à laquelle le muscle accommodateur prend le plus souvent part, et une forme *parétique* où seule la dilatation de la pupille se trouve atteinte, la contractilité du sphincter et du muscle accommodateur n'ayant pas subi de changement d'innervation.

La forme spasmodique se rencontre de préférence au début

Myosis.

des affections cérébrales, dans la méningite, à la période irritative qui suit l'attaque apoplectique, dans la phase d'excitation de l'intoxication par le chloroforme, l'alcool, l'opium, la nicotine, etc. Elle apparaît aussi au début de l'attaque hystérique.

La forme paralytique se montre surtout chez les ataxiques, lorsque la maladie spinale est très-nettement accusée. Dans ces cas, l'action de l'atropine reste très-incomplète, tandis qu'il est aisé de s'assurer que la contractibilité du sphincter de l'iris n'a pas subi de changement, et que, sous l'impulsion de l'accommodation, le malade regardant brusquement de près, la pupille se rétrécit davantage. Le myosis disparaît parfois, chez les ataxiques, à mesure que les symptômes atrophiques du côté de la rétine, ainsi que d'autres paralysies nerveuses se développent; mais aussi on peut le voir persister pendant des années après une cécité complète. Parfois il est possible de constater le myosis à la suite de lésions directes de la moelle dans la région cervicale. Dans certains cas il ne s'agit que d'une compression passagère du sympathique cervical par suite de ganglions engorgés ou d'un goître.

Le myosis ne devient guère le sujet d'un traitement particulier, mais il est nécessaire que le médecin, par la connaissance de ce symptôme, puisse être mis sur la voie du diagnostic de certaines affections des centres nerveux.

Hippus.

Nous n'avons pas à nous occuper d'un spasme clonique fort rare de l'iris et connu sous le nom d'*hippus*, ni d'un tremblotement d'une partie ou de la totalité de cette membrane qui, privée de son support constitué par le cristallin, flotte et vacille dans l'œil. Cet état, désigné par l'expression

Iridodonesis.

d'*iridodonesis*, n'exige aucun traitement spécial, mais nous renseigne sur les changements de situation subis par le cristallin.

Changements de forme de la chambre antérieure.

Nous ne nous arrêterons pas non plus ici sur les changements de forme que la chambre antérieure peut éprouver à la suite des différentes lésions anatomiques dont la partie antérieure du tractus uvéal devient le siége, les altérations de contenu doivent seules un moment attirer notre atten-tion.

A l'humeur aqueuse peut se mêler une quantité variable de pus, pour constituer, en se déposant dans les parties les plus déclives, ce que nous appelons *hypopion*. Nos connaissances actuelles sur la provenance des leucocytes qui constituent la collection purulente, nous apprennent que ce sont surtout les vaisseaux qui rampent au voisinage de la chambre anté-rieure, dans le corps ciliaire et le cercle veineux de l'iris (*Stromeyer*) qui fournissent le pus. Celui-ci peut, il est vrai, se former aussi, en partie, dans les affections suppuratives graves de la cornée, par migration à travers la cornée même, mais il a été, pour la majeure partie, déversé dans la cham-bre antérieure, au moment de passer dans la cornée. Les théories de l'évacuation des abcès dans la chambre par per-foration ou suppuration du feuillet épithélial de la mem-brane de Descemet sont à peu près complétement aban-données.

Aussi pour les cas d'iritis suppurative, la collection du pus dans la chambre antérieure doit-elle être regardée comme un déversement de leucocytes au moment de leur passage dans l'iris, les vaisseaux iridiens eux-mêmes prenant une part bien moins active à la formation de ce pus. Du reste, les hypopions qui dans les choroïdites purulentes se produisent parfois si abondamment, en l'absence de tout symptôme irritatif du côté de la cornée ou de l'iris, nous montrent bien avec quelle facilité cette migration de leucocytes a lieu à travers les vaisseaux du corps ciliaire ; et l'activité dans ce mouvement est parfois tellement grande qu'une quantité variable de globules rouges du sang se trouve mélangée à l'hypopion.

Tandis que les collections purulentes provenant de mala-dies du corps ciliaire et de l'iris montrent une fluidité con-sidérable, celles qui compliquent les affections cornéennes

Hypopion.

présentent une grande quantité d'éléments fibrineux et coagulables et ne s'enlèvent souvent que sous forme d'une masse constituant un paquet enfeutré. Plus la collection de pus se produit rapidement, en même temps que les symptômes irritatifs concomitants sont moins accusés, plus l'hypopion montre des leucocytes non altérés et se présente liquide et mobile.

Les indications du traitement dépendront essentiellement des causes qui ont occasionné l'hypopion, mais en règle générale on procédera à son évacuation s'il remplit plus du tiers de la chambre antérieure. Pour des hypopions très-fluides la simple paracentèse avec une aiguille à arrêt suffit, tandis que les hypopions enfeutrés qui accompagnent les affections suppuratives de la cornée, nécessitent une large incision avec un couteau lancéolaire, en la faisant suivre au besoin d'une excision de l'iris ; ou mieux encore on évacuera ces hypopions, dans les cas d'abcès et d'ulcère de la cornée, en ayant recours à la kératomie de *M. Sœmisch*. Rappelons ici qu'un excellent moyen pour s'opposer à la diapédèse et à la reproduction du pus dans la chambre antérieure nous est fourni par les instillations répétées d'ésérine. Les dépôts si rapidement produits dans les choroïdites suppuratives, ne réclament ordinairement aucun traitement direct.

Hyphéma. Les collections de sang qui se font dans la chambre antérieure à la suite de contusions, pour constituer une forme d'*hyphéma*, ne réclament dans la majorité des cas aucun traitement particulier, à part l'emploi du bandeau compressif et les instillations d'atropine. Que l'on se garde bien d'évacuer le sang qui spontanément s'est amassé dans la chambre antérieure, à la suite d'inflammation de l'iris ou d'état glaucomateux. Ici la détente de l'œil qui suit la paracentèse amène inévitablement une plus abondante accumulation de sang que celle qu'on a voulu faire disparaître. Les collections sanguines persistent parfois pendant des mois dans des yeux qui ont été soumis à l'iridectomie pour des glaucomes à forme hémorrhagique. Les instillations répétées d'ésérine ou de pilocarpine, unies à l'emploi simultané de hautes doses de quinine peuvent nous rendre un service de quelque valeur.

Les hyphémas à répétition (supplémentaires du flux menstruel), les hyphémas que le malade peut spontanément produire, ne doivent être mentionnés que comme faits curieux et très-exceptionnels.

La chambre antérieure peut donner asile à des corps étrangers de nature variée, qui y séjournent parfois un temps fort long sans provoquer de symptômes irritatifs graves, surtout lorsqu'il s'agit de corps qui ne s'oxydent ni ne se décomposent. Fréquemment ces corps étrangers (débris de capsule, fragments d'acier) se sont trouvés primitivement implantés dans le cristallin et, à mesure que celui-ci se résorbe, finissent par tomber dans la chambre antérieure, où ils peuvent alors occasionner des symptômes inflammatoires alarmants. Leur extraction, suivant les principes que nous avons exposés à l'occasion des corps étrangers de l'iris (voy p. 276), doit être instantanément pratiquée. Corps étrangers.

Nous engageons aussi vivement à ne pas retarder l'extraction d'éléments vivants qui peuvent avoir été projetés dans l'œil, tels que cils, parcelles épidermiques, petits lambeaux de conjonctive, car leur séjour est, comme on le sait, très-apte à favoriser la formation de tumeurs épidermiques ou épidermoïdomes.

Nous ne citerons qu'en passant le cas où des entozoaires, et en particulier le *cysticerque*, ont été observés dans la chambre antérieure. Chose curieuse, quoique le cysticerque ne soit pas bien rare en France, et ait été trouvé dans toutes les régions de l'œil, il n'existe aucune observation française de cysticerque de la chambre antérieure. Si cependant pareil cas se présentait, il faudrait pratiquer latéralement à la vésicule une incision, en prenant toutes les précautions pour ne pas blesser l'animalcule, et tâcher d'obtenir, par une brus- Cysticerque.

que évacuation de l'humeur aqueuse, que le cysticerque soit chassé au dehors. Afin d'éviter autant que possible le prolapsus de l'iris, on instillera préalablement de l'ésérine, et l'on réduira aisément la partie d'iris qui se trouverait herniée dans la section, celle-ci devant toujours avoir une étendue de trois à quatre millimètres. Ce ne serait que dans le cas où l'on éprouverait des difficultés pour réduire l'iris, qu'on se résignerait à l'excision du prolapsus.

MALADIES DE LA CHOROIDE

VINGT-ET-UNIÈME LEÇON

ANATOMIE. SCLÉRO-CHOROIDITES ANTÉRIEURE ET POSTÉRIEURE.

Le plan de ces leçons ne comporte pas, Messieurs, que nous entrions dans une étude détaillée de la structure anatomique de la choroïde, nous devons nous borner à vous donner un court résumé des particularités propres à la membrane vasculaire de l'œil.

Anatomie.

La partie essentielle de cette membrane est constituée par les vaisseaux et par les muscles lisses que renferme la portion adhérente et antérieure du tractus uvéal. Le tout est compris dans un stroma caractérisé par un nombre considérable de cellules étoilées et pigmentées. On distingue habituellement cinq couches à la choroïde, mais il convient d'en retirer la plus interne, l'épithélium pigmenté, qui, s'insinuant par ses prolongements filiformes dans les bâtonnets rétiniens, appartient, et comme éléments histologiques et comme origine embryonnaire, à la membrane nerveuse.

Il reste donc quatre couches, qui sont : la membrane anhiste ou vitreuse, la chorio-capillaire, la couche du stroma avec les gros vaisseaux artériels et veineux, et la supra-choroïdea. Suivant un investigateur des plus compétents, *M. Iwanoff*, une division histologique exacte en quatre couches ne serait pas possible, tandis qu'on vient récemment d'émettre l'opinion que non-seulement pareille division peut être faite, mais qu'elle serait même établie par l'interposition de véritables feuillets endothéliaux s'anastomosant entre eux au moyen des gaînes endothéliales qui entourent les vaisseaux, ce qui expliquerait le chemin que prendraient forcément, dans les inflammations, les corpuscules migrateurs pour constituer les infiltrations purulentes de la choroïde.

Suivant *M. Sattler*, l'épithélium pigmentaire de la rétine est tout d'abord adossé à la lame vitrée recouvrant la couche des capillaires ou chorio-capillaire. Au-dessous de celle-ci se trouverait un feuillet endothélial reposant sur un reticulum de fibres élastiques extrêmement fines, ne renfermant pas de cellules pigmentaires, mais bien de très-fines branches artérielles et des veines très-petites et de moyenne grandeur. Ce réseau élastique serait séparé du gros réseau du stroma pigmenté, qui renferme les vaisseaux de fort calibre, par un second feuillet endothélial, et enfin cette couche de stroma pigmenté reposerait sur un endothèle à plusieurs lamelles, c'est-à-dire la supra-choroïdea.

On sait que la membrane anhiste ou vitreuse recouvre, à partir du nerf optique, uniformément la choroïde, mais qu'elle perd vers le corps ciliaire son aspect lisse, présente des rainures et des arêtes et constitue le reticulum du corps ciliaire, formant un réseau de canelures dans lequel se trouve déposé le pigment rétinien. A mesure que ce réseau se rapproche de l'iris, les mailles en deviennent plus serrées, tandis que plus on s'éloigne de l'ora serrata pour aller en arrière, la membrane anhiste affecte une surface lisse.

La portion la plus externe de la choroïde est constituée par un double feuillet d'une membrane formée par des réseaux très-serrés de fines fibres élastiques. L'un des feuillets, à cellules pigmentées et étoilées, adhère à la sclérotique si l'on détache la choroïde, et a reçu le nom de *lamina fusca*, l'autre s'enlève au moment de ce détachement et est appelé *lamina supra-choroïdea*. Entre deux se trouve, comme M. *Schwalbe* l'a démontré, un endothèle à cellules semblables aux leucocytes et des noyaux libres.

De cette couche désignée sous le nom de supra-choroïde partent les fibres qui constituent le stroma choroïdien. Par conséquent, entre ce feuillet le plus interne, la supra-choroïdea, et la membrane anhiste ou vitreuse, se trouve la couche du stroma choroïdien, avec les cellules pigmentaires caractéristiques, le riche réseau de vaisseaux et la chorio-capillaire. A mesure qu'on se rapproche de la chorio-capillaire, les fibrilles se raréfient, deviennent de plus en plus tenues, et finalement il n'existe plus qu'une substance anhiste absolument diaphane.

Les éléments élastiques prédominent, dans la partie postérieure de la choroïde, tandis que le tissu cellulaire apparaît surtout dans la partie antérieure, et occupe de préférence l'espace entre le muscle ciliaire et les vestiges de la membrane vitreuse, le reticulum du corps ciliaire. C'est à peine si, le long des vaisseaux, on rencontre dans la partie postérieure de la choroïde des éléments du tissu cellulaire.

La choroïde au-delà de l'ora serrata se soulève, comme vous le savez, en plis méridionaux qui, au nombre de quatre-vingts à peu près, s'avancent avec leurs arêtes jusque vers l'insertion de l'iris. Cette partie plissée, recouverte d'une épaisse couche pigmentaire de la rétine, constitue, à partir de l'ora serrata, avec le muscle ciliaire qu'elle renferme, ce que nous appelons *corps ciliaire*. Il est vrai que le long des vais- . seaux la choroïde renferme des éléments musculaires lisses, mais en faible proportion chez l'homme, tandis que ces fibres musculaires constituent dans le corps ciliaire un véritable anneau, ayant une forme prismatique dont l'arête tranchante regarde le pôle postérieur de l'œil.

Le muscle ciliaire est adossé à la supra-choroïde par sa surface externe, sa face antérieure est dirigée en partie vers les espaces de Fontana, en partie vers le bord ciliaire de l'iris qui le sépare de la chambre antérieure. Toute la face interne et une portion de la surface antérieure sont garnies par les procès ciliaires.

La majeure partie du muscle ciliaire, l'externe, affecte une direction méridionale et constitue des lamelles parallèles à la sclérotique. La portion la plus interne et antérieure de l'angle formé par le muscle ciliaire est occupée par des fibres circulaires, autrement dit par le muscle de *Müller*. Entre ces deux principaux groupes, se trouve une troisième couche peu forte de fibres divergentes et rayonnantes (*Iwanoff*). On sait que, suivant les fonctions que remplit l'appareil dioptrique de l'œil, l'une ou l'autre des parties musculaires se développe davantage : chez les sujets qui usent plus particulièrement de leur accommodation, les hypermétropes, c'est le muscle circulaire qui se montre plus accusé; chez le myope, qui s'efforce de détendre son accommodation, la portion méridionale ou externe du muscle de *Brücke* prédomine.

La choroïde reçoit du sang par deux voies principales, d'où il résulte que cette membrane peut être partagée, quant à sa nutrition, en deux régions différentes. La partie postérieure, la choroïde à proprement parler, est alimentée par les artères ciliaires postérieures courtes; tandis que dans la partie antérieure du tractus uvéal (le corps ciliaire et l'iris), le sang est

19

apporté par les artères ciliaires postérieures longues et par les artères ciliaires antérieures. Seule, la portion la plus antérieure de la choroïde reçoit encore du sang par un certain nombre de branches récurrentes, les artères ciliaires antérieures. Par contre, tout le sang du tractus uvéal s'écoule par les vasa vorticosa, à l'exception d'une très-petite quantité du sang du muscle ciliaire qui s'échappe par les veines ciliaires antérieures.

Les artères, qui s'anastomosent peu entre elles, se dirigent en avant et, se divisant dichotomiquement, viennent se résoudre dans la couche capillaire, appelée chorio-capillaire et caractérisée par la largeur de ces dernières ramifications vasculaires. Les mailles de ces capillaires sont remplies par une masse absolument homogène et anhiste, comme l'est la membrane vitreuse adossée à la chorio-capillaire. *M. Iwanoff* veut encore avoir trouvé dans cette couche les vestiges reticulés des dernières terminaisons du stroma. Cette choriocapillaire recouvre toute la choroïde à partir de l'entrée du nerf optique jusque vers l'ora serrata. Tout le sang veineux est, comme nous l'avons dit, ramassé dans quatre à six vasa vorticosa qui, vers l'équateur de l'œil, perforent la sclérotique.

Les nerfs de la choroïde appartiennent aux troisième et cinquième paires ainsi qu'au sympathique. Les nerfs ciliaires longs, au nombre de deux ou trois, les courts, qui varient de huit à quatorze, perforent la sclérotique près du nerf optique, et, en fournissant de nombreuses branches, se dirigent en avant, courant à la surface externe de la choroïde, pour se diviser dichotomiquement et former des réseaux, dont l'un est surtout développé à la surface du muscle ciliaire.

Ce qui caractérise le réseau nerveux de la supra-choroïde, c'est qu'il est tout particulièrement riche en cellules ganglionnaires formant de véritables boutons. Ces amas ganglionnaires se retrouvent même à l'intérieur de la choroïde, le long des fibres nerveuses qui accompagnent les vaisseaux et ont un rapport particulier avec les nerfs vaso-moteurs. Dans le réseau musculaire prédominent les fibres à contour foncé; les cellules ganglionnaires qu'il renferme, bi-polaires pour la plupart, sont [bien moins grandes que dans le réseau supra-choroïdien et que dans les paquets ganglionnaires qui se trouvent dans le stroma choroïdien. Ce réseau, dont quelques branches sont récurrentes et se laissent poursuivre jusque vers l'ora serrata, est probablement composé de fibres motrices. Néanmoins, il est impossible de reconnaître quelle est la répartition exacte entre les fibres motrices, sensitives, et celles provenant du grand sympathique.

En parlant de la circulation de la choroïde, nous avons déjà dit que cette membrane pouvait être divisée en deux régions tout à fait distinctes, cette division est encore applicable au point de vue clinique. La partie qui reçoit le sang par les artères ciliaires postérieures, est presque en totalité accessible à l'inspection ophthalmoscopique, tandis que celle qui est alimentée par les ciliaires antérieures et les ciliaires postérieures longues se soustrait entièrement à l'examen au miroir. Nous avons déjà étudié, en parlant de l'irido-choroïdite, une forme d'inflammation siégeant dans la partie de la choroïde la plus rapprochée de l'insertion de l'iris.

Avant d'aborder les véritables choroïdites, nous avons encore à dire quelques mots des *scléro-choroïdites antérieure et postérieure*. La première de ces maladies peut se présenter sous les formes aiguë, subaiguë et absolument chronique.

La *scléro-choroïdite aiguë* apparaît comme l'épisclérite par foyers avoisinant le bord de la cornée et simulant à s'y méprendre une simple inflammation du tissu épiscléral. Pourtant on constate qu'ici la tendance de la maladie à affecter la forme de véritables boutons isolés est moindre, tandis qu'elle présente au contraire une propension à s'étaler en surface, et à ne pas laisser aussi intactes d'injection périkératique les parties de la circonférence cornéenne non enva=

Scléro-choroïdites antérieure et postérieure.

Scléro-choroïdite aiguë.

hies. En ce qui concerne la cornée, on retrouve des caractères analogues : ainsi la sclérose ne se limite pas avec autant de précision au foyer enflammé, mais se propage sur une bien plus grande étendue, dépassant les bords de la partie injectée de la sclérotique. Mais c'est principalement du côté de l'iris que se présente la confirmation de ce fait que la portion du tractus uvéal sous-jacente à la sclérotique malade est comprise dans l'inflammation, car nous voyons bientôt apparaître des synéchies postérieures et une vascularisation des parties de l'iris qui avoisinent les foyers d'injection épisclérale, simultanément avec un léger trouble de l'humeur aqueuse et un accroissement de profondeur de la chambre.

Les doutes qui pourraient exister sur la nature du mal se dissiperont d'ailleurs à mesure que marchera la maladie. Les foyers en effet ne s'affaissent pas comme dans l'épisclérite en prenant la teinte ardoisée, la sclérose cornéenne ne se réduit pas en même temps pour disparaître plus ou moins complétement, mais habituellement la partie enflammée, en perdant sa rougeur, se distend, et la cornée, dans le voisinage, se sclérose au point de prendre un aspect tout à fait semblable à la sclérotique et d'effacer plus ou moins complétement la limite entre le staphylôme et la cornée. Exceptionnellement pourtant, si plusieurs foyers d'épiscléritis ont existé, et si l'exsudation de l'iris dans la chambre antérieure a été très-abondante, on peut observer un aplatissement des parties antérieures avec rétraction qui attire la cornée sclérosée dans le niveau de la sclérotique.

Scléro-choroïdite subaiguë.

La *scléro-choroïdite subaiguë* montre, dès le début, une inflammation et un gonflement du tissu scléral bien moins prononcés; il ne se forme guère ici de boutons, mais une injection sclérale très-intense qui avoisine des parties moins injectées, et qui présente une coloration vineuse moindre. La sclérose cornéenne est moins accusée, mais gagne une étendue de la cornée bien plus considérable. De même, du côté de l'iris, l'inflammation se généralise davantage, et l'apparition de dépôts sur la face postérieure de la cornée faiblement sclérosée, nous montre que le tissu trabéculaire péricornéen participe à l'inflammation.

En suivant bien les malades, on peut constater comment il se forme peu à peu des soudures entre l'insertion périphérique de l'iris et les parties sclérosées du bord cornéen, et, à mesure que des fluctuations appréciables se présentent dans la tension de l'œil, que la tension intra-oculaire s'accroît, il est aussi possible de voir de quelle manière les parties enflammées de la sclérotique pâlissent et prennent la teinte bleuâtre du staphylôme. Celui-ci peut siéger à la jonction même de la cornée et mériter la désignation d'*intercalaire*, ou apparaître dans la région du corps ciliaire où il reçoit le nom de staphylôme *ciliaire;* enfin dans les parties qui correspondent à la choroïde, le staphylôme est appelé *équatorial*.

La *scléro-choroïdite* tout à fait *chronique*, se montre absolument dépourvue de symptômes d'irritation. On la rencontre surtout, lorsqu'à la suite d'une perforation (chez les nouveau-nés) l'iris a été compris dans la cicatrice, et que la périphérie de cette membrane est venue s'accoler dans l'angle iridien et s'y souder. Le long du bord cornéen ou dans le corps ciliaire, il se développe insensiblement une série de staphylômes. La nature glaucomateuse de ces altérations, résultant de la soudure de la périphérie de l'iris contre les espaces de Fontana, se révèle ici aisément par la formation simultanée d'une excavation du nerf optique, que l'on constate lorsque l'inspection du fond de l'œil est rendue possible par l'établissement d'une pupille artificielle, ou que l'on peut faire la dissection d'un pareil œil énucléé.

Le plus communément les diverses formes de scléro-choroïdites se terminent par la formation d'un staphylôme, qu'on s'explique à cause de l'emplacement particulier de l'inflammation dans la principale région de filtration des liquides intra-oculaires. Le tissu trabéculaire de l'angle iridien s'en-

Scléro-choroïdite chronique.

flamme, et peut donner lieu à des soudures et à l'oblitération de ces espaces. L'inflammation se propageant à l'insertion de l'iris, cette membrane vient encore s'accoler contre le tissu trabéculaire enflammé, et accroître ainsi les entraves à l'écoulement des liquides intra-oculaires.

Ce que nous voyons se produire progressivement, par suite d'une inflammation dans les formes aiguës de scléro-choroïdite, s'établit d'emblée lorsqu'il s'agit d'une affection chronique, dans laquelle l'iris fortement attiré dans une cicatrice de la cornée vient boucher sur une large étendue l'angle iridien. L'étude des distensions de la partie avoisinant le bord sclérotical, c'est-à-dire du staphylôme intercalaire, nous montre bien sur quoi repose la cause de cette altération. Ici la périphérie de l'iris est soudée dans une étendue variable à la cornée amincie, et cette soudure est opérée par une masse intercalaire (*Schiess-Gemuseus*) diaphane et striée, qui offre l'apparence d'une pullulation provenant du tissu cornéen. Cette masse intercalaire peut s'étaler au delà de l'insertion iridienne sur tout le corps ciliaire, mais se montre amincie et atrophiée dans les points où des ectasies se sont formées.

Au point de vue de la localisation des ectasies, il faut bien distinguer la forme de staphylôme intercalaire, occupant plus ou moins complétement le bord de la sclérotique avoisinant la cornée, des staphylômes de la région ciliaire et de l'équateur de l'œil. La rétention des liquides qui s'est opérée pendant la formation d'un staphylôme intercalaire, a été ordinairement poussée à un tel point qu'une profonde excavation du nerf optique s'est formée et ne permet pas de conserver l'espoir d'un retour de la vision ; tandis que la production de quelques ectasies siégeant dans la région du corps ciliaire ou derrière celui-ci n'impliquent nullement un pronostic aussi désolant.

N'oublions pas non plus que les staphylômes intercalaires généralisés s'accompagnent nécessairement d'une élongation du ligament suspenseur du cristallin, d'où résulte aisément une rupture et la subluxation de la lentille ; que dans ces cas le corps vitré se trouve sensiblement liquéfié et présente pour l'intervention chirurgicale des dangers fort sérieux.

Cette maladie, si compromettante pour la fonction de l'œil, offre, en dehors de la forme aiguë, une marche ordinairement très-insidieuse, et dans les formes chroniques on est quelquefois surpris par l'apparition d'une ectasie marquée sous la paupière supérieure. Dans les cas seulement où la maladie affecte une marche rapide, la région ciliaire peut se montrer très-sensible au toucher, et de véritables attaques glaucomateuses avec douleurs péri-orbitaires intenses tourmentent quelquefois les malades. Ordinairement les douleurs se dissipent aussi dans ces cas à mesure que la distension staphylomateuse s'opère. La marche de cette affection se prolonge ainsi des années jusqu'à ce que la formation successive de nombreux staphylômes se soit opérée. Les staphylômes intercalaires, consécutifs à des perforations étendues de la cornée, chez les nouveau-nés, font seuls exception ; ici dans l'espace de deux ou trois mois, la cornée et la sclérotique voisine peuvent être déjà très-fortement distendues.

La scléro-choroïdite antérieure se développe de préférence chez des sujets n'ayant pas atteint la vingtaine et offrant une sclérotique extensible. L'observe-t-on chez des personnes d'un certain âge? elle prend alors bien plutôt la forme sclérosante avec aplatissement du segment antérieur de l'œil. Pareille chose se rencontre aisément à l'époque de la ménopause chez les femmes, et conjointement avec des affections rhumatismales et arthritiques chez les hommes.

Le traitement de la scléro-choroïdite antérieure doit être essentiellement dirigé contre la tendance de l'iris à se souder dans l'angle iridien et contre la production des amas néoplastiques qui constituent la masse intercalaire. On peut donc prévoir que le mercure doit jouer un rôle important. A-t-on affaire à des individus vigoureux ? on procédera à une cure d'inonction (2 à 6 grammes d'onguent mercuriel en frictions matin et soir) et on emploiera en même temps les lavements à l'iodure de potassium. Chez les personnes faibles, nous nous tenons à l'usage du sirop de Gibert ou simplement à l'iodure de potassium.

Simultanément avec ce traitement, nous prescrivons des transpirations prolongées obtenues surtout à l'aide des injections de pilocarpine (voy. p. 174), qui ont ici une action véritablement souveraine et peuvent être employées sans aucun inconvénient pendant plusieurs semaines, pourvu qu'on en règle l'application de façon à ne pas troubler les digestions (en faisant l'injection le matin, à jeun, le malade étant couché). En même temps on prescrira des boissons diurétiques (lait, eau de Wildungen).

Toute l'attention doit se porter sur l'emplacement de l'iris, sur les changements qui s'opèrent dans la conformation de la chambre antérieure et sur la tension que présente l'œil. Il est indiqué de ne pas abuser de l'emploi de l'atropine, même s'il s'est déjà formé quelques synéchies, mais de dégager, autant que possible, au moyen d'instillations d'ésérine ou de pilocarpine l'angle iridien. Les myotiques ont ici l'incontestable avantage d'exercer leur action antiglaucomateuse et de calmer les attaques dans la forme aiguë de scléro-choroïdite antérieure.

Des soudures de l'iris se sont-elles déjà formées vers la périphérie de la chambre antérieure? Alors il ne faut pas hésiter à procéder immédiatement à la formation d'une pupille artificielle ou à la sclérotomie. L'action de la pupille artificielle, qui dégage l'iris et facilite la filtration, est souvent ici très-remarquable, au point qu'on peut voir rétrograder la formation de petits staphylômes ciliaires. Seulement il est indispensable de ne pas faire la section trop périphériquement et surtout de se mettre en garde, par des instillations préalables d'ésérine, contre tout enclavement de l'iris.

Que l'on n'oublie pas que le but que l'on se propose par

l'iridectomie est de combattre l'accollement de l'iris vers l'angle iridien, par conséquent il faut à tout prix éviter d'établir, par des enclavements de l'iris dans la plaie, deux points où cette membrane se trouverait solidement attachée et qui ne tarderaient pas à se transformer en petits staphylômes. Loin donc de combattre la maladie, on peut, par une opération mal exécutée, activer son évolution. On ne saurait assez recommander la prudence dans les cas où, un staphylôme intercalaire s'étant formé, toute la limite entre la cornée et la sclérotique se trouve distendue. Ici de larges plaies, telles qu'il faut les pratiquer pour l'iridectomie, peuvent donner lieu à des accidents redoutables, provoquer une sortie abondante du corps vitré liquéfié, produire des hémorrhagies intra-oculaires ainsi qu'une luxation du cristallin, et entraîner une notable irritation d'un œil qui, avant l'opération, à part le défaut de vision et la déformation, ne causait aucun embarras au malade. En pareil cas, il est encore préférable de s'adresser à la sclérotomie, à laquelle le concours des instillations d'ésérine enlève sensiblement de son danger en même temps que sa puissance d'action est accrue.

Dans les cas rares où la forme aiguë de la maladie qui nous occupe a amené une sclérose cornéenne avec rétraction du tissu péricornéen, ainsi que dans ceux où une forte sclérose a persisté après terminaison des phénomènes inflammatoires et après l'exécution même de l'iridectomie, on peut avantageusement avoir recours à l'abrasion conjonctivale (voy. p. 166). Nous avons même tenté, dans ces derniers temps, d'abréger la durée si prolongée de l'affection, en procédant pendant la période inflammatoire à cette abrasion conjonctivale péricornéenne. Il nous a paru qu'il était ainsi possible de donner à la maladie une marche plus rapide et d'en hâter la terminaison, tout en se réservant de recourir deux ou trois mois plus tard à l'iridectomie, si un éclaircissement insuffisant de la cornée le réclamait.

Si la scléro-choroïdite s'est terminée par une déformation considérable du globe oculaire, avec perte absolue de la vision, s'il en résulte une difformité très-accusée pour le sujet, on peut tenter d'obtenir la réduction du globe oculaire au moyen d'un drain de fil d'or placé à travers les parois les plus ectasiées du globe, en joignant à l'emploi de l'anse à filtration l'usage de l'ésérine et du bandeau compressif. Si ce moyen reste inefficace, on procédera à l'énucléation. A l'égard de cette dernière opération, il importe, chez les enfants, de prendre résolûment son parti, avant que l'accroissement du volume oculaire n'ait agi d'une façon fâcheuse sur le développement de la moitié correspondante de la face, et surtout que les paupières ne se soient distendues outre mesure, de façon à rendre, après l'ablation de l'œil, l'enfoncement de la pièce artificielle bien plus choquant. L'avantage que l'on croit pouvoir obtenir sur l'énucléation par des ablations partielles est le plus souvent rendu illusoire par les hémorrhagies et la suppuration consécutives à ces dernières opérations.

Scléro-choroïdite postérieure.

La maladie qui entraîne autour de l'insertion postérieure de la choroïde des ectasies semblables à celles que l'on observe sur le segment antérieur de l'œil a reçu le nom de *scléro-choroïdite postérieure*. S'il existe entre cette affection et celle que nous venons d'étudier un lien de comparaison, c'est avec cette forme de scléro-choroïdite antérieure dans laquelle la formation d'ectasies s'opère à la suite d'une perforation sans aucun symptôme inflammatoire : les ectasies autour du nerf optique apparaissent d'une manière analogue. Il n'existe pas ici de scléro-choroïdites aiguës ou inflammatoires semblables à celles que l'on observe à l'entour de la cornée.

Il doit évidemment y avoir, au voisinage de l'insertion postérieure de la choroïde, des conditions mécaniques qui jouent un rôle analogue à celles qui président à l'évolution des staphylômes antérieurs, conditions qui ont été jusqu'à présent encore assez mal définies, ce qui est à regretter, car du manque de clarté dans les connaissances étiologiques de ce mal résulte nécessairement un retentissement fâcheux sur le traitement.

Les causes purement mécaniques qui seules doivent ici avoir une part essentielle dans la formation du staphylôme postérieur, désigné à tort comme scléro-choroïdite, sont :

1° Une disposition congénitale impliquant un amincissement de la sclérotique à l'entour du nerf optique, une absence plus ou moins complète de la choroïde en ce point, une insertion vicieuse des gaînes du nerf, ainsi qu'un arrangement particulier des vaisseaux, principalement à la sortie des veines, qui, avec l'accroissement de l'œil, facilite leur oblitération et l'évolution d'atrophies choroïdiennes nettement circonscrites.

2° On accuse encore, pour expliquer le développement du staphylôme postérieur, une action anormale des muscles droits caractérisée par une insuffisance des muscles droits internes, et entraînant un effort qui déterminerait une augmentation de pression, une élongation de l'œil et un véritable détachement de la choroïde autour du nerf optique.

L'insertion du nerf optique du côté interne du pôle postérieur (la macula) et le tiraillement que des efforts prolongés de convergence réclament dans les hauts degrés de myopie exerceraient encore une action mécanique importante. Enfin on a invoqué la pression des muscles obliques qui, comme régulateurs de la position des méridiens et antagonistes des muscles droits, détermineraient, dans l'acte si fréquemment réclamé chez les myopes de converger en dirigeant le regard en bas, une pression telle sur le globe oculaire, que la distension de la portion scléroticale située en dehors du nerf optique en serait essentiellement favorisée (Giraud-Teulon).

3° Enfin on a attribué l'évolution du staphylôme à l'action

trop soutenue du muscle accommodateur, réclamant pour son fonctionnement un point de fixation vers l'insertion de la choroïde à l'entour du nerf et entraînant un véritable déplacement de la choroïde. Le développement des fibres méridionales du muscle ciliaire plaidrait en faveur de cette idée, s'il ne fallait pas se rappeler que le myope use peu de son accommodation, et que le staphylôme apparaît de préférence entre le bord externe du nerf optique et la macula, ce dernier point étant absolument fixe.

Personnellement, nous penchons vers la première théorie, d'après laquelle le staphylôme aurait une origine congénitale. Un fonctionnement anormal de l'œil, une hygiène mal dirigée viendraient alors faciliter l'évolution de l'affection, mais ne suffiraient pas à créer d'emblée la distension. N'oublions pas que le staphylôme peut s'observer sur tous les yeux et qu'il se développe (ou plutôt s'accroît) chez des personnes qui n'abusent guère de leur vue.

Il faut, au point de vue pratique, distinguer deux variétés de staphylôme : une dans laquelle, avec la croissance que subit l'œil, un staphylôme absolument stationnaire s'est produit, s'accompagnant parfois d'une pareille ectasie de la région de la macula (dictyochisma central), et une autre variété où, par suite d'un fonctionnement anormal de l'œil, le staphylôme est devenu progressif et s'est compliqué de choroïdite atrophique.

Staphylôme stationnaire.

Le staphylôme absolument *stationnaire* se rencontre sur des yeux de toute conformation, principalement dans les cas de myopie. Il présente ordinairement la forme d'un croissant de largeur variable, juxtaposé au bord externe du nerf optique et atteignant son maximum de largeur dans la direction de la macula. Est-il peu prononcé? il fait alors l'impression comme si le dessin du bord scléral de la papille se trouvait seulement élargi (conus, de l'école de Vienne). Le trait caractéristique du staphylôme stationnaire, c'est que sa délimitation tranche nettement sur des parties absolument

normales. Le staphylôme représente une portion absente de
la choroïde, ou qui n'est occupée que par un tissu sensiblement raréfié, laissant voir l'éclat et le châtoiement particuliers
de la sclérotique. Il est séparé par une limite bien dessinée
et ordinairement pigmentée. L'étude attentive de la direction
des vaisseaux rétiniens au moment où ils franchissent cette
séparation pigmentée, offrant parfois une double délimitation, nous montre que, dans la presque totalité des cas, la
partie dénudée de la choroïde se trouve un peu plus repoussée
en arrière, cette disposition devenant très-nette lorsque le
staphylôme est considérable.

Non-seulement la partie ectasique se délimite nettement
vers la choroïde, mais elle montre aussi une semblable
démarcation du côté du nerf optique, qui tranche nettement par sa coloration rougeâtre sur la teinte jaune-bleuâtre
du staphylôme. Celui-ci est ordinairement dirigé en dehors,
rarement en haut ou en bas et jamais directement en dedans.
Dans la partie que représente le staphylôme, la choroïde ne
fait pas seulement plus ou moins défaut, mais les couches
sensitives de la rétine manquent également, ainsi que le
prouve l'élargissement correspondant de la tache de Mariotte.

Le staphylôme postérieur *progressif*, qui montre ordinairement des dimensions plus considérables que le stationnaire, est dépourvu d'une délimitation nette, les signes d'une
choroïdite atrophique dans les parties avoisinant le staphylôme venant en effacer la limite précise. Avant même qu'il se
soit formé dans les points contigus de véritables plaques, la
zone choroïdienne voisine ainsi que la couche pigmentaire
rétinienne présentent les caractères indubitables de l'atrophie.
Certaines portions de cette couche laissent voir de petits
îlots dans lesquels le pigment s'est raréfié, et d'autres où il
s'est manifestement accumulé. La staphylôme s'accroît alors,
soit que, par suite de l'atrophie progressive d'une zone contiguë de la choroïde, sa limite s'écarte de plus en plus du
nerf optique, le contourne et avance progressivement vers la

Staphylôme
progessif.

macula, sans toutefois presque jamais l'atteindre, celle-ci se trouvant, par suite de l'élongation de l'œil, de plus en plus écartée de l'implantation du nerf, soit qu'il se développe de véritables plaques atrophiques au voisinage du staphylôme qui viennent plus tard se confondre avec ce dernier; ainsi s'opère souvent la jonction de la macula avec le styphylôme, une plaque atrophique s'étant établie vers le pôle postérieur.

La fréquence avec laquelle des symptômes de distension progressive se montrent du côté de la macula exige que nous fassions, dans chaque cas de staphylôme, une étude particulière de cette région, afin de nous assurer qu'il n'existe de ce côté aucune menace d'apparition d'une choroïdite atrophique. Celle-ci se présente aussi, dans ce point, tout d'abord sous forme de changements trophiques atteignant l'épithélium pigmentaire de la rétine, qui apparaît comme fendillé; çà et là se présentent de petits îlots dépourvus de pigment, contigus souvent à de petites taches d'un noir éclatant. Peu à peu, par suite de la distension progressive de cette région, les fentes ou petites plaques s'accentuent davantage, et il se développe de larges plaques à bords arrondis, nettement tranchés, qui finissent par se mettre en communication avec le staphylôme, devenu ordinairement circulaire, c'est-à-dire embrassant tout le pourtour du nerf optique.

Les phénomènes atrophiques qui apparaissent près du pôle postérieur peuvent, dans un certain nombre de cas, revêtir davantage un caractère inflammatoire. Il se produit sur la macula une tache pigmentaire foncée d'une certaine étendue et souvent enveloppée d'une plaque de sang extravasé. Le centre de cette partie pigmentée s'éclaircissant, il se développe une tache jaunâtre qui s'accroît de plus en plus et qui est parfois entourée de plusieurs anneaux pigmentaires. A mesure que cette coloration jaunâtre s'étend, le centre de la partie malade pâlit et présente les signes caractéristiques d'une plaque atrophique, mettant plus ou moins complétement la sclérotique à nu.

Ordinairement la progression rapide d'un staphylôme se révèle, non-seulement par l'apparition des signes indéniables de la *choroïdite atrophique* ou *par traction*, mais encore par des troubles nutritifs du corps vitré. On constate, en effet, la présence de fines opacités ou de larges flacons. Ces derniers, qui apparaissent brusquement, doivent être rapportés à des extravasations sanguines, tandis que les premières résultent d'une projection des éléments pigmentaires de la couche épithéliale de la rétine dans le corps vitré. Simultanément, il s'établit avec facilité des troubles nutritifs du côté du cristallin vers son pôle postérieur. Enfin, plus l'ectasie s'accroît, plus la rétine est en quelque sorte attirée dans le fond de la région ectasiée, la limite du nerf s'efface ainsi que l'excavation physiologique, si elle a préexisté, ces parties s'inclinant vers le staphylôme.

A mesure que la distension du pôle postérieur de l'œil s'accuse davantage, le nerf optique subit aussi un déplacement qui porte surtout sur ses gaînes. Celles-ci se dissociant, l'espace vaginal s'élargit; par suite du tiraillement qui en résulte, les vaisseaux qui forment le cercle de *Zinn* ou de *Haller* s'atrophient, et il n'est pas rare de voir souffrir sensiblement dans sa nutrition la terminaison oculaire du nerf optique. Mais, incontestablement, le plus grand danger qui menace les yeux atteints de staphylôme postérieur progressif, et principalement ceux où le corps vitré se montre altéré, indiquant ainsi du côté de ce milieu une activité croissante dans l'échange des courants endosmotiques et exosmotiques, c'est que la rétine ne vienne à se détacher; ainsi que nous le démontrerons en parlant de cette affection si désolante pour le malade et le médecin appelé à donner ses soins.

Le praticien qui observe attentivement la marche de l'accroissement du staphylôme postérieur acquiert la conviction que celui-ci est occasionné par une succession de phénomènes mécaniques qui amènent une distension progressive de la choroïde. Cette membrane peut présenter alors consécutivement une série de phénomènes irritatifs, mais où toujours l'atrophie par simple traction prédomine, et non les symptômes d'une scléro-choroïdite. Notre traitement gagnerait certainement en efficacité, si nous pouvions être exactement renseignés sur le lien qui unit les causes mécaniques et la distension. Toutefois, comme nous avons la certitude que l'application des yeux et une mauvaise hygiène sont essentiellement propres à fournir des conditions propices à l'accroissement du staphylôme, on s'efforcera, avant tout, de donner un repos plus ou moins absolu aux yeux atteints de staphylôme progressif.

Les efforts d'accommodation seront absolument interdits pendant un certain temps, et pour obtenir ce résultat on paralysera pendant 6 à 8 semaines (chez de jeunes sujets surtout) l'accommodation au moyen d'instillations d'atropine ou de duboisine faites tous les soirs. Par l'emploi de verres fumés ou bleutés, on garantira les yeux contre un excès de lumière. En même temps, on prescrira, pendant le temps où le malade est soumis à un repos absolu, l'usage de l'iodure de potassium, en faisant simultanément prendre aux sujets délicats des préparations ferrugineuses et de quinquina. On veut avoir obtenu par ce traitement des réductions appréciables dans la myopie et un arrêt dans le développement progressif du staphylôme. En tous cas, nous croyons un repos aussi complet que possible pendant deux ou trois mois, surtout chez de jeunes sujets au moment où leur myopie s'est beaucoup accrue, formellement indiqué.

Un second point sur lequel doit porter notre attention, c'est de ne permettre aucun travail, s'il existe un défaut d'harmonie trop accusé dans l'action des muscles. Si les muscles droits internes se montrent faibles au point que la convergence soit rendue pénible pour le travail de près, qu'un œil que l'on couvre d'un verre dépoli fuie en dehors dès que l'on approche un objet à la distance habituelle pour la lecture, ou que cette déviation apparaisse lorsqu'on transporte l'image formée sur un œil en bas ou en haut au moyen d'un prisme, si la déviation est très-sensible (mesurée par des prismes dépassant 14°), alors on n'hésitera pas à sectionner un muscle droit externe ou les deux au besoin, afin d'harmoniser le jeu des muscles. Par cette pratique, qui réclame un examen très-attentif, *de Graefe* affirmait avoir toujours arrêté les progrès de la myopie et l'accroissement du staphylôme. Ce mode de traitement offre incontestablement le désavantage de provoquer, même lorsque la faiblesse des muscles internes est très-accusée, une diplopie passagère, mais assez gênante et souvent très-inquiétante pour les opérés ; il ne saurait donc être appliqué que par un médecin dont les malades ont en lui une absolue confiance, et qui soit assuré de les tranquilliser sur l'issue de l'opération.

Dans tous les cas où des signes incontestables d'atrophie choroïdienne seront déjà développés, lorsque le corps vitré présente des opacités, nous instituons avec le repos absolu un traitement dérivatif. Nous conseillons l'usage du sublimé corrosif (1 à 2 centigr. par jour, voy. p. 256) qui joue ici un rôle principal, conjointement avec l'emploi de l'iodure de potassium (0,50 centigr. à 1 gr. par jour). En même temps nous faisons placer chaque semaine aux tempes la ventouse de Heurteloup ; l'application se fait dans la soirée, et on retire 1 1/2 à 2 cylindres de sang. Le malade restera toute la journée suivante dans l'obscurité, afin de laisser passer la congestion qui suit constamment l'aspiration par la ventouse. Celle-ci est appliquée de quatre à huit fois ; on en règle d'ailleurs l'emploi suivant les forces du malade. Cette cure, surtout lorsqu'on retire très-rapidement le sang, a incontestablement une action favorable. Elle sera suivie, pendant une durée de six semaines ou deux mois, de l'usage de l'iodure de potassium (2 gr. par jour).

Il va sans dire qu'on réglera soigneusement l'hygiène,

20

qu'on contrôlera avec beaucoup d'exactitude le choix des verres concaves, et qu'on se renseignera s'il convient ou non de permettre l'emploi de verres concaves faibles pour la vision de près, afin d'éviter une trop grande convergence des yeux.

VINGT-DEUXIÈME LEÇON

HYPÉRÉMIE CHOROÏDIENNE. CHOROÏDITE DISSÉMINÉE SIMPLE. CHOROÏDITE ARÉOLAIRE. CHOROÏDITE CIRCONSCRITE OU CHORIO-RÉTINITE CENTRALE. CHORIO-RÉTINITE SPÉCIFIQUE.

Hypérémie
choroïdienne.

Avant d'aborder l'étude des choroïdites, à proprement parler, il sera nécessaire de dire quelques mots de l'impossibilité dans laquelle nous nous trouvons de diagnostiquer une *hypérémie choroïdienne*. La teinte du fond de l'œil est essentiellement déterminée par la quantité de pigment que renferme l'épithélium rétinien ainsi que le stroma de la choroïde. Chez beaucoup de personnes, la couche épithéliale de la rétine s'oppose complétement à l'inspection du réseau vasculaire de la choroïde. Même en l'absence de cet obstacle, la plus ou moins grande quantité de pigment que renferme le stroma choroïdien expliquera jusqu'à quel point, non-seulement les gros troncs vasculaires, mais aussi leurs plus fins embranchements deviendront visibles. La pigmentation du fond de l'œil modifiera donc d'une manière bien plus sensible le teinte que ne le pourrait faire une légère modification dans l'injection du réseau vasculaire de la choroïde ; en tous cas, elle en rend l'appréciation à peu près impossible.

N'oublions pas non plus que le genre d'éclairage auquel on a recours modifie sensiblement la teinte du fond de l'œil, cet éclairage subissant des variations très-accusées suivant les divers degrés de dilatation de la pupille, la nature du miroir dont on fait usage et la source lumineuse employée.

L'impossibilité dans laquelle nous nous trouvons de différencier, dans le réseau vasculaire que le manque de pigmentation nous permet de voir, les veines des artères, viendra
encore s'opposer complétement à une distinction entre une
hypérémie active ou passive. En outre, la disparition du
pigment à une hauteur différente de l'épaisseur de la choroïde
pourra mettre à jour des vaisseaux de calibre différent ; il en
résultera qu'il ne nous sera pas possible, même avec les connaissances anatomiques les plus exactes et les moyens de
mensuration les plus précis, de nous prononcer sur une variation dans l'épaisseur des vaisseaux, attendu que nous ne
savons pas dans quelle couche choroïdienne il convient de
les localiser.

Le seul signe que l'on pouvait invoquer pour parler d'une
hypérémie choroïdienne était la coloration plus intense que
prenait dans les inflammations la papille du nerf optique,
tout en conservant ses contours précis. Mais la découverte
du pourpre rétinien vient actuellement jeter le doute sur la
question de savoir si réellement l'accroissement de coloration
doit être mis sur le compte d'une injection plus forte des
capillaires de la papille, par suite de la participation du cercle
de Haller à l'hypérémie choroïdienne, en permettant la
supposition que le pourpre rétinien puisse, ainsi que le veut
M. de Jæger, s'étendre aussi au nerf optique.

La classification des diverses altérations inflammatoires de
la choroïde se ressent des difficultés que la superposition de
couches diversement pigmentées oppose à l'observation.
Rappelons ici qu'il n'existe guère d'inflammations de la
choroïde qui ne déterminent un changement dans la couche
épithéliale pigmentée de la rétine; que, par conséquent, il
ne faudrait jamais, à proprement parler, employer le mot
de choroïdite, mais toujours faire usage de la désignation de
rétino-choroïdite. A part cela, nous avons, dès le début des
études ophthalmoscopiques, pris l'habitude de ranger toutes

Classification
des choroïdites.

les altérations que le stratum pigmenté épithélial peut présenter, en les considérant comme caractéristiques, parmi les altérations de la choroïde, alors qu'elles accompagnent souvent les inflammations localisées dans les couches les plus externes de la rétine, sans empiéter nullement sur la choroïde.

Ce qui m'a toujours paru le plus pratique est d'adopter, pour la classification des inflammations portant sur les parties du tractus uvéal qui se soustraient à l'inspection directe (non ophthalmoscopique), les mêmes principes qui ont été suivis pour la portion antérieure de ce tractus se présentant à la simple exploration. En outre, dans les cas où l'examen direct ou fonctionnel nous révèle une participation de la rétine, nous sommes aussi de l'avis de substituer le nom de chorio-rétinite à celui de simple choroïdite.

Nous aurons donc ainsi à nous occuper des choroïdites *plastique, séreuse* et *parenchymateuse* ou *suppurative*. Parmi les premières, nous distinguerons : 1) une *choroïdite disséminée simple ;* 2) une *choroïdite aréolaire ;* 3) une *choroïdite circonscrite* ou *chorio-rétinite centrale ;* et 4) une *chorio-rétinite spécifique.* Il ne sera pas question de la choroïdite séreuse sur laquelle nous reviendrons en traitant du glaucome. Quant à la forme parenchymateuse, nous la subdiviserons en choroïdites *métastatique* et *suppurative.*

Choroïdite' disséminée simple.

1) La *choroïdite disséminée simple* se caractérise par l'apparition de foyers disséminés, dans lesquels, il est vrai, les altérations de l'épithélium rétinien jouent un rôle principal, mais que l'examen fonctionnel nous autorise à considérer comme déterminés par des modifications de structure de la trame choroïdienne. Ce qui nous vient en aide ici pour diagnostiquer l'emplacement de ces foyers, c'est le changement de niveau qu'ils impriment à la rétine, moins parce qu'ils la font bomber vers le corps vitré (ce qui à la rigueur peut aussi être produit par un gonflement circonscrit de la membrane nerveuse) qu'à cause de l'enfoncement que lui fait subir un mouvement de rétraction.

Il nous faudra tout d'abord séparer des diverses variétés de choroïdite disséminée les changements d'aspect que prend le fond de l'œil, lorsque, comme il arrive dans certaines formes de rétinite dite pigmentaire, une prolifération des fibres radiées, autrement dit du support cellulaire de la rétine, vient à déplacer et entraîner dans la rétine même les éléments de sa couche épithéliale pigmentaire. D'un autre côté, il ne faut plus ranger dans les choroïdites les plaques pigmentaires produites par une pullulation des éléments de cette même couche. Du reste, l'examen fonctionnel nous révèle que l'altération morbide se passe dans les couches les plus externes de la rétine, autrement dit dans l'appareil sensoriel de l'œil.

Les véritables formes de choroïdite disséminée peuvent atteindre, soit *a*) la lame vitreuse, soit *b*) le stroma pigmentaire de la choroïde.

a) Depuis les recherches de *Wedl*, *Müller* et *Donders*, on sait que la lame vitreuse de la choroïde, surtout celle de la région équatoriale, subit un épaississement verruqueux qui soulève par place la membrane anhiste sous forme de boutons. Ce changement est sénile, mais lorsqu'il précède les progrès de l'âge, ou qu'il est porté à l'excès, ou enfin qu'il quitte l'emplacement de sa localisation habituelle, il devient une véritable maladie, capable d'entraîner une réduction visuelle disproportionnée avec l'âge du sujet.

Ainsi il arrive que ces épaississements verruqueux se détachent complétement (comme le montre la fig. 9) de la couche vitreuse de la choroïde, et viennent s'implanter dans la trame rétinienne même, en déplaçant les fibres de la couche conductrice de la rétine, pour proéminer alors sensiblement au-dessus du niveau de la rétine, donner lieu à un reflet particulier de la membrane hyaloïde, et déterminer un déplacement des fines branches des vaisseaux rétiniens. Ce qui caractérise cette variété de choroïdite, c'est son emplacement, car, quelque prononcée que soit la maladie, les taches jaunâtres, proéminentes, encadrées de pigment qu'elle détermine ne s'écarteront guère beaucoup de la région équatoriale, et resteront toujours assez éloignées de la

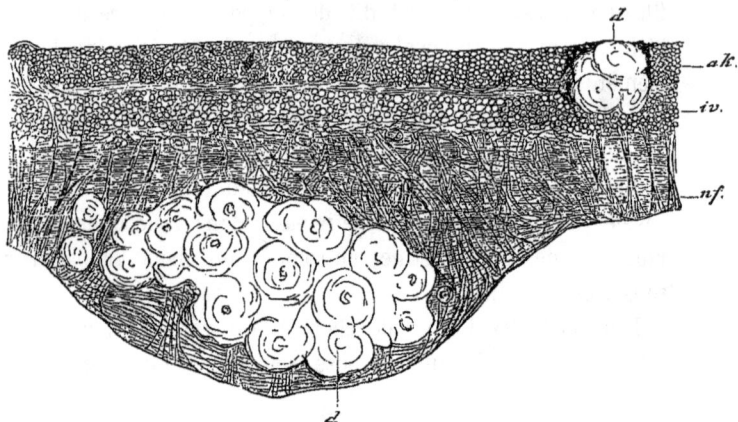

Fig. 9.

dd Excroissances de la membrane vitreuse, dont l'une placée dans la couche des grains, l'autre dans la couche des fibres nerveuses. *ak* couche des grains externes. *iv* couche des grains internes. *nf* couche des fibres nerveuses (dessin exécuté par M. Iwanoff).

macula et de la papille du nerf optique. Ce n'est qu'en faisant diriger très-excentriquement le regard du malade, qu'on voit le fond de l'œil comme parsemé de petites gouttelettes qui ont effacé l'arrangement régulier de l'épithélium rétinien, sans pourtant amener la production de véritables plaques.

Nous ne nous arrêterons pas à une affection qui n'offre guère d'importance, sinon qu'elle doit être bien connue du praticien, afin de ne pas la confondre avec des choroïdites plus graves et d'éviter d'infliger à son malade un traitement inutile et inefficace, car aucune médication n'est réclamée par cet état qui n'est autre chose qu'une manifestation de sénilité anticipée. Tout au plus conviendrait-il de recommander un régime tonique, l'abstention de tout exercice débilitant et d'une application trop soutenue des yeux.

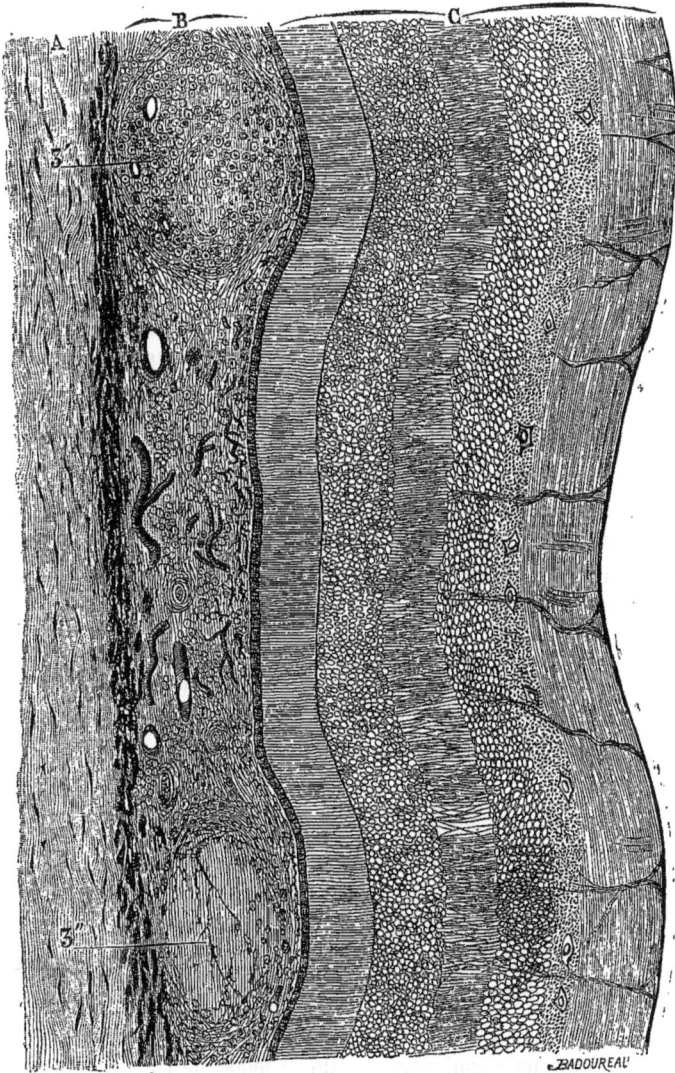

Fig. 10.

A. sclérotique. B. choroïde. 3' 3'' deux boutons, dont l'un composé de cellules incolores. C. rétine parfaitement intacte. (Dessin de M. *Iwanoff*.)

Nous devons maintenant étudier la forme de choroïdite disséminée occupant le stroma choroïdien, ou choroïdite disséminée proprement dite. Comme occupant le même siége, il nous faut rapprocher de cette variété la forme aréolaire et la chorio-rétinite circonscrite. Ces trois maladies ont des caractères anatomiques sensiblement semblables, seul leur emplacement particulier leur imprime quelques modifications dans l'aspect et les symptômes, ce qui justifie qu'on les sépare cliniquement.

b) La choroïdite disséminée simple, siégeant dans le stroma pigmentaire de la choroïde, produit, ainsi que le montre la magnifique coupe (fig. 10) que *M. Iwanoff* a eu la bonté d'exécuter pour mon travail publié dans l'Encyclopédie de *Graefe-Sœmisch*, de véritables boutons composés d'une masse exsudative amorphe, traversée par de rares fibres, et probablement formée, au début, comme on le voit sur l'un des boutons, par une agglomération de noyaux qui font ressembler la production à une gomme ou à un tubercule miliaire. La rétine avec son pigment passe absolument intacte au-dessus de ces boutons. La présence de ceux-ci ne se signalera donc que par un adoucissement que subit la teinte du stroma pigmenté sous-jacent et qui fait que des taches indécises, jaunâtres, paraissaient recouvrir le fond de l'œil.

Je vous ai montré, Messieurs, il y a peu de jours, un jeune homme qui, au pourtour de la macula et de la papille de l'œil gauche, présentait, principalement juxtaposées aux vaisseaux, ces taches louches, légèrement jaunâtres, affectant un tel rapport avec les vaisseaux qu'à la rigueur l'image pouvait être rapprochée d'une grappe. Chez ce jeune homme, je vous ai signalé la ressemblance de cette éruption choroïdienne, qui allait croissant vers l'équateur, avec certaines éruptions papuleuses ou de roséole. Je vous ai encore fait observer que, tout en présentant des variations marquées de forme et de grandeur, ces différentes taches n'avaient nulle tendance à confluer et à se réunir en plaques irrégulières.

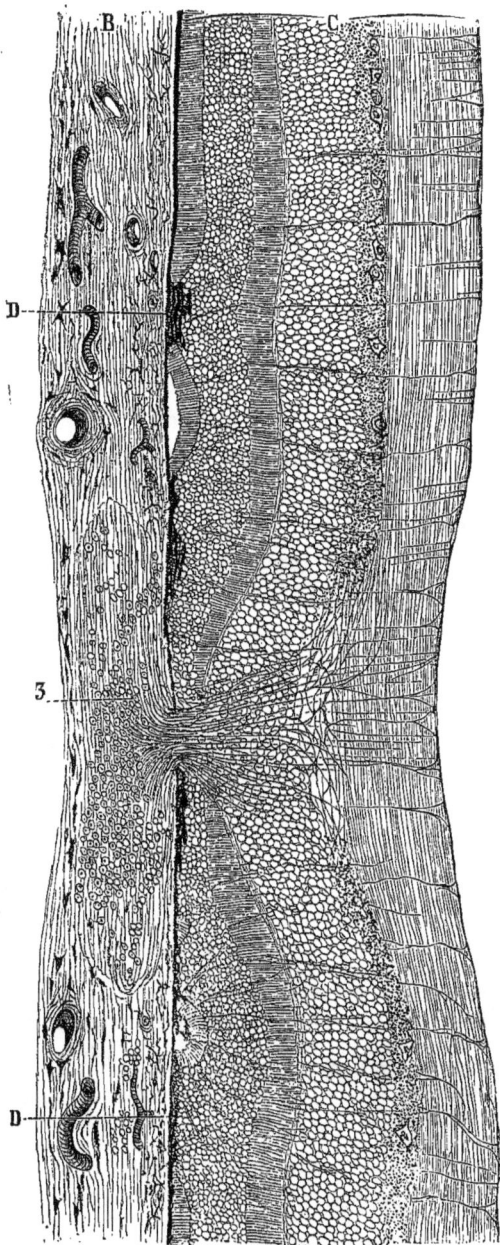

Fig. 11.

B, choroïde. C, rétine. 3, bouton de la choroïde auquel adhère la rétine par ses fibres radiées. DD, réunion de la rétine avec la choroïde. (Dessin de *M. Iwanoff.*)

Dans les parties équatoriales de cet œil gauche et surtout sur l'œil droit de ce même malade, âgé de vingt et un ans, vous avez pu voir que l'affection, qui s'était montrée d'abord sur ce dernier œil, avait dans l'espace de trois mois changé complétement d'aspect. Sur l'œil droit, les boutons s'étaient transformés en plaques atrophiques, c'est-à-dire avaient subi la cicatrisation. Là où probablement avaient existé des taches jaune rougeâtre, analogues à celles de l'œil gauche, on voyait des plaques blanchâtres, entourées d'un liséré noir tellement vif qu'il devait, évidemment, être rapporté à une prolifération de l'épithélium rétinien. A côté de petites taches irrégulières et noirâtres, se trouvaient des plaques, de dimensions plus considérables, d'une teinte jaune blanchâtre, tirant sur le bleu, dans lesquelles apparaissaient encore parfois des traces de la choroïde amincie, montrant çà et là un vaisseau choroïdien. Sur des plaques que parcourt un vaisseau rétinien, il était possible, par la déviation que ce dernier subissait, de se renseigner sur l'existence d'une véritable rétraction, produisant un enfoncement dans les points occupés par ces plaques.

Si vous vous reportez au dessin de *M. Iwanoff* représentant une coupe de la choroïde (fig. 11) affectée de cette maladie, celle-ci ayant aussi atteint sa période ultime, vous verrez que les boutons ont en partie disparu, ne laissant qu'une tache pigmentée, où le pigment rétinien proliféré a pénétré dans la couche granuleuse externe. En d'autres points, une véritable cicatrice choroïdienne s'est développée, et les fibres radiées de la rétine se trouvent attirées dans le tissu cicatriciel, se confondant avec les éléments fibrillaires de ce dernier.

On comprend aisément combien l'image ophthalmoscopique doit être différente suivant que les boutons, ayant acquis un développement variable, disparaissent avec plus ou moins d'usure du stroma choroïdien, pour mettre à nu, à des degrés divers, la sclérotique à laquelle se soude la rétine. Les images peuvent subir encore une modification sensible par suite du mouvement de rétraction cicatricielle qui entrave la nutrition des parties voisines de la choroïde, en y déterminant à diverses phases des dégénérescences graisseuses dans les éléments cellulaires et pigmentés du stroma, et des oblitérations vasculaires; en d'autres termes, en joignant à la cicatrisation des boutons les symptômes de la choroïdite atrophique par traction. Suivant les différences individuelles de pigmentation et de vascularisation d'une seule et même maladie, on aura des images ophthalmoscopiques si variées, qu'un observateur inexpérimenté serait tenté de voir dans les manifestations d'un mal unique des affections tout à fait différentes.

Quelque étendues que soient les altérations, le corps vitré ne participe qu'assez rarement à l'affection. Ce n'est que si l'arrangement des plaques nous démontre que la maladie doit s'être sensiblement propagée au delà des parties équatoriales de l'œil, ou si la contiguïté des plaques implique le développement de symptômes étendus de choroïdite atrophique, que nous voyons apparaître dans le corps vitré des opacités floconneuses ou filamenteuses.

L'extension que prend cette affection et surtout sa localisation exercent aussi une influence marquée sur les troubles fonctionnels. Des images ophthalmoscopiques très-tourmentées peuvent se présenter sans que le malade accuse une diminution sensible de sa vision, si toutefois l'éruption n'a pas beaucoup empiété vers le pôle postérieur de l'œil; tandis que la moindre petite plaque se développant en ce point produit un scotome central avec abolition complète de la fixation directe, sans que l'image ophthalmoscopique doive pour cela présenter un aspect qui frappe beaucoup l'observateur.

2° La *choroïdite aréolaire*, décrite par *M. Förster* est évidemment une simple variété de la forme disséminée que nous venons d'étudier. Comme vous le montre la coupe

Choroïdite
aréolaire.

pratiquée à travers un des boutons (représentée dans le travail de M. Förster), il s'agit aussi d'une forme exsudative avec tendance à former des cicatrices retractées. Le tissu fibrillaire ou aréolaire qui compose en partie le bouton a fait donner à cette maladie une dénomination assez impropre, qui n'aurait pas été employée si le hasard avait voulu qu'on pratiquât pareille coupe, non au moment de la rétraction cicatricielle, mais à l'époque du développement du bouton, lorsqu'il se trouvait composé presque exclusivement de petites cellules.

Au point de vue clinique, la choroïdite aréolaire se différencie de la forme simple en ce qu'elle se développe, en quelque sorte, dans la région du pôle postérieur de l'œil, se groupant autour de la macula. Au contraire, la choroïdite disséminée simple marche de l'équateur de l'œil vers la macula et le nerf optique, sans atteindre souvent ces points, ou en n'y arrivant que tardivement. En second lieu, il n'existe pour la choroïdite disséminée simple, arrivée à terme, aucune corrélation directe entre les petites plaques de pigment (représentant une pullulation de l'épithélium rétinien au-dessus d'un bouton disparu sans laisser de traces) et la plaque atrophique des cicatrices, tandis que pour la forme aréolaire, chaque petite plaque pigmentée finit par se décolorer au centre, par distendre son cercle pigmentaire ainsi établi, et se transformer en une plaque atrophique plus ou moins large, et bien plus régulièrement arrondie que celle de la choroïdite disséminée simple. En outre, les symptômes de la choroïdite atrophique par traction ont beaucoup moins de tendance à se surajouter (contrairement à ce que l'on observe chez des sujets d'un certain âge) à la choroïdite aréolaire; aussi l'image de celle-ci se conserve-t-elle à un degré que l'on ne retrouve pas dans la forme simple.

Comme il arrive très-souvent, la choroïdite aréolaire se groupe autour de la macula sans pour cela empiéter sur elle; aussi peut-on rencontrer une vision excellente, qui frappe,

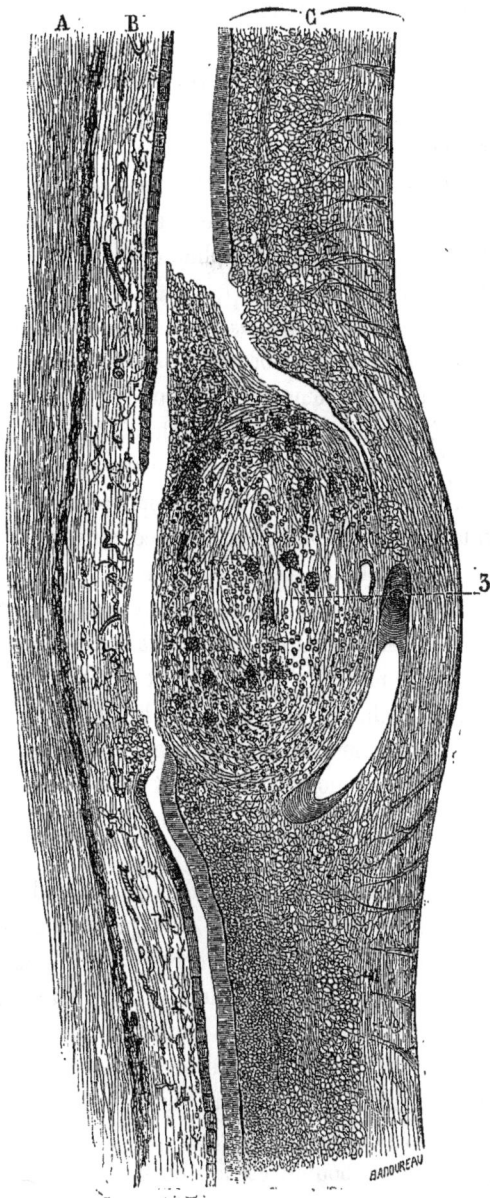

Fig. 12.

A, sclérotique. B, choroïde. C, rétine (*macula lutea*). 3, foyer morbide situé entre
choroïde et la rétine. (Dessin de M. *Iwanoff*.)

lorsqu'après exploration du fond de l'œil, on a constaté les changements si bizarres qui y sont survenus. Un pareil état fonctionnel ne s'observe jamais dans une forme de choroïdite disséminée simple, développée au point d'atteindre la macula et le pourtour du nerf optique; il existe alors généralement des troubles considérables de la vision, et cela d'autant plus que la maladie est plus ancienne, et que des symptômes plus accusés de choroïdite atrophique sont venus s'adjoindre à l'affection primitive.

Choroïdite circonscrite, ou chorio-rétinite centrale.

3° La *choroïdite circonscrite* ou *chorio-rétinite centrale* est une variété de la choroïdite disséminée simple. Comme vous le montre la coupe (fig. 12) que *M. Iwanoff* a obligeamment exécutée pour ma monographie de l'ouvrage de *Graefe-Sœmisch*, il s'agit ici du développement exclusif d'un bouton (quelquefois de deux ou trois) placé à l'endroit de la macula même; le bouton est aussi composé d'un tissu fibrillaire, entremêlé de cellules et de masses pigmentaires. Après avoir acquis un développement considérable, ce bouton empiète sensiblement du côté de la rétine, dont il détruit l'épithélium pigmenté et la plupart des couches, bien que, jusqu'au proche voisinage de ce bouton, les éléments si délicats de la membrane nerveuse se trouvent absolument intacts, ce qui démontre qu'il s'agit ici d'un simple effet de compression, sans que de son côté la rétine ait participé directement à l'inflammation.

L'ophthalmoscope nous montre, au début du mal, à l'endroit de la macula, une tache d'un jaune rougeâtre, ronde ou ovalaire, proéminant vers le corps vitré. Elle apparaît assez bien circonscrite, et prend peu à peu une teinte jaune très-accentuée. Si l'on a occasion d'examiner un sujet jeune et peu pigmenté, on peut s'assurer que la plaque jaune recouvre en entier les vaisseaux choroïdiens, et que la rétine surmonte la proéminence formée par la tache, car vers la périphérie d'un bouton étendu on constatera que les vaisseaux rétiniens passent au-devant.

A mesure que la maladie avance, ce foyer pâlit, ses bords se pigmentent, mais, tout en se dessinant davantage, perdent de leur régularité. Peu à peu il se montre de petites plaques pigmentaires répandues dans toute l'étendue de la partie malade, et la teinte bleuâtre avec le chatoiement marbré de la sclérotique est généralement atténuée par un vestige du stroma choroïdien, montrant çà et là quelques gros vaisseaux. L'inspection, faite surtout avec le miroir binoculaire, permet alors de bien se convaincre qu'avec cette transformation en plaque atrophique, la cicatrice choroïdienne s'est enfoncée et a attiré vers elle la rétine sus-jacente.

La maladie marche ordinairement avec une très-grande régularité, sauf qu'au lieu d'un seul foyer morbide, il peut s'en présenter plusieurs serrés les uns contre les autres, mais toujours ramassés autour de la macula et subissant tous cette transformation en plaque cicatricielle fortement rétractée. Dans la vraie forme de chorio-rétinite centrale, jamais il ne se présente une dissémination de boutons.

Ce qui caractérise cette forme de choroïdite, c'est qu'invariablement il se montre dès le début un *scotome*, que le malade voit se dessiner, lorsqu'il regarde une surface blanche, comme une tache arrondie et grisâtre. Celle-ci, à cause de cette possibilité d'être perçue, est désignée sous le nom de scotome *positif*. Mais à mesure que la cicatrisation s'opère, la fixation centrale est abolie plus ou moins complétement et le scotome devient *négatif*, s'opposant dans une étendue variable autour du point de fixation à la distinction des objets, mais ne pouvant plus être vu par le malade même. Tout à côté du scotome la sensibilité se montre parfaitement conservée, le malade déchiffrant encore de gros caractères, quoique ceux-ci paraissent tiraillés par suite du déplacement des éléments rétiniens (métamorphopsie), mais à condition de diriger le regard latéralement au mot qu'il veut lire.

4° Pour terminer les différentes formes de choroïdites

plastiques, nous aurons encore à nous occuper de la *chorio-rétinite spécifique*, qui, chose regrettable, n'a pu encore être exactement étudiée au point de vue de l'anatomie pathologique, les matériaux faisant défaut, mais dont l'image clinique peut être merveilleusement tracée, à cause de la régularité que présente cette affection dans sa marche.

Tandis que, dans la choroïdite disséminée simple, le corps vitré ne se montrait atteint que si vers la fin de la maladie des symptômes de choroïdite atrophique par traction étaient très-développés, et que dans les formes aréolaire et centrale les milieux de l'œil étaient en quelque sorte constamment intacts, le contraire arrive pour la chorio-rétinite spécifique. Dès le début de la maladie, le corps vitré est occupé par de très-fines opacités affectant, comme je l'ai indiqué, les caractères d'une poussière de ce milieu. Lorsqu'en effet on fait exécuter à l'œil, pendant l'exploration avec le miroir (et le miroir plan se recommande ici tout particulièrement), des mouvements rapides de haut en bas, on voit ces fines opacités se réunir et se soulever comme la poussière que balaie le vent.

Pendant le cours de cette affection, une partie des opacités peut se rassembler et former des masses floconneuses ou filamenteuses, mais constamment le miroir plan nous permet de voir que ces grosses opacités nagent dans un milieu occupé par la poussière caractéristique. Chez certains malades, il arrive que les opacités volumineuses augmentent au point de rendre l'inspection du fond de l'œil très-difficile, mais habituellement la légère poussière généralisée, ou localisée dans une région du corps vitré (l'antérieure), persiste seule pendant toute la durée de la maladie et constitue celui des symptômes qui se dissipe le dernier.

Non-seulement cette persistance des fines opacités du corps vitré est caractéristique, mais encore il faut noter cette circonstance remarquable, c'est que dans le courant de l'affection, l'abondance de la poussière du corps vitré varie sensiblement; ainsi, dans l'espace de quelques heures, on peut constater dans la transparence du corps vitré des fluctuations marquées, d'ailleurs accusées par le malade lui-même, qui observe que sa vue s'accroît ou diminue souvent dans un espace de temps fort restreint.

Au début de la maladie, la poussière du corps vitré n'est pas en général assez épaisse pour mettre obstacle à l'exploration de l'œil, et nous pouvons voir que le fond de l'organe, pour ce qui concerne les parties périphériques, est absolument intact. Autour du nerf optique seulement (et vers la macula exceptionnellement) se présente une opacité légère qui voile faiblement le contour de l'entrée du nerf optique, et longe surtout le parcours des gros vaisseaux, pour se perdre ordinairement à une distance de deux ou trois diamètres papillaires à partir du point d'émergence des vaisseaux. Un faible halo grisâtre paraît recouvrir la papille qui, par sa coloration rouge plus accentuée qu'à l'état normal, s'est assimilée à la coloration du fond de l'œil. Rarement il se présente aussi, à cette époque, autour de la macula, un nuage ou un pointillé de taches rouges ou blanches siégeant dans la choroïde.

La légèreté de l'opacité, n'affectant aucun dessin appréciable, l'absence de toute tache, de tout gonflement du tissu rétinien, enfin le peu d'altérations que présentent les vaisseaux centraux dans leur parcours et leur calibre (car à peine si les artères ont subi quelque amincissement) fournissent une image tellement caractéristique, que vous me voyez, en pareil cas, après un instant d'exploration du fond de l'œil, abaisser aussitôt le verre du miroir de Coccius, dont je me sers habituellement, et examiner avec le miroir plan le corps vitré. Dès que j'ai reconnu la présence de la poussière du corps vitré, je n'hésite pas à poser le diagnostic de choriorétinite, et à déclarer, en outre, que le malade a passé par les symptômes de la période d'infection secondaire. Vous trouverez certainement peu de cliniques, Messieurs, où vous

21

puissiez étudier plus à l'aise cette affection, car nous avons toujours ici plusieurs malades en traitement sur lesquels on peut voir les diverses phases de cette maladie si bien caractérisée. Bien qu'il s'agisse actuellement, pour la majeure partie des cas, de femmes déjà sur le retour, vous n'en entendrez guère m'opposer une dénégation lorsqu'au premier examen, je leur soutiens que des éruptions cutanées généralisées ont précédé le trouble visuel, et pourtant le diagnostic ne se base très-souvent que sur la poussière du corps vitré et le faible nuage péripapillaire localisé sur un œil.

Vous verrez aussi que l'ensemble de questions adressées aux malades, au sujet des troubles fonctionnels, nous fournit une uniformité dans les réponses absolument concluante. Tous nous montrent, à part un abaissement plus ou moins sensible de l'acuité visuelle, que celle-ci décroît disproportionnellement avec la diminution de l'intensité de l'éclairage. La plainte de voir particulièrement mal dans la soirée et à la nuit est constante chez les sujets atteints de chorio-rétinite spécifique double.

Tous ces malades, lorsqu'ils peuvent faire la comparaison avec un œil sain, ou avec un œil moins atteint, indiquent que les dimensions des objets apparaissent réduites. Cette micropsie résulte de la distension des éléments tactiles de la rétine malade, l'image se dessinant sur un nombre d'éléments moindre, par suite de leur écartement, ce qui donne la même impression que s'ils n'avaient pas subi de déplacement, d'où il résulte que l'objet fixé est vu plus petit que par l'autre œil, où l'image s'est dessinée sur une surface comprenant des éléments tactiles normalement entassés et par conséquent en plus grand nombre.

Un troisième caractère, ayant la plus grande valeur, est la la perception de symptômes lumineux subjectifs, autrement dit de phosphènes qui se présentent ordinairement sous forme de scotome scintillant, et concordent habituellement, pour ce qui concerne leur emplacement, avec des scotomes

que présente le champ visuel. C'est en quittant une pièce
sombre pour aller dans un endroit bien éclairé que ces malades voient, non des éclairs ou des flammes, mais bien des
plaques jaune bleuâtre ou jaune rougeâtre animées d'un
vacillement, tel qu'on l'observe en regardant au-dessus d'un
corps échauffé, comme un poële par exemple, d'où l'air
dilaté s'élève en produisant une sorte de frémissement.
Ce symptôme si constant et si caractéristique nous fournit
encore d'excellents renseignements sur la tournure que prend
l'affection.

Quant à la perception des couleurs, elle est dans la première période de la maladie parfaitement intacte ; ce n'est
que quand des scotomes nets se sont produits que, dans leur
étendue seule, le vert cesse d'être vu et que successivement il
se produit une insensibilité dans l'ordre habituel pour les
autres couleurs. Ce symptôme est donc peu utilisable dans
la pratique.

Au point de vue de la marche qu'affecte la chorio-rétinite,
elle peut se terminer de trois manières différentes, tout en
ayant montré au début une uniformité parfaite dans les
symptômes. Dans une série de cas, et c'est celle que vous
trouvez le mieux représentée à cette clinique, vous voyez,
par suite de très-nombreuses rechutes (les malades ne suivant que très-imparfaitement les prescriptions qui leur sont
faites), l'affection traîner en longueur pendant des mois, après
qu'elle a déjà souvent été traitée ailleurs plus ou moins longtemps. A mesure que la maladie persiste, les vaisseaux
rétiniens s'amincissent, et le nerf optique revêt une teinte
jaunâtre avec des contours mieux dessinés. Le corps vitré
s'éclaircit alors davantage, et généralement l'exploration des
parties équatoriales de l'œil nous montre, à cette époque, des
petites plaques atrophiques disséminées de la couche épithéliale de la rétine, sans que la choroïde y participe. Cette
terminaison par *atrophie jaune* du nerf optique n'est parfois
qu'apparente, et, à la suite d'un vigoureux traitement anti-

Atrophie jaune
du nerf optique.

spécifique, on peut voir jusqu'à un certain point le nerf reprendre sa coloration et sa vascularisation ordinaires.

Bien plus rarement, Messieurs, vous verrez la tournure si caractéristique de la chorio-rétinite se modifier de telle façon qu'il se développe une véritable choroïdite disséminée simple, mais dans ce cas encore la persistance de la poussière du corps vitré pendant l'évolution des plaques disséminées, qui atteignent rarement des dimensions bien accusées, nous renseigne sur la véritable nature de la maladie. Enfin, ici, la production des foyers par prolifération de l'épithélium pigmentaire de la rétine prédomine, et affecte un rapport marqué avec les vaisseaux; les taches effilées, s'établissant au moment de l'évolution de l'atrophie jaune du nerf, prennent un aspect tel que l'image rappelle absolument les corpuscules étoilés de la rétinite pigmentaire; et l'on tomberait aisément dans l'erreur à l'égard du diagnostic, si l'on n'avait pour se renseigner les petites plaques disséminées de la choroïdite, et si l'on ne tenait compte des antécédents du malade. Il est d'autant plus nécessaire d'apporter la plus grande attention que l'on entendra aussi le sujet se plaindre d'héméralopie, mais il s'agit alors d'une héméralopie acquise à une période avancée de la vie.

Une troisième terminaison, dont je puis vous présenter quelques très-rares exemples, consiste dans le développement d'un trouble tumultueux du corps vitré, et qui s'accompagne de l'apparition, à l'entour de la papille, d'exsudations choroïdiennes qui empiètent dans le corps vitré, et produisent des formes qui, à tort, ont été récemment décrites comme des rétinites proliférantes (Manz). Dans cette affection, lorsque l'éclaircissement du corps vitré permet l'inspection de l'œil, on voit que de vastes surfaces en forme de traînées bleu verdâtre longent les vaisseaux et sont entremêlées de larges amas pigmentaires. Ces émanations rappellent tout à fait l'image de cicatrices comme on les observe après de vastes brûlures. Nous reviendrons sur cette forme en parlant des maladies du corps vitré.

VINGT-TROISIÈME LEÇON

ÉTIOLOGIE ET TRAITEMENT DES CHOROÏDITES PLASTIQUES.
CHOROÏDITE MÉTASTATIQUE. CHOROÏDITE SUPPURATIVE.
TUMEURS DE LA CHOROÏDE.

Si, après avoir passé en revue les différentes formes de choroïdites plastiques, nous recherchons ce que la pratique enseigne relativement à leur étiologie, nous pouvons dire que les maladies de la partie postérieure du tractus uvéal ne se différencient pas sensiblement de celles qui atteignent la portion libre de ce même tractus, c'est-à-dire l'iris : dans quatre cas sur cinq, la syphilis entre en jeu. Ainsi, comme nous l'avons déjà fait remarquer, la variété de chorio-rétinite que nous venons de décrire est constamment occasionnée par l'infection syphilitique, et présente encore, à ce point de vue, quelques particularités dignes d'être notées.

Disons d'abord qu'elle est dans nombre de cas précédée de symptômes d'iritis, qu'elle succède à celle-ci dans un laps de temps restreint et se développe même parfois pendant que les signes de l'iritis persistent encore. C'est pour cette raison, chaque fois que les malades au déclin des symptômes inflammatoires se plaignent d'un trouble marqué de la vue, qu'il convient d'explorer le fond de l'œil. Cette chorio-rétinite apparaît au moment des dernières manifestations des accidents secondaires et avant l'apparition des premiers symptômes tertiaires. Elle paraît plus fréquente chez l'homme que chez la femme, mais il est extrêmement rare de la rencontrer avant la trentaine (un seul cas a été observé ici chez un jeune homme de vingt-quatre ans). Ordinairement les malades qui se présentent à l'examen ont de quarante-cinq à cinquante ans, et vous pouvez même voir en ce moment, parmi les sujets atteints de cette affection, quelques femmes qui approchent de la soixantaine.

Il est difficile de faire des recherches en ce qui touche la succession des symptômes de l'infection, mais à part les cas où une iritis a antérieurement existé, plusieurs années peuvent s'être écoulées depuis la dernière manifestation. La maladie du fond de l'œil constitue alors l'unique symptôme de la syphilis. Il faut redouter, Messieurs, dans la clientèle privée, l'apparition de la syphilis cérébrale qui suit parfois la chorio-rétinite (démence, manie du suicide).

Les 20 pour 100 de choroïdites dont la cause ne peut pas être attribuée à la syphilis, se rapportent pour la plupart à des formes héréditaires accompagnant le développement progressif de staphylomes postérieurs, et venant s'adjoindre à l'atrophie choroïdienne par tension. Pour la forme aréolaire, qui, chose étonnante, s'observe assez souvent dans le corps des instituteurs et institutrices, nous pensons qu'il est possible d'invoquer aussi une prédisposition (peut-être syphilitique).

Avant d'aborder le traitement de ce groupe de maladies du fond de l'œil, il me paraît utile de relever un reproche que vous entendez souvent adresser à l'emploi de l'ophthalmoscope. « Cet ingénieux instrument, dit-on, n'a guère fait plus que de permettre la constatation des maladies, mais il n'a pas sensiblement concouru à améliorer la thérapeutique oculaire. » Ce qui a peut-être contribué à donner une apparence de justification à ce reproche, c'est qu'en réalité l'ophthalmoscope nous révèle des états qui sont la terminaison de maladies ou même leurs vestiges, et contre de pareils désordres on conçoit qu'un effet thérapeutique favorable ne puisse guère être obtenu.

Au contraire, l'examen ophthalmoscopique est-il fait au

début du mal, l'attention du malade ayant été éveillée par l'apparition manifeste de scotomes, comme dans la chorio-rétinite centrale ou la forme spécifique? Alors un traitement énergique aussitôt institué modifie rapidement la maladie. Un tel résultat est évidemment obtenu grâce aux précieux renseignements que nous a fournis le miroir. Mais si dans un cas de choroïdite disséminée simple ou aréolaire, le fond de l'œil étant couvert de cicatrices qui ont pris des années pour se développer, le malade ne réclame le secours du médecin qu'au moment où la rétraction cicatricielle et la choroïdite atrophique concomitante retentissent sur la fixation centrale, comment voulez-vous que dans de telles conditions nos ressources thérapeutiques aient quelque prise?

Le traitement doit, dans la presque totalité des cas, être mercuriel. S'il s'agit de la choroïdite disséminée simple ou aréolaire, nous nous contentons de prescrire 1 centigramme de sublimé pris au repas du matin et à celui du soir (voy. la formule des pilules de sublimé, pag. 256), et de faire prendre en outre simultanément 1 ou 2 grammes d'iodure de potassium. Ce traitement est continué pendant six à huit semaines, durant lesquelles on applique une fois la semaine la ventouse de Heurteloup, à moins que les forces du malade ou son âge avancé n'y viennent fournir une contre-indication. *Traitement des choroïdites plastiques*

Dans les cas de choroïdite disséminée simple, floride, se présentant chez des sujets jeunes encore, nous avons eu recours dans ces derniers temps à une série de quinze à vingt injections de pilocarpine (voy. p. 174).

Lorsque l'inspection ophthalmoscopique nous a démontré qu'il ne se développe aucun nouveau foyer morbide, et que le traitement sus-mentionné et suivi de l'usage pendant plusieurs semaines de l'iodure de potassium, à la dose de 2 à 3 grammes par jour, a épuisé toute son action pour relever la vision, dont l'abaissement doit être attribué à la compression qu'exercent les cicatrices choroïdiennes sur la rétine, alors on peut encore avantageusement s'adresser aux injections sous-cutanées de strychnine, dans le but de stimuler la torpeur de l'appareil sensoriel tiraillé. Une série de dix injections suffira ici généralement (voy. pag. 46).

Dans la forme spécifique et la chorio-rétinite centrale, le malade accuse manifestement la présence d'un scotome; il faut agir aussi rapidement que possible, afin de ne pas permettre l'établissement d'une cicatrice dans la région la plus importante du fond de l'œil. Ici nous instituons de préférence une cure d'inonction, en allant, suivant les forces du malade, jusqu'à 12 et 16 grammes d'onguent mercuriel par jour (en deux frictions). On joindra à cette médication l'emploi d'un ou deux lavements d'iodure de potassium (de 2 à 3 grammes chacun) par jour. Chaque matin, on fera une injection de cinq gouttes de la solution de chlorhydrate de pilocarpine. On s'efforcera autant que possible, en tenant la bouche en état de parfaite propreté au moyen de gargarismes de chlorate de potasse, et en fortifiant l'état général par une nourriture substantielle, d'obtenir que ce traitement soit supporté pendant quatre à six semaines. Celui-ci sera encore suivi d'une cure d'iodure de potassium à haute dose (6 à 8 grammes par jour en lavements).

Vous voyez ici des cas où ce traitement a fourni des résultats véritablement éclatants : les malades (traités dans la clinique même) chez lesquels l'abaissement de la vue avait été poussé à un point qui permettait à peine d'en donner la mesure par un chiffre, ont pu recouvrer une acuité parfaite. Si pourtant il se présentait que le traitement ne paraisse pas produire l'effet désiré ou que les bons résultats d'abord acquis soient interrompus par des rechutes incessantes, je vous engagerais alors à mettre en quelque sorte votre malade sous clef et à le tenir dans une obscurité constante, ne laissant pénétrer dans sa chambre que juste assez de lumière pour lui permettre de s'orienter, et attendant la venue de la nuit pour faire renouveler l'air.

Ce repos de la rétine malade, que j'ai entendu recommander par *Stellwag de Carion*, dans ses leçons, il y a vingt-trois ans, est en réalité aussi rationnel qu'efficace; malheureusement, il ne s'obtient que fort difficilement, car il réclame un personnel traitant sur lequel on puisse compter et qui sache résister aux prières incessantes des malades. Ce traitement offre encore le désavantage, lorsqu'il a été poussé énergiquement, de plonger parfois le patient dans un état de prostration et d'abattement moral qui est fort préjudiciable au point de vue du maintien d'une bonne nutrition, alors que celle-ci est indispensable pour pouvoir prolonger assez longtemps la médication mercurielle.

Si vous vous voyez obligés de renoncer à la séquestration dans l'obscurité, n'oubliez pas, Messieurs, qu'il importe constamment de tempérer le jour par l'emploi de verres fumés que le malade porte au dehors, tandis que dans l'appartement les pièces doivent être incomplétement éclairées. Il faudra aussi s'abstenir de trop fréquents ou trop longs examens, surtout avec des miroirs à fort éclairage. En apportant un peu de réserve dans l'étude à l'ophthalmoscope des malades qui fréquentent les cliniques, vous ferez acte d'humanité.

La très-longue durée des affections qui nous occupent exige souvent que l'on reprenne le traitement mercuriel. Celui-ci doit même en quelque sorte ne pas être complétement interrompu, et, si c'est possible, on fera, dans les intervalles des cures d'inonction, prendre de faibles doses de sublimé, ou une à deux cuillerées de sirop de Gibert, ou enfin de une à deux pilules de Plummer (à 0,25 centigr.).

Nous passerons maintenant à l'étude des *choroïdites parenchymateuses*, parmi lesquelles la forme *métastatique* doit tout d'abord nous occuper. Cette variété gagne ordinairement le tractus uvéal en entier, et par conséquent mérite plutôt le nom d'*irido-choroïdite métastatique*. Choroïdites parenchymateuses.

Cette maladie a moins attiré l'attention des spécialistes et Choroïdite métastatique.

des médecins en général parce qu'ordinairement, lorsqu'elle éclate, elle apparaît avec un ensemble de symptômes tellement alarmants que l'état de l'œil, malgré sa gravité, ne préoccupe guère celui qui est appelé à donner ses soins. Il s'agit d'une choroïdite suppurative, où tout d'abord la diapédèse s'effectuant dans les couches les plus vasculaires de la choroïde, ses produits sont déversés sous la membrane anhiste, pour venir ensuite se répandre abondamment sous la rétine en formant une couche épaisse. La diapédèse s'effectue ici avec une telle rapidité que les masses purulentes sont souvent entremêlées de nombreux globules rouges, au point qu'on a pu les regarder comme des infarctus hémorrhagiques. Quoique expérimentalement on ait pu produire des choroïdites métastatiques de ce genre (*Virchow*, *Weber*), il faut savoir que les plus minutieuses recherches histologiques n'ont guère pu faire trouver dans les vaisseaux choroïdiens des embolies ou des thromboses en décomposition.

Le lien qui rattache cette suppuration du tractus uvéal, qui se communique souvent rapidement à la rétine et au corps vitré et peut même amener la perforation de la sclérotique, n'est donc, jusqu'à présent, que théoriquement établi. Si, d'une part, nous rencontrons l'irido-choroïdite dans les affections qui font supposer qu'une thrombose se soit produite ou bien une embolie, ainsi qu'il arrive dans les états puerpéraux et pyémiques, et comme on l'observe à la suite de la suppuration du cordon ombilical, de la pustule maligne, d'affections typhoïdes graves et consécutivement à la scarlatine et à la variole; d'un autre côté, nous trouvons une série de cas où l'inflammation atteignant un degré de développement ordinairement moins considérable, il faut chercher ailleurs une explication. C'est à la suite de méningites, et principalement de la méningite cérébro-spinale, que l'on voit se produire cette forme d'inflammation. Elle se signale par la formation de nombreuses synéchies postérieures, une abolition presque complète de la chambre antérieure, le cristallin étant poussé en avant, et l'apparition d'un reflet blanchâtre que donne le champ pupillaire. En même temps le liquide cérébro-spinal qui a été chassé dans l'œil le long des gaînes, peut fuser jusque sous la conjonctive et déterminer un chémosis considérable.

Ordinairement l'abolition complète de la chambre antérieure, le très-haut degré d'atrophie de l'iris, que montre un œil faiblement phthisique et dont le segment antérieur semble s'être effilé, nous révèlent encore bien tardivement par quelles phases a passé la maladie qui a détruit la vision, à la suite d'une affection cérébrale. Toutefois il paraît possible que les symptômes puissent éclater avec moins d'intensité, et que la guérison complète ait été observée dans cette affection qui, heureusement, n'atteint pas souvent les deux yeux à la fois.

Il ne peut guère être question du traitement d'une affection dont l'étude échappe le plus souvent à cause de la très-grave situation dans laquelle se trouve le malade. La courte description que nous avons donnée suffira pour guider le médecin praticien dans son diagnostic et dans les soins à instituer.

La *choroïdite suppurative* s'observe surtout à la suite de plaies pénétrantes, consécutivement à l'introduction d'un corps étranger et particulièrement même lorsqu'une perforation de la cornée s'est opérée. La rapidité avec laquelle le pus s'étale le long de la surface externe de la rétine, pénètre cette membrane et envahit le corps vitré, démontre déjà que la prolifération cellulaire n'entre guère en jeu, et que ce qu'on avait pris autrefois pour la segmentation des cellules du stroma n'est en réalité que leur décomposition par fragmentation. Il est bien rare que la choroïdite suppurative se limite à un endroit circonscrit, ordinairement elle gagne les parties avoisinantes et détermine une *panophthalmitis*. Alors on voit apparaître autour de la cornée un chémosis gélatineux, le globe de l'œil offre un certain degré de proci-

Choroïdite suppurative.

dence par suite de l'inflammation concomitante de la capsule de Tenon, et les paupières s'œdématient.

Ordinairement l'humeur aqueuse se trouble, un vaste hypopion se produit et le pus se fait jour soit par la cornée exulcérée, soit même par une perforation de la sclérotique au voisinage des muscles droits. Le reflet blanc de la pupille constitue encore ici le signe qui nous révèle que la suppuration a envahi l'intérieur de l'œil, ce que, du reste, l'abolition complète de la vision pouvait tout d'abord faire supposer.

Cette choroïdite est susceptible de se développer avec une extrême rapidité. Dans le cas où l'on a constaté la pénétration d'un corps étranger irritant, le malade peut, dans l'espace de vingt-quatre heures, perdre l'œil avec des souffrances intolérables, qui ont souvent une fâcheuse influence sur l'état général de santé, provoquent des vomissements et une fièvre ardente. Si la suppuration a été circonscrite, qu'il ne se soit formé d'abcès dans la choroïde et le corps vitré qu'au voisinage de la partie irritée, alors les symptômes peuvent être beaucoup moins tumultueux, l'œil se perd en quelque sorte par une consomption lente et progressive, mais arrive sûrement à une phthisie complète.

La marche plus ou moins rapide de la choroïdite suppurative, sa plus ou moins grande tendance à s'étaler sont déterminées par des causes encore guère connues et nullement en rapport avec la gravité du traumatisme. Si, par exemple, à la suite d'une minime discision, d'une perforation de peu d'étendue, on voit d'emblée éclater la suppuration choroïdienne, on est porté à se demander si l'infection ne joue pas ici un certain rôle. Du reste, les opérations où l'on a ouvert la capsule du cristallin, dans lesquelles, lorsqu'il existe une dacryocystite, la panophthalmie se manifeste très-rapidement, exigent que le patricien se tienne bien sur ses gardes. Signalons encore, à la suite d'anciens enclavements de l'iris, survenus après une extraction de cataracte ou la formation d'un pupille artificielle dans un cas de glaucôme, combien il se développe parfois en quelque sorte instantanément une choroïdite suppurative généralisée plusieurs années après l'opération.

Le traitement doit nécessairement se baser sur la cause du mal. Si l'on est appelé à temps, il faut procéder tout de suite, par exemple, à l'extraction d'un corps étranger, ou au dégagement d'une adhérence de l'iris. Au début de la suppuration, on peut aussi par l'institution d'un traitement mercuriel des plus énergiques tenter d'enrayer la marche désastreuse de l'affection.

Dans tous les cas où la choroïdite s'est développée à la suite de blessures de la cornée et du cristallin, s'il existe le moindre soupçon d'une infection, nous faisons alors passer, toutes les heures ou toutes les deux heures, entre les paupières un léger filet d'une solution de chlorhydrate de quinine (1 gr. pour 100). Cette préparation est mieux supportée que les autres liquides désinfectants lorsqu'il s'agit d'un œil qui, consécutivement à l'inflammation avec menace de suppuration provoquée par une blessure, peut montrer une excessive sensibilité. Les instillations d'ésérine sont ici pratiquées de une à quatre fois par jour suivant qu'elles excitent plus ou moins de douleurs. Nous donnons, lorsque nous avons affaire à des personnes faibles, anémiées (à des enfants), au lieu de mercuriaux, de hautes doses de quinine.

La maladie a-t-elle déjà pris une telle extension que toute trace de perception lumineuse ait disparu depuis quelques jours, alors l'unique but qu'il faut se proposer est de limiter la suppuration, tout en soulageant le malade, afin qu'il ne survienne pas une réduction trop considérable du globe oculaire. Mais parfois aussi cet espoir doit être abandonné, lorsque ni l'emploi des compresses belladonées, ni l'usage des cataplasmes, ni les injections de morphine ne peuvent amener un soulagement ; dans ce cas, un large débridement de l'œil sera seul capable de mettre fin aux souffrances du malade. Ordinairement on fait alors, avec un étroit couteau de Graefe, une section de la sclérotique comprise entre deux muscles droits et située tout près, mais en arrière, de la région ciliaire. Cette section s'exécute plus facilement en haut et en dehors; mais dans un cas de pénétration d'un corps étranger, on se guidera, pour l'emplacement de la plaie à pratiquer, sur le siége présumé du corps irritant.

Un sondage de la plaie, dans le but de rechercher le corps étranger, sera soigneusement évité, attendu que ce dernier ne tardera pas à être éliminé par suite de l'abondant écoulement de pus, entretenu par des fomentations chaudes. Le plus souvent ces sondages très-pénibles n'aboutissent pas à un autre résultat qu'à propager encore bien davantage la suppuration et à accentuer d'une façon marquée la réduction du moignon.

Considérant les vives souffrances du malade et tenant compte de la présence d'un œil entièrement perdu, on est à se demander si l'énucléation ne permettrait pas d'obtenir bien plus rapidement une guérison que ces sclérotomies. Il faut savoir qu'il existe malheureusement de tristes exemples dans des cas où, à la suite de l'énucléation, la gaîne du nerf optique s'est trouvée envahie par la suppuration, et où peu de temps après l'opération des méningites mortelles ont éclaté : aussi devons-nous conseiller en pareille circonstance la plus grande prudence.

Il y a une dizaine d'années, un ouvrier, dont l'œil droit avait été détruit par du plomb fondu, s'était présenté avec une désorganisation staphylomateuse de cet organe; je pratiquai l'ablation partielle. Quatre semaines après le malade revint réclamer l'enlèvement du moignon, ne voulant pas supporter les douleurs qui avaient reparu dans cet œil réduit. Je cédai à son désir, mais fus très-surpris de trouver le nerf optique transformé en un épais cordon du volume du petit doigt. L'opération n'avait en elle-même rien présenté qui méritât d'être noté, mais le malade fut pris au bout de trente heures d'une hémiplégie gauche et succomba six jours après l'opération avec les symptômes d'une méningite basilaire, que le traitement le plus énergique ne parvint pas à modifier.

Tandis que le conseil d'enlever tout œil impropre à la vision, dans lequel on peut supposer la présence d'un corps étranger, ou dont le genre de blessure laisse presque sûrement prévoir une suppuration (*Warlomont*), est tout à fait acceptable, si l'on est appelé à soigner le malade avant que la suppuration ne se soit déclarée; nous engageons à la plus grande prudence pour tous les cas où le chémosis conjonctival, le gonflement des paupières et en particulier le reflet blanchâtre de la pupille dénotent la présence d'une choroïdite suppurative déclarée.

Nous aurons maintenant à passer rapidement en revue les *tumeurs de la choroïde*. Bien qu'elles ne deviennent guère le sujet d'un traitement actif, il sera toutefois important pour vous, Messieurs, de les bien connaître au point de vue du pronostic.

Tumeurs de la choroïde.

Il sera inutile de revenir sur les *excroissances vitreuses de la choroïde*, qui forment parfois de véritables tumeurs et qui, lorsqu'elles se développent à l'entour du nerf optique, dans la papille duquel elles peuvent quelquefois pénétrer, produisent en ce point des reflets onduleux qu'il faut connaître, afin de ne pas les attribuer à une altération plus grave; d'autant plus qu'il paraît que cette pullulation de masses vitreuses est susceptible de se faire exclusivement au pourtour de la terminaison postérieure de la choroïde, de façon que le restant du fond de l'œil ne fournisse aucun spécimen de cet étrange, qui est tel qu'il semble que quelques gouttelettes de graisse recouvrent la papille optique.

Excroissances vitreuses de la choroïde

Une affection bien autrement importante est la production de *tubercules de la choroïde*, que *Guéneau de Mussy* paraît déjà avoir vus, en 1837, sur la choroïde d'une jeune fille morte de tuberculose généralisée, mais dont la description ophthalmoscopique n'a été faite par mon ami *de Jœger* qu'en 1855, et l'examen histologique deux ans après par

Tubercules de la choroïde.

Manz. De nombreuses recherches entreprises depuis ont montré que la manifestation tuberculeuse a d'autant plus de tendance à se produire aussi du côté de la choroïde que son évolution est plus rapide; que, si dans la forme de tuberculose miliaire les méninges se prennent, presque toujours pareille invasion a lieu dans a choroïde; enfin, que très-souvent chez des enfants où le diagnostic est resté obscur, l'exploration de l'œil peut mettre le médecin sur la voie pour reconnaître l'affection grave dont est atteint le jeune malade.

Néanmoins cette loi subit parfois des exceptions, et l'on peut rencontrer des cas où la tuberculose n'affecte nullement une allure rapide dans sa marche. En connaissance de ce fait, il faut se tenir sur ses gardes et ne pas croire que toute altération atrophique, toute plaque arrondie doivent se rapporter à la tuberculose, car cette maladie, aussi bien que les diverses formes de choroïdite disséminée, est très-fréquente, et rien d'étonnant qu'il puisse aisément y avoir coïncidence.

Ordinairement les deux yeux sont le siége de la manifestation tuberculeuse, et celle-ci se reconnaît d'autant plus facilement qu'elle se localise de préférence à l'entour du nerf optique. Quelquefois il ne se développe qu'un bouton isolé, mais dans d'autres cas on peut en rencontrer jusqu'à 40 ou 50. Le volume de cette production est très-variable. Parfois assez peu développé pour soulever et écarter à peine l'épithélium rétinien, le bouton est susceptible, en d'autres circonstances, d'acquérir la grosseur d'une petite lentille, et non-seulement alors il proémine d'une façon marquée vers le corps vitré, mais aussi il déprime et use la sclérotique.

Comme le démontrent les recherches de *M. Poncet*, si la tuberculose choroïdienne peut se montrer sous forme d'éruption miliaire (fig. 13), elle est aussi capable d'apparaître sous forme d'une infiltration généralisée (fig. 14) de la choroïde par les masses tuberculeuses. Bien qu'en pareil cas la membrane vasculaire gagne sensiblement en épaisseur, tant que l'épithélium pigmentaire de la rétine reste intact le diagnostic doit rencontrer de sérieuses difficultés. Ce n'est

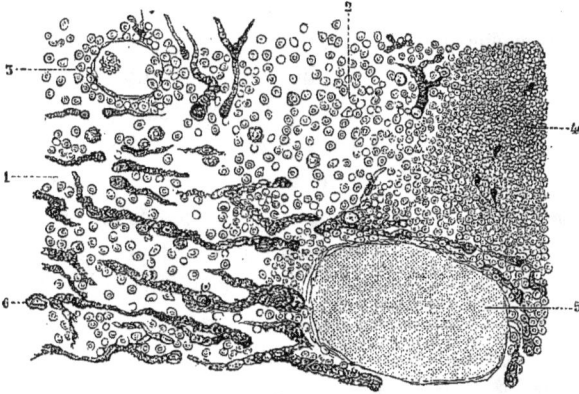

Fig. 13.
1 Prolifération, éléments bien conservés. 2 Eléments irrégulièrement conformés. 3 Prolifération à l'entour d'un vaisseau. 4 Vrai tubercule. 5 Vaisseau. 6 Tissu cellulaire pigmenté en voie de prolifération.

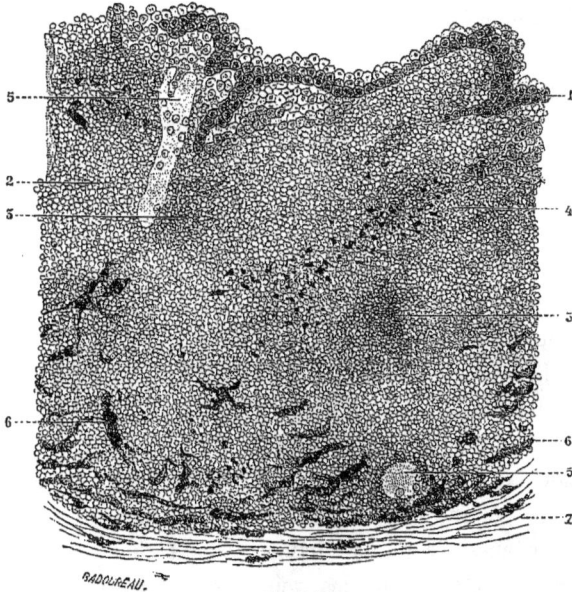

Fig. 14.
1 Epithélium polygonal choroïdien. Quelques cellules en voie de dégénérescence colloïde. 2 Eléments déformés du tubercule. 3 Parties du tubercule imprégnées de pigment et formées de cellules en voie de prolifération (4 à 6). 5 Vaisseau perméable. 7 Sclérotique.

22

que si le soulèvement dépasse par places un quart de
millimètre, que le déplacement parallactique que produit la
proéminence, sur laquelle d'ailleurs l'épithélium manque,
se révèle à l'inspection.

La coloration particulière que présentent les tubercules
attire aussi l'attention de l'observateur. Ce n'est pas le
jaune rougeâtre des boutons de la choroïdite disséminée que
l'on remarque ici, mais plutôt une teinte jaune pâle, ou
jaune rose, ne tirant jamais sur le bleu ou le vert. Les tubercules offrent peut-être encore des contours plus indécis que
les boutons de la choroïdite disséminée. Ce vague des
limites, cette teinte jaune pâle ou rose se manifestant sur
une proéminence atteignant une certaine hauteur et une
étendue plus ou moins marquée, constituent un ensemble de
signes caractéristiques, attendu que l'accentuation des contours et les changements de coloration deviennent d'autant
plus manifestes dans les diverses formes de choroïdite disséminée, que l'éruption gagne davantage en étendue. En
outre, dans cette dernière affection, on remarque que la
confluence de plusieurs plaques fait perdre plus ou moins à
l'éruption primitive sa forme arrondie, tandis que celle-ci se
conserve rigoureusement lorsqu'il s'agit de tubercules. Là,
en effet, la présence de plusieurs boutons confluents ne se
signale jamais par un retrait cicatriciel sur divers points,
ainsi qu'il arrive pour la choroïdite disséminée. Les tubercules confluent et proéminent tout à la fois.

Histologiquement le tubercule choroïdien est l'analogue
du tubercule miliaire, et, suivant *Cohnheim*, qui incontestablement a observé le plus de cas, il s'agirait d'une accumulation de cellules lymphoïdes sorties des vaisseaux par diapédèse.
Ainsi se trouverait engendré le tubercule, qu'on peut du
reste aussi provoquer artificiellement chez les animaux en
leur injectant dans les veines des masses caséeuses de
glandes lymphatiques. Il serait de la plus haute importance,
au point de vue des ressources que l'exploration de l'œil

peut fournir, de vérifier si en effet la choroïde est susceptible de constituer un des premiers endroits de la localisation de la diathèse. On pourrait, s'il en était ainsi, modifier sensiblement dans certains cas les conditions hygiéniques du malade, tandis que nous n'avons aucun bénéfice à tirer, au point de vue du traitement, lorsque nous constatons que la choroïde s'est conjointement prise, sinon de régler la médication en vue d'une issue fatale, qui suit ordinairement d'assez près la localisation choroïdienne.

Nous ne citons qu'en passant la production d'une tumeur bénigne, le *myome*, dont la région antérieure de la choroïde peut devenir le siége. La littérature ophthalmologique n'en renferme qu'un unique cas, observé sur un œil énucléé à cette clinique et dont l'examen a été fait par *Iwanoff*.

Myome.

Les tumeurs malignes qui se développent dans la choroïde sont le *leuco-sarcome* et surtout le *mélano-sarcome*. Le premier naît de préférence dans les couches internes de la choroïde et constitue un sarcome blanc et molasse, tandis que les formes dures apparaissent particulièrement dans les couches externes. Il paraît que parmi les leuco-sarcomes, il en existe de durs et fibreux qui offrent bien moins de tendance à se reproduire par métastase, et affectent dans leur évolution une marche beaucoup plus lente que les sarcomes blancs à petites cellules dont la consistance est molasse. Il y a incontestablement ici des transitions qui mènent au fibrome et modifient sensiblement le degré de malignité de l'affection.

Leuco-sarcome.
Mélano-sarcome.

Pour ce qui concerne le mélano-sarcome, surtout la forme avec pigmentation intense, il est intéressant de noter que l'œil est le seul organe dans l'intérieur duquel se développe cette espèce de tumeur maligne ; mais de ce point elle produit aisément une infection générale de l'organisme. Sous ce rapport, observons qu'elle est cependant moins dangereuse que la mélanose épisclérale. Il importe donc qu'on puisse faire aussitôt que possible un diagnostic certain de cette affection.

Si la tumeur maligne se développe dans la région ciliaire, l'apparition d'une procidence de l'iris vers la chambre antérieure, la présence d'un corps à contours arrondis dans le champ pupillaire, sur un œil qui ne montre aucune trace d'irritation et de sensibilité exagérée, qui n'a subi nul traumatisme pouvant faire croire à un décollement de la choroïde (seule affection avec laquelle on peut confondre la tumeur), rendent le diagnostic facile. L'accroissement progressif du mal et l'apparition de symptômes glaucomateux viendraient lever les doutes qui pourraient avoir persisté.

Quant aux tumeurs qui prennent naissance dans la région équatoriale ou vers le pôle postérieur de l'œil, le diagnostic sera rendu facile si elles ne se trouvent pas cachées sous un décollement de la rétine. Celle-ci n'est-elle que faiblement soulevée, alors, au moyen d'un fort éclairage, on réussit à distinguer du réseau vasculaire de la membrane nerveuse, un second groupe de vaisseaux sous-jacents appartenant à la tumeur (*O. Becker*). La difficulté n'est pas beaucoup plus grande que si, comme dans le cas de sarcomes plats, peu proéminents, la rétine était restée collée.

S'est-il, au contraire, accumulé une quantité notable de liquide entre la tumeur et la rétine décollée? Alors c'est spécialement l'emplacement inusité du décollement (qui ne fuse pas en bas comme dans les cas ordinaires), son apparition dans un œil qui semble tout à fait sain, et surtout le maintien ou même l'accroissement de la tension oculaire qui doivent attirer notre attention. L'apparition de symptômes glaucomateux ne confirme d'une manière certaine notre diagnostic que dans les cas où il ne s'est pas développé de synéchie postérieure complète, car avec des décollements simples qui ont été suivis de la formation d'une adhérence complète du bord pupillaire à la capsule, on peut aussi voir éclater une attaque glaucomateuse.

D'un autre côté, l'absence complète de tout symptôme

d'exagération de la pression dans un cas de décollement circonscrit, à emplacement inusité, n'ayant pas fusé en bas, ne nous donne nullement une certitude de bénignité, car il peut arriver que la tumeur reste nombre d'années stationnaire. Sa décroissance, comme on l'a observée très-rarement, coïncide parfois avec l'évolution de symptômes inflammatoires qui ont amené l'oblitération de nombreux vaisseaux. La perforation peut être provoquée par des phénomènes glaucomateux et un semblant de phthisie très-accusée est susceptible d'apparaître, puis à cet état succède plus tard un nouvel élan du mal, comme j'en ai relaté un fait caractéristique dans ma monographie.

Le diagnostic peut encore s'appuyer sur ces considérations que cette tumeur maligne ne se développe presque jamais chez de jeunes sujets, qu'elle ne se montre pas avant l'âge de la puberté, et qu'ordinairement les personnes qui en sont atteintes ont entre quarante et soixante ans. Quoique les femmes soient plus exposées aux affections cancéreuses, elles présentent une moindre disposition au sarcome choroïdien. Notons encore que l'hérédité n'a pas pu être constatée dans les cas observés par nous et dans ceux compulsés avec beaucoup de soin par *M. Brière*. Les traumatismes paraissent favoriser incontestablement l'évolution du néoplasme, et les contusions qui atteignent les yeux devenus anciennement phthisiques par irido-choroïdites, sont surtout à craindre.

La mélanose intra-oculaire, de même que celle qui se produit à la surface de l'œil, n'a pas une très-grande tendance à se propager rapidement. Pour ce qui concerne le danger d'une infection de l'organisme, il est évident que les formes où existe une forte pigmentation sont bien plus à redouter que les sarcomes blancs. Enlevé à temps, le mélano-sarcome n'a guère de tendance à récidiver, et je ne saurais vous présenter un seul cas de récidive après une énucléation, tandis que vous m'avez vu enlever, il y a peu de temps, un énorme mélano-sarcome remplissant toute la cavité orbitaire et qui avait été, malheureusement, méconnu par un confrère au premier voyage du malade à Paris. On avait pratiqué, il y a dix mois, une pupille artificielle, croyant avoir affaire à une attaque de glaucome aigu.

Incontestablement, les récidives sont d'autant plus à craindre que des symptômes glaucomateux ont déjà éclaté, ce qui doit nous engager à ne pas retarder l'opération. Chose fâcheuse, lorsque l'on conseille au malade de faire le sacrifice d'un œil qui voit encore, la proposition est ordinairement repoussée, et il faut que l'abolition complète de la vision, ainsi que les douleurs intolérables de la poussée glaucomateuse, soient venues convaincre le malade, pour qu'il consente à l'ablation d'un organe impropre à toute fonction.

Dans tous les cas où il s'est déjà développé une production métastatique épisclérale, il faut, avant d'opérer, examiner microscopiquement le sang pour savoir pronostiquer le danger d'une reproduction métastatique, qui choisit alors contamment le foie, simultanément ou non avec d'autres organes internes. Fait remarquable à noter, tandis que la mélanose choroïdienne est fréquente comme affection primitive, elle ne se développe jamais comme métastase.

Ossification de la choroïde.

Je ne vous cite qu'en passant la production de *masses osseuses* dans la choroïde, qui s'étalent ordinairement dans toute l'étendue de la chorio-capillaire. Ce sont principalement les yeux qui ont passé par des irido-choroïdites parenchymateuses ou suppuratives n'ayant déterminé qu'une phthisie partielle, qui peuvent aisément devenir le siège de pareilles ossifications. Le diagnostic est assez facilement établi par le palper qui reste toujours plus ou moins douloureux. Ces yeux offrent un certain danger lorsque la coque ne s'est pas étendue derrière l'iris atrophié, formant une masse arrondie et close, car les aspérités des cupules osseuses peuvent donner lieu à des irritations sympathiques de l'autre œil.

L'énucléation est donc d'autant plus formellement indiquée que la prothèse est ici rendue impossible à cause des douleurs que provoque la coque d'émail.

Avant de terminer l'exposé des maladies choroïdiennes, nous aurons encore à nous occuper des épanchements sanguins, des détachements et des ruptures dont la choroïde peut devenir le siége.

Quoiqu'il soit excessivement facile de localiser dans la ré- *Épanchements sanguins* tine les petits épanchements sanguins en flammèches qui, se produisant au voisinage des vaisseaux, se répandent dans la couche la plus interne de la rétine, dans celle des fibres nerveuses; il n'en est plus de même lorsque de vastes épanchement ont eu lieu comme cela s'observe encore assez souvent pour la rétine, et que le sang s'est étalé, en perforant toutes les couches de la membrane nerveuse, sous la rétine. Ces vastes foyers sont délimités par des lignes courbes ou même parfois assez droites, absolument comme les épanchements choroïdiens considérables, qui de leur côté se font jour à travers la membrane anhiste et se répandent le long de la membrane nerveuse en la soulevant plus ou moins. Ce n'est que lorsque la membrane vitreuse a opposé une résistance suffisante à des épanchements de peu d'importance, que leur délimitation moins précise, sans prolongement diffus, les fait distinguer des vastes épanchements de la rétine. Vouloir se guider ici sur le parcours des vaisseaux rétiniens qui doivent, dans les cas de plaques sous-rétiennes, les dépasser est rechercher une chose absolument impossible à résoudre. Lorsque la couche de sang est épaisse et présente une coloration noirâtre, il arrive en effet que tout moyen propre à distinguer les vaisseaux des parties sous-jacentes fait défaut.

Il est vrai que les épanchements choroïdiens sont bien moins liés à des altérations des parois vasculaires que ceux de la rétine, et se rencontrent de préférence dans la choroïdite atrophique par traction. Leur présence nous indique en quelque sorte le degré de tiraillement auquel la membrane vasculaire est anormalement soumise, et nous engage à recourir aux traitements qui ont été indiqués à ce sujet (voy. p. 304).

Les *décollements de la choroïde* sont excessivement rares, si l'on fait abstraction du détachement de la région du corps ciliaire, tel qu'il s'opère par traction dans certaines formes d'irido-choroïdite, et des soulèvements qui accompagnent de vastes hémorrhagies s'opérant après des ablations de parties staphylomateuses de l'œil. La partie décollée de la choroïde se présente dans le champ pupillaire comme une masse à contours précis et arrondis, montrant le réseau des vaisseaux choroïdiens et présentant une surface absolument lisse.

Relativement au diagnostic, il pourra surtout y voir hésitation avec une tumeur et un simple décollement rétinien. Le détachement de la choroïde se différencie de la dernière affection par son absolue immobilité et sa coloration, car quelque trouble que puisse être un épanchement sous-rétinien, il ne communiquera jamais à la rétine la teinte gris-rougeâtre du décollement de la choroïde. Il est vrai que la rétine peut consécutivement se détacher aussi de la portion choroïdienne décollée, et en rendre les contours et la coloration moins nets, mais en général il s'agit ici du décollement de la région antérieure de la choroïde, sur laquelle n'existent que les dernières traces de la rétine.

On peut rencontrer de bien plus grandes difficultés pour le diagnostic, lorsqu'il s'agit d'affirmer l'absence d'une tumeur, car nous savons qu'après des traumatismes des mélano-sarcomes sont susceptibles de se développer. C'est essentiellement la diminution de la tension qui peut nous guider ici, mais non toutefois avec une certitude absolue, car nous-même avons fait l'erreur de prendre après un traumatisme sur un œil dont la tension avait sensiblement diminué, une tumeur pour une partie décollée de la choroïde, et l'énucléation faite plus tard par l'un de nos élèves a démontré l'existence d'un mélano-sarcome. Il est vrai que le ramollissement

va en augmentant dans un œil qui est le siége d'un décollement choroïdien, tandis qu'au contraire lorsque l'œil est occupé par un sarcome, la tension marche en s'accroissant progressivement.

Ces examens seraient donc absolument concluants, si on
pouvait assez longtemps suivre les malades, mais ordinairement le peu de secours qu'on leur donne les engage peu à se
tenir longtemps à la disposition du médecin. Celui-ci d'ailleurs ne saurait guère tirer de conclusion du manque de
changement dans l'aspect de l'œil après deux examens même
très-espacés, attendu que l'on sait que la mélanose marche
souvent aussi avec une extrême lenteur.

Le traitement que l'on pourrait instituer dans un cas bien
établi de décollement choroïdien serait la ponction ou le
drainage, opérations qui seraient d'autant plus justifiées que
l'œil marche certainement vers la destruction. Nous renvoyons
pour ces divers genres de traitement au décollement de la
rétine.

Nous finirons les maladies de la choroïde par les *ruptures*
dont cette membrane peut être affectée à la suite de contusions
ou d'une commotion de l'œil. Autrefois on pensait que ces
déchirures étaient des accidents fort rares, mais il a fallu se
rendre à l'évidence et reconnaître, après avoir examiné beaucoup d'yeux blessés, que l'œil ne supporte guère une contusion violente et surtout un enfoncement dans l'orbite quelque peu brusque et marqué, sans éprouver une déchirure de
la portion postérieure et adhérente de la choroïde. Il est très-
probable que de pareilles ruptures se produisent aussi près
de l'insertion antérieure, et que c'est essentiellement à
celles-ci qu'est due la présence si constante d'épanchements
sanguins qui rendent l'exploration de l'œil impossible et mas-
quent, au début de l'accident, les déchirures postérieures,
les antérieures étant aussi cachées par leur situation.

Il est difficile de dire dans quelle mesure la rétine participe à la déchirure; dans tous les cas, sa couche épithéliale

Ruptures
de la choroïde.

y prend constamment part. Le parcours des vaisseaux rétiniens au-dessus des déchirures nous permettra de juger jusqu'à quelle profondeur la rupture a pénétré dans les éléments délicats de la membrane nerveuse. Celle-ci doit constamment plus ou moins souffrir, car la plupart des déchirures se localisant soit tout près du nerf optique, soit entre celui-ci et la macula, nous constatons toujours une réduction si accusée de la vision qu'une déchirure simple du support de la rétine ne suffirait pas à expliquer l'affaiblissement visuel.

Lorsqu'on examine le fond de l'œil très-peu de temps après l'accident, on voit que les déchirures choroïdiennes forment des traînées jaunâtres à limites arrondies, bordées le plus souvent d'épanchements sanguins. La largeur de ces bandes jaunes ne dépasse guère un tiers à une moitié de diamètre papillaire, et la longueur mesure de trois à quatre sections de la papille. Elles ressemblent absolument comme aspect au fendillement d'un vernis mal séché et étalé sur une sphère. Leur emplacement est ordinairement le quart supéro-externe du fond de l'œil, et elles sont le plus souvent contiguës au nerf optique.

A mesure que les déchirures se cicatrisent, les bandes qu'elles forment se contractent et prennent une teinte blanchâtre, sans jamais montrer le chatoiement marbré de la sclérotique qui reste recouverte de la lamina fusca non déchirée. Le plus souvent le pigment rétinien ayant pullulé, forme un encadrement à ces fentes rétrécies, dont la longueur a aussi manifestement diminué, à tel point que de petites déchirures ne laissent que des traces à peine visibles.

La fixation de la choroïde par les vaisseaux ciliaires postérieurs qui la traversent, mais surtout son implantation dans la gaîne du nerf optique, exercent une influence capitale pour la production de ces ruptures dans des points toujours identiques. Le défaut de mobilité de la choroïde en ces points entraînerait la rupture lors de commotions qui déplaceraient rapidement la choroïde (*Sœmisch*). D'autres auteurs croient que l'accident se produit par contre-coup (*Knapp*), ou par la distension de l'œil aplati contre les parois de l'orbite, portant surtout sur l'équateur, et qui aurait pour effet de détacher la choroïde de son insertion postérieure (*de Arlt*). Enfin tout récemment on a admis que c'est l'enfoncement du nerf optique dans l'œil même qui joue, pour ces déchirures, le rôle principal (*O. Becker*). L'arrangement qu'affectent dans certains cas les déchirures choroïdiennes suivant des bandes concentriques à la papille, plaide en faveur de leur production par enfoncement du nerf, sur lequel l'œil se trouve porté au moment de la contusion.

Néanmoins rappelons que des balles qui traversent la face au voisinage de l'orbite déchirent presque infailliblement la choroïde près de son insertion postérieure; ici c'est évidemment l'ébranlement de la choroïde qui fait déchirer près de son implantation dans le nerf optique la membrane vasculaire, celle-ci ne suivant pas dans ce point la secousse avec la même facilité que dans ses parties mobiles, où le glissement se fait sur la sclérotique grâce à la supra-choroïde.

Au point de vue du traitement, nous pouvons obtenir après la cicatrisation, opérée sous le bandeau et en faisant usage d'instillations d'atropine, une amélioration très-sensible de la vision, au moyen des injections de strychnine (voy. p. 46), qui non-seulement agissent contre les suites de la commotion que la rétine a éprouvée pendant l'accident, mais qui combattent aussi les effets fâcheux de la torpeur apportée à la sensibilité, accident provoqué par la rétraction cicatricielle au voisinage du point de fixation centrale.

GLAUCOME AIGU. GLAUCOME CHRONIQUE IRRITATIF. GLAUCOME
CHRONIQUE SIMPLE. ÉTIOLOGIE.

Nous abordons maintenant, Messieurs, une des maladies
les plus importantes de la pathologie oculaire et pour laquelle
la thérapeutique appliquée à ce groupe d'affections a rem-
porté un de ses plus éclatants triomphes. Si je parle de
« maladie », je me sers d'une expression impropre, et il vau-
drait mieux y substituer la dénomination de « symptôme » ;
mais comme dans tous les traités de pathologie médicale on
consacre un chapitre à l'ictère, qui lui, également, n'est qu'un
symptôme se rapportant aux affections les plus diverses du
foie et même à des troubles siégeant en dehors de cet organe,
de même aussi on est autorisé à comprendre dans une description unique, sous la désignation de glaucome, un symptôme qui peut compliquer de nombreuses affections de l'œil.

Je crois avoir été le premier qui ait envisagé ainsi le glaucome et qui l'ait défini « *comme l'expression d'un trouble d'é-
quilibre entre la sécrétion et l'excrétion, avec augmentation
du contenu de l'œil et de sa pression* ». La seconde partie de
cette définition est indispensable pour établir le caractère du
glaucome, car un trouble entre la sécrétion et l'excrétion peut
aussi avoir lieu de telle façon que l'écoulement des liquides
oculaires l'emporte sur la quantité sécrétée dans l'œil. Alors
le contenu de cet organe se réduisant, la pression diminue,
et il se développe ce qu'on est convenu d'appeler *phthisie
essentielle* (passagère) de l'œil.

L'augmentation de la quantité de liquide renfermé dans la
coque de l'œil, l'exagération de la pression intra-oculaire et

la tension des membranes enveloppantes qui en résulte, sont des faits sur l'enchaînement desquels il ne peut subsister aucun doute. Aussi peut-on dire que toutes les maladies de l'œil qui ont pour effet d'augmenter le contenu de la coque oculaire revêtiront forcément le caractère glaucomateux. Le point sur lequel portent encore actuellement nos recherches et sur lequel roule la discussion, est de savoir à quelle origine il faut rapporter le trouble d'équilibre entre la sécrétion et l'excrétion. Cette perturbation est-elle la conséquence d'une augmentation dans la sécrétion, comme le croit *Donders*, ou, comme je l'ai le premier soutenu, ne résulte-t-elle pas bien plus souvent, sinon toujours, d'un défaut dans le libre écoulement des liquides intra-oculaires?

Avant d'aborder la description de ce qu'on appelle cliniquement glaucome, je tiens à fixer un instant votre attention sur un autre point : c'est que l'acuité de l'affection, autrement dit l'intensité des symptômes irritatifs (soi-disant inflammatoires) qui signalent la rupture dans l'équilibre entre la sécrétion et l'excrétion, est un phénomène envisagé par *Donders* et par nous, d'une manière différente. Notre illustre maître regarde les symptômes inflammatoires comme une espèce d'ophthalmie, qui se grefferait en quelque sorte sur un œil dont le contenu et la pression ont augmenté, tandis que nous, nous pensons que l'acuité de l'affection et les symptômes irritatifs dépendent de la mesure dans laquelle a été rompu l'équilibre entre la sécrétion et l'excrétion, et de la soudaineté plus ou moins marquée avec laquelle l'équilibre s'est rompu.

Il m'a paru utile d'insister sur ces quelques considérations, parce qu'elles vous permettront beaucoup mieux de saisir l'esquisse, que je vous tracerai, de ce qu'on désigne sous le nom de glaucome, et que je regardais autrefois, ainsi que mon maître *de Graefe*, comme une choroïdite à forme séreuse, pouvant se montrer à des degrés divers, tout en ne présentant aucune altération anatomique appréciable de la choroïde.

Nous distinguons cliniquement trois variétés de glaucome, ce sont : 1°) le glaucome aigu ou l'attaque glaucomateuse, 2°) le glaucome chronique irritatif, et 3°) le glaucome chronique simple. Pour compléter cet exposé, nous aurons encore à décrire 4°) le glaucome absolu, 5°) le glaucome consécutif, et 6°) le glaucome compliqué.

Glaucome aigu ou attaque glaucomateuse.

1° Le *glaucome aigu* éclate sous forme d'attaque, c'est-à-dire soudainement. A-t-on exceptionnellement occasion d'assister au début d'une pareille affection? le premier phénomène que l'on observe est l'accroissement de la tension. En s'aidant alors de l'ophthalmoscope, on voit que le sang ne pénètre à travers la papille qu'au moment de la systole : une pulsation artérielle s'établit. En même temps que de violentes douleurs périorbitaires éclatent, l'œil rougit, et c'est surtout l'injection sous-conjonctivale périkératique et la distension des veines ciliaires antérieures qui nous frappent. Les mouvements de l'iris deviennent paresseux. La pupille se dilate progressivement *ad maximum*. La cornée se ternit, son épithélium est piqueté, et elle se montre insensible au toucher. L'humeur aqueuse et le corps vitré, explorés à travers la cornée ainsi affectée dans sa transparence, semblent seulement avoir perdu leur limpidité, et la pupille prend une teinte glauque qui a valu à cette affection sa dénomination peu significative. Si vous ajoutez à ce qui précède qu'il existe parfois une légère protrusion du globe oculaire avec œdème peu accusé des paupières, enfin que la vue peut être abolie au point de ne plus permettre la moindre perception lumineuse, phénomène qu'il faut rapporter à l'ischémie rétinienne, vous aurez alors l'image d'une attaque glaucomateuse.

Ne pensez pas que le refoulement du nerf, se traduisant par l'excavation de la papille, joue ici un rôle dans l'abolition de la vision. L'enfoncement papillaire n'existe pas tout d'abord, ainsi que vous le prouve l'exploration de l'organe lorsque l'attaque s'est dissipée, même s'il s'agit d'un glaucome foudroyant. En pareil cas, il peut se faire que la vue ait été définitivement détruite sans que l'on puisse constater le moindre refoulement du nerf : des signes d'amincissement extrême des vaisseaux avec décoloration atrophique du nerf persisteront seuls.

Le symptôme le plus caractéristique du glaucome, le refoulement ou l'excavation de la papille du nerf optique, ne fait* donc pas partie de l'attaque aiguë du glaucome. Celle-ci est même susceptible de se dissiper au point de laisser un œil plus ou moins sensiblement intact. Le plus souvent une semblable attaque se renouvelle, ou, après qu'un retour assez marqué à la vision s'est opéré, il se développe une forme de glaucome chronique irritatif; pendant son évolution, ou lorsque déjà cette transition s'est opérée, la papille cède à l'excès de pression et est refoulée en arrière. La vision ne s'est-elle pas rétablie après une unique attaque, la pression n'a-t-elle en rien diminué, ou y a-t-il eu une réduction à peine sensible dans la tension, enfin la perte du brillant de la cornée persiste-t-elle? Nous qualifions alors le glaucome de *foudroyant*. Notons qu'ici l'on peut observer l'abolition de la vue qui précède la manifestation des symptômes de tension, et la formation de l'excavation qui les suit seulement quelque temps après. Glaucome foudroyant.

Rien d'étonnant qu'un praticien peu expérimenté ne reconnaisse pas la gravité du mal, celui-ci ne s'accompagnant pas de symptômes irritatifs très-accusés, et l'attention étant aisément détournée par l'extrême violence de la névralgie périorbitaire ou de l'hémicranie parfois accompagnée de vomissements. Un tel médecin se trouve-t-il en présence d'un œil peu injecté, larmoyant à peine, d'aspect terne? il attribue cet état à la névralgie concomitante, et le malade lui-même vient assez souvent le confirmer dans cette erreur, en insistant fort peu sur l'abolition plus ou moins complète de la vision et ne se plaignant que des douleurs insupportables qui occupent la région périorbitaire.

Pourtant il est bien rare que des avertissements n'aient

pas été donnés au malade par l'apparition de *symptômes pro-dromiques*, propres à lui révéler le danger qui le menaçait du côté des yeux. Tous les phénomènes prodromiques se rapportent aussi à une augmentation de la pression et non à des tendances inflammatoires. Les plus caractéristiques sont la réduction du pouvoir accommodateur, le développement anticipé de la presbytie, chez des personnes n'ayant pas dépassé la quarantaine, l'impossibilité pour les hypermé-tropes de se servir de leurs verres ordinaires et l'obligation d'en augmenter successivement la force (on sait que parmi les glaucomateux, on en trouve de 50 à 75 pour cent d'hy-permétropes).

En outre, le malade est frappé par l'apparition d'arcs-en-ciel qui se montrent autour des flammes. Ce symptôme est, à notre avis, provoqué par de très-légères altérations de la couche épithéliale cornéenne, produites par une exagération passagère de la pression, et représente le même phénomène que nous observons dans la plupart des cas de catarrhe con-jonctival avec desquamation irrégulière de cette même couche.

Il arrive moins constamment que le malade se plaigne de voir de temps en temps des nuages ou de la fumée qui s'élève devant lui. Ce symptôme ne s'oppose guère à une parfaite vision centrale; toutefois un examen attentif démontrerait que la sensibilité périphérique a dès ce moment sensiblement souffert pendant cette attaque prodromique. Ce phénomène se rapporte déjà à une compression du système vasculaire de la rétine retentissant sur les émanations les plus fines de l'arbre artériel. Une sensation de pesanteur périorbitaire ou des velléités de douleur n'existent que bien moins fréquem-ment.

Si maintenant nous récapitulons les symptômes apparte-nant soit aux prodromes, soit à l'attaque aiguë de glaucome, nous constatons bien des phénomènes irritatifs du côté des nerfs et des vaisseaux résultant de l'excès de pression, mais aucun véritable signe inflammatoire. L'apparence d'un trouble de l'humeur aqueuse et du corps vitré qui se révèle au cours d'une attaque sur un œil non atteint d'autres affections, doit être mis sur le compte d'un défaut de transparence de la cornée et principalement de sa couche épithéliale. Une simple paracentèse faisant cesser la tension exagérée de l'œil, nous permet de constater que tous les milieux ont conservé leur parfaite transparence. Le trouble résulte en totalité de la pression, et rien n'est la conséquence d'une ophthalmie.

2° Le *glaucome chronique irritatif*, soi-disant *inflammatoire*, peut se développer à la suite d'une attaque aiguë, lorsque les symptômes d'exsudation séreuse, d'œdème siégeant au voisinage du globe oculaire et antérieurement considérés comme inflammatoires, se sont apaisés, que le léger chémosis, le gonflement des paupières se sont dissipés, et que la pression intra-oculaire a diminué.

Glaucome chr nique irritatif.

Ordinairement cette forme de glaucome n'aboutit pas à une attaque, mais se développe progressivement, des signes irritatifs intenses faisant défaut. Tout d'abord le réseau des veines ciliaires antérieures se dessine avec beaucoup de netteté et tranche sur une sclérotique d'aspect terne, de coloration plombée, simulant ainsi une injection inflammatoire qui n'existe pas, mais qui est déterminée par la difficulté apportée à la circulation et par l'oblitération de nombre de fins vaisseaux dans les tissus épiscléral et scléral. La cornée présente une teinte faiblement opaline, à cause de la rugosité de la couche épithéliale, et de l'embarras qu'éprouve la circulation lymphatique de cette membrane. Ce défaut de transparence fait aisément croire à l'existence d'un trouble de l'humeur aqueuse et du corps vitré, qui en réalité ne s'observe ni dans l'un, ni dans l'autre de ces milieux, au moins dans les cas de glaucome non compliqué.

A mesure que le mal progresse, la cornée devient insensible, la pupille se dilate, réagit plus ou moins imparfaitement contre la lumière, et tend à prendre une forme ovalaire. Les symptômes que l'on rencontre du côté de l'iris se rapportent

23

aussi exclusivement à la compression, et consistent dans le développement de plus en plus marqué d'une atrophie portant tout d'abord sur son pigment, puis ultérieurement sur son stroma, qui se réduit à une mince bandelette accolée à la périphérie de la cornée. Dans une forme non compliquée, il ne se rencontre ni développement d'exsudat quelconque, ni synéchies postérieures.

Les changements survenus du côté de la transparence de la cornée (et non du corps vitré), qu'on observe ici constamment, offrent ceci de particulier, c'est qu'à de certains jours ou de certaines heures de la journée, cette membrane reprend son égalité de surface et sa translucidité ordinaires, nous permettant ainsi de nous renseigner sur ce qui se passe au fond de l'œil. Le seul symptôme qui nous frappe ici est le refoulement du nerf optique, la formation d'une excavation plus ou moins profonde suivant la durée de l'affection, présentant des vaisseaux qui paraissent coupés sur le bord de la papille. Notons aussi un embarras sensible dans la circulation veineuse, et parfois spontanément un pouls artériel qui se révèle constamment dès que la moindre pression extérieure vient accroître la gêne à la circulation intra-oculaire.

Ce qui frappe le malade, c'est la déperdition progressive de sa vue; non-seulement son acuité centrale baisse, mais encore son champ visuel se rétrécit progressivement. Le patient se rend parfaitement compte, lorsque son attention est attirée sur ce point, que c'est de haut en bas et de dedans en dehors que l'obscurcissement s'accuse davantage, et que marche le rétrécissement du champ visuel, de façon à ne plus laisser persister qu'une étroite fente située en dehors, celle-ci aussi finissant à son tour par s'oblitérer. Le malade sait aussi très-bien qu'il y a des jours, ou des heures dans la journée, où sa vision s'éclaircit sensiblement; et combien ai-je souvent entendu dire à des malades intelligents que cet éclaircissement leur paraissait coïncider avec une sensation de dégagement de l'œil, qui leur semblait alors moins lourd et moins *dur* au toucher;

La sensibilité de l'œil peut varier beaucoup suivant la marche de la maladie ; si celle-ci s'est montrée fort traînante, toute sensibilité fait défaut, et c'est ce qui explique pourquoi des personnes insouciantes laissent souvent un de leurs yeux se perdre sans beaucoup s'en préoccuper. Cette variété de glaucome s'est-elle développée avec assez de rapidité, et surtout montre-t-elle des fluctuations sensibles accompagnant l'abolition progressive de la vue, alors on peut voir coïncider avec ces poussées aboutissant à la détérioration de la vision, des douleurs périorbitaires sourdes que les malades comparent volontiers à une névralgie.

Insistons encore une fois ici sur ce point que nous ne constatons pendant toute la durée de cette forme la plus commune du glaucome, aucun signe que nous soyons en droit de rapporter à un processus inflammatoire.

3° Le *glaucome chronique simple* est, chose curieuse, regardé par tous comme le type de la maladie qui nous occupe ; et voyez, Messieurs, comme souvent en médecine on pèche par défaut de logique, ceux qui défendent la théorie inflammatoire du glaucome, tout en considérant cette forme simple comme le véritable type, déclarent sans le moindre embarras que pour celle-ci, tout symptôme inflammatoire fait défaut. Dans la monographie la plus étendue qui ait été récemment écrite sur le glaucome et que *M. H, Schmidt* a publiée dans l'encyclopédie de *Graëfe-Sœmisch*, il est dit nettement « le *glaucome simple* montre le *type* du groupe entier des *maladies glaucomateuses* ». D'accord, mais si ce type est dépourvu de tout signe inflammatoire, alors ne rangez pas le glaucome dans les inflammations.

Ce qui caractérise le glaucome, c'est l'augmentation de tension de l'œil, le refoulement de la papille et la façon méthodique suivant laquelle la compression retentit sur la circulation rétinienne, pour rétrécir d'abord le champ visuel et arriver progressivement à sa complète abolition. Rien, absolument rien ne saurait être observé, dans une forme tout à

Glaucome chronique simple.

fait pure de glaucome simple, du côté des membranes enveloppantes de l'œil ou de ses milieux. Si l'on constate chez
certaines personnes, après un refroidissement des pieds, une
émotion vive, etc., une légère exacerbation, avec faible rugosité de l'épithélium cornéen (qu'on décrit à tort comme un
trouble peu marqué de l'humeur aqueuse) ce n'est pas à une
forme pure de glaucome simple que vous avez affaire, mais
bien à la variété précédente, très-lente dans sa marche et
fort adoucie dans ses manifestations.

Par le palper, et au moyen d'instruments propres à mesurer la tension (tonomètres), on constate presque toujours
une augmentation appréciable de la pression intra-oculaire
(craignez une erreur de diagnostic dans les cas où ce sym.
ptôme vous paraît faire défaut). Un doigt exercé retrouve à
peu près constamment cette tension exagérée, que nous con-
sidérons avec la paresse dans les mouvements de l'iris (un
léger degré de mydriase), comme un signe de la plus haute
importance et plus précieux que l'excavation de la papille,
car ici des changements morbides du tissu papillaire, surtout
s'il a préexisté de très-grandes excavations physiologiques, si
la papille montrait au point d'entrée des vaisseaux un creux
étendu et profond, peuvent parfaitement faire croire à un
refoulement du nerf; en d'autres termes l'affaissement de la
substance molasse du nerf et la rétraction éprouvée par ce
tissu sont parfaitement susceptibles de simuler le refoulement et la compression.

N'oublions pas cependant que si nous avons réellement
affaire à une excavation par refoulement, les signes d'embarras de la circulation rétinienne ne feront pas défaut.
Ainsi les veines se trouveront aplaties près du bord de l'excavation et seront dilatées; une très-faible compression exercée
avec le doigt suspendra la régularité du cours du sang dans
les artères et déterminera une pulsation. La pulsation spontanée ne s'observe pas dans cette forme simple, si celle-ci est
pure. Mais ce qui ne manque guère, c'est qu'à mesure que

la papille est refoulée en arrière par la pression, ce refoulement porte, suivant l'insertion du nerf, essentiellement sur la portion externe, avoisinant le pôle postérieur (la macula), et que les vaisseaux sont repoussés en sens inverse, c'est-à-dire viennent s'accoler vers le côté interne. Méfiez-vous, Messieurs, de toute excavation où ce refoulement des vaisseaux vers le nez ne s'est pas produit, où les vaisseaux auront été simplement repoussés en arrière vers le centre de la papille.

Un autre signe qui vient s'adjoindre aux symptômes tirés du creux que forme la papille, creux dont les parois sont bombées en dehors, de façon que les vaisseaux se trouvant accolés à celles-ci nous échappent dans une certaine étendue de leur parcours, et semblent comme coupés sur le bord de l'excavation, c'est que la choroïde qui s'implante dans les bords de la papille se ressent aussi de ce refoulement en s'en dégageant plus ou moins manifestement; vous ne verrez guère d'excavation par refoulement bien développée sans un pareil détachement choroïdien. Jetez un coup d'œil sur les magnifiques planches XI et XII de *Jaeger*, publiées dans notre ouvrage commun (*Traité des maladies du fond de l'œil*) et dites-moi si le dessin ne démontre pas là d'une façon irréfutable que la pression qui refoule la papille dégage en outre de celle-ci plus ou moins complétement la choroïde, pour simuler un staphylôme postérieur circulaire. La choroïde se comporte de la même manière que la rétine qui, sous le microscope, nous apparaît comme coupée à l'emporte-pièce. Dans les cas de rétraction du tissu nerveux de la papille ainsi que lorsqu'il s'agit d'un affaissement, ces états morbides ne retentissent pas, bien entendu, sur les parties avoisinantes de la choroïde..

Le dernier symptôme qui, après le palper et la constatation de la pression exercée sur la papille et son voisinage, doit confirmer votre diagnostic, c'est la manière dont cette compression a retenti sur la circulation de la rétine et sur la sensibilité de cette membrane. La vision centrale est affectée à un degré variable, mais dans tous les cas elle est fort peu atteinte au début de l'affection; c'est le champ visuel qui se rétrécit, et le rétrécissement débute constamment par le côté interne, les portions supérieure et inférieure étant plus tard réduites à leur tour. Le champ visuel se rétrécit ainsi de façon qu'il prend la forme d'une fente élargie en dehors; l'acuité visuelle reste encore relativement bonne tant que l'extrémité effilée de cette fente n'a pas sauté au delà du point de fixation. Si vous constatiez un rétrécissement plutôt concentrique, ou si un secteur entier du champ visuel manquait, il faudrait vous défier et recourir, avant de vous prononcer, à l'examen des champs visuels pour le vert, le rouge et le bleu. La persistance des champs visuels pour les couleurs, plaide en faveur de l'exclusion d'une partie du champ de la vision par pression; au contraire, leur absence est l'indice d'une altération trophique des fibres qui correspondent à la portion conservée du champ visuel, et il s'agirait alors, non d'un simple refoulement de la papille, mais de son altération trophique.

Ne pensez pas que vous puissiez tirer la moindre conclusion, relativement au fonctionnement de la rétine, de la profondeur de l'excavation. J'ai opéré, il y a sept ans, un de nos confrères de province, chirurgien de réputation, qui présentait des excavations papillaires des plus profondes. Il vint en 1870 me voir, et quoique les nerfs optiques montrassent des excavations extrêmement profondes, et que la tension des yeux fût manifestement augmentée, ce confrère ne voulait pas se soumettre à l'opération, parce que son acuité visuelle était parfaite et ses champs visuels tout à fait intacts; son pouvoir accommodateur seul avait sensiblement souffert. Enfermé pendant le siége à Paris, je ne revis mon confrère que huit mois après cet examen. La vision sur l'œil droit avait alors considérablement baissé, et le champ visuel de ce côté s'était rétréci de la manière la plus caractéristique;

aussi notre malade se soumit alors docilement à des iridectomies successives sur les deux yeux. De pareils cas sont
bien de nature aussi à nous confirmer que c'est certainement
par l'effet de la pression sur la circulation rétinienne, plutôt
que sur les éléments nerveux, que le champ visuel se rétrécit
et finit par s'abolir complétement. L'abolition du champ
visuel a lieu dans le même sens que sa disparition, lorsque
par compression on provoque une ischémie rétinienne.

La forme pure de glaucome simple, que *de Graefe* avait
autrefois décrite sous le nom d'atrophie avec excavation du
nerf optique, après avoir déterminé une abolition complète
de la vision, change parfois de caractère en se transformant
insensiblement en la variété précédemment décrite. Je pourrais même vous montrer des cas où l'on a hésité à faire l'iridectomie, tellement les signes du glaucome étaient peu dessinés, et où, à la fin une véritable attaque glaucomateuse fit
amèrement regretter au médecin et au malade de n'avoir pas
eu recours à l'opération.

4° Nous désignons sous le nom de glaucome *absolu* ou à
évolution terminée, tous les cas dans lesquels la pression exagérée a amené une perte complète de la vue. Il n'est nullement nécessaire que des symptômes irritatifs intenses soient
intervenus au cours de l'affection, une forme rigoureusement
simple peut devenir et rester absolue, sans qu'aucune autre
altération ne se développe sinon une atrophie très-accusée
du nerf, avec amincissement considérable des artères et
coloration bleutée du fond de l'excavation.

Des symptômes irritatifs accompagnent-ils le développement du glaucome? Alors on voit la cornée prendre un aspect
de plus en plus terne; la partie exposée à l'air pendant l'écart
de la fente se desséchant en quelque sorte, montre les signes
d'un xérosis partiel; l'iris refoulé vers la périphérie de la
cornée est réduit à une mince bandelette qui s'accole à cette
membrane, et disparaît même sous le limbe conjonctival en
haut de la cornée. Le cristallin qui s'avance de plus en plus

Glaucome absolu

vers celle-ci, se trouble; ses masses corticales ne laissent voir qu'incomplétement la teinte glauque de la papille.

La sclérotique, de couleur sale, traversée par de larges veines ciliaires dilatées, a pris elle aussi une teinte terne; l'œil semble réduit dans ses diamètres, et montre sous les doigts la dureté d'une bille de marbre. Un pareil œil, dont les nerfs ciliaires ont été plus ou moins complétement détruits, peut présenter une insensibilité complète et ne plus occasionner aucun embarras au malade. Pourtant chez beaucoup de sujets, il se manifeste encore sur ces yeux des poussées dans la pression qui se révèlent à l'observateur par des hémorrhagies paraissant dans le vestige de la chambre antérieure, et au malade par la compression du restant des nerfs et du nerf optique d'où résultent des douleurs, une vision blanche ou des lueurs blanches.

Lorsque l'excès de tension a été porté pendant longtemps à son plus haut degré, la forme de l'œil peut être détruite, soit que, par suite de l'oblitération d'un nombre considérable de vaisseaux, une phthisie avec réduction sensible de l'œil se développe, soit que, les parties centrales de l'œil se sphacélant, s'exfoliant par nécrose, il apparaisse à la suite d'une brusque perforation (kératite mucotique) de fortes hémorrhagies suivies de choroïdite suppurative, déterminant une réduction complète de l'œil glaucomateux.

Glaucome consécutif. 5° Les trois variétés de glaucome que nous venons de passer en revue ont une étiologie sur laquelle nous aurons à revenir tout à l'heure, mais dans ces trois formes la rupture dans l'équilibre entre la sécrétion et l'excrétion faisait apparaître ses manifestations sur un œil qui jusque-là n'avait rien présenté qui pût faire croire à l'existence d'une maladie. Si, au contraire, nous voyons éclater cette même perturbation d'équilibre sur des yeux manifestement malades, nous parlons alors de complications glaucomateuses et nous employons la désignation de *glaucome consécutif*. Toutes les maladies deviennent glaucomateuses, lorsqu'aux autres symptômes qu'elles présentent s'ajoutent ceux d'une exagération de la pression, exerçant son action sur l'emplacement de la papille du nerf optique et sur la nutrition de la rétine.

Les maladies qui doivent nécessairement revêtir aisément ce caractère fâcheux sont celles qui se localisent dans la région des voies excrétoires de l'œil. Les travaux classiques de *Leber* ont démontré que la principale voie d'excrétion des liquides intra-oculaires (la voie *Leber*, ainsi que je la désigne) est constitué par la région péricornéenne, l'emplacement des principaux canaux lymphatiques de l'œil, celui de Schlemm et l'espace de Fontana. C'est à travers le tissu trabéculaire qui entoure et avoisine la cornée (voy. fig. 17, pag. 369), qui contourne un ensemble de petites cavités, d'espaces lymphatiques en communication directe avec la cornée, la sclérotique et la chambre antérieure, que chemine le liquide destiné à quitter l'œil.

Citons ici tout d'abord les formes d'iritis et d'irido-choroïdites séreuses, qui, prenant essentiellement pour siége ce tissu trabéculaire, le rendent souvent si peu perméable que des complications glaucomateuses se manifestent. Il doit en être de même pour les variétés de scléro-choroïdites, occupant la partie la plus antérieure du tractus uvéal et le pourtour de la cornée. Ici l'extensibilité des tissus est la raison pour laquelle, chez les jeunes sujets, le retentissement de la rupture d'équilibre est susceptible de se traduire moins promptement sur la papille et la rétine, car les parties malades se distendent et s'amincissent progressivement, pour ouvrir en quelque sorte à nouveau les voies qui avaient été fermées à l'excrétion, et à mesure que se développe l'ectasie, on peut parfois sentir un ramollissement sensible de pareils yeux, sur lesquels l'excavation du nerf n'a pas encore eu le temps d'apparaître.

Les voies excrétoires peuvent être bouchées par un obstacle qui s'applique directement contre elles, et ainsi peuvent agir d'épaisses masses de tissu cellulaire qui se développent dans les cas de pannus généralisé à l'entour de la cornée. Il peut en être de même de la périphérie de l'iris. Il a déjà été signalé dans ces leçons combien l'accolement de l'iris, à la suite de vastes perforations ou de petites perforations symétriquement opposées, est à craindre; avec quelle rapidité éclatent en pareils cas, lorsqu'une soudure de la périphérie de l'iris s'est effectuée avec la cornée, des symptômes de tension exagérée s'accompagnant de distension ectatique des cicatrices et de refoulement du nerf optique.

Nous avons de même, en parlant des diverses formes d'iritis, fait ressortir les dangers d'un accolement complet du bord pupillaire au cristallin, autrement dit de la formation d'une synéchie postérieure totale, qui intercepte la communication entre les deux chambres et refoule la périphérie de l'iris, par accumulation de l'humeur aqueuse derrière cette membrane, contre l'espace de Fontana. La forme en entonnoir que prend ici la chambre antérieure, conjointement avec l'accolement de l'iris, peuvent aller jusqu'à la formation de synéchies antérieures très-périphériques et constamment suivies de glaucome compliqué.

Une autre source de manifestations glaucomateuses résulte d'effets purement mécaniques, tels qu'on les observe à la suite de subluxations du cristallin, ou consécutivement à des blessures de cet organe entraînant le gonflement des couches périphériques. Un cristallin vient-il à se déplacer latéralement, de façon à repousser l'iris, appliqué sur lui, dans une large étendue et à le porter contre l'encoignure de la chambre antérieure? Vous verrez alors, comme chez le jeune homme de seize ans que je vous présente, apparaître tous les signes caractéristiques d'un glaucome chronique irritatif. Il en est absolument de même lorsque, à la suite de blessures souvent peu étendues de la capsule du cristallin, celui-ci devient le siége d'un gonflement considérable, ayant pour résultat de réduire la chambre antérieure surtout vers l'angle iridien (rappelons ici combien de légères subluxations sont aisément produites par les manœuvres de la discision).

On expliquait autrefois les complications glaucomateuses survenant après les discisions en invoquant une irritation de l'iris produite par le contact de masses corticales. Mais comment concilier cette explication avec les faits que l'on peut aisément recueillir dans de vastes cliniques, et qui nous montrent que la chambre antérieure est susceptible de se remplir à moitié de flocons cristalliniens, que le noyau peut même parfois tomber en entier dans la chambre, sans que l'on observe le moindre symptôme glaucomateux, pourvu que l'encoignure de la chambre antérieure ne soit pas occupée par l'iris ou le bord du noyau luxé?

Signalons encore le développement de phénomènes glaucomateux à la suite de tumeurs intra-oculaires et surtout de sarcomes de la choroïde. Ces tumeurs empiètent-elles sur la région ciliaire, en repoussant l'iris contre la cornée? Rien d'étonnant si elles viennent à se compliquer de glaucome. Lorsque pareilles tumeurs se sont développées dans la partie postérieure de l'œil, où elles s'accompagnent bien plus tardivement de phénomènes de glaucome, on a cherché à expliquer la complication glaucomateuse par la compression des *vasa vorticosa* et les troubles circulatoires qui en résultent dans la choroïde, dont la portion antérieure se gonflant rejetterait l'insertion périphérique de l'iris contre l'espace de Fontana; mais avouons qu'ici tout doute sur l'enchaînement des symptômes n'est pas encore levé.

6° Nous regardons comme *glaucome compliqué* la forme *hémorrhagique*. Ici des symptômes glaucomateux se surajoutent à une altération morbide des parois des vaisseaux rétiniens, ayant déterminé une rétinite apoplectiforme. Des dilatations variqueuses et anévrysmales ont été constatées dans l'expansion des vaisseaux rétiniens, ainsi que des altérations profondes de leurs parois, et il est certain que de semblables altérations se sont développées sur les autres régions de l'œil et que principalement la sclérotique parti-

Glaucome compliqué.

cipe à cette dégénérescence. Ce qui caractérise ces cas, formant suivant notre expérience propre à peu près 5 0/0 de la totalité des glaucomes, c'est que, avec une exagération minime de la pression, peu manifeste au palper, peu visible dans ses effets sur le niveau de la papille et sur la nutrition rétinienne (champ visuel non caractéristique), les troubles apportés dans la circulation de la rétine par ce léger excès de tension, se signalent tout d'abord par une rupture des parois vasculaires dégénérées; et que lad étente de l'œil qui suit l'ouverture de la coque oculaire peut déterminer des déchirures des vaisseaux désastreuses pour l'organe. Un autre fait digne de remarquer c'est qu'avec une tension peu exagérée, les douleurs sont souvent insupportables, persistent après la cécité complète et engagent à pratiquer l'énucléation de l'œil, lorsqu'on ne veut pas s'exposer aux dangers de la détente du globe oculaire.

Étiologie. Nous abordons maintenant la question la plus importante du glaucome, celle à laquelle nous avons déjà touché en définissant ce symptôme, c'est-à-dire son étiologie. Il y a près de deux ans, je publiai dans les archives d'ophthalmologie ces lignes: « *Suivant les idées de Donders, l'excès de tension (glaucomateuse) est le resultat d'un surcroît de sécrétion; d'après ma manière de voir, cet excès résulte, dans la majorité des cas, d'une entrave dans l'excrétion des liquides.*» Ce travail parut peu de temps après que M. *Knies* eut rapporté dans ces mêmes archives, une série de dissections d'yeux glaucomateux, dont je vous montre un des types les plus marquants (voy. fig. 15), et eut déclaré que « les faits anatomopathologiques l'autorisaient à regarder comme quelque chose d'essentiel dans l'étiologie du glaucome, l'inflammation avec induration siégeant à l'entour du canal de Schlemm ». Plus tard, M. A. *Weber*, se contentant seulement de faire allusion aux travaux de ses devanciers, en disant « que dans ces derniers temps quelques faits se rapportant à la même question, quoique suivis d'une interprétation erronée, avaient été publiés », arrive dans un grand travail fort diffus à cette simple conclusion : que la raison du glaucome peut « vu les conditions normales d'un œil, n'être que mécanique, et qu'elle doit résider dans une réduction progressive des voies de filtration des liquides intra-oculaires ». La seule différence entre l'interprétation de *M. Weber* et la mienne, c'est que je me suis servi du mot excrétion au lieu de filtration ; mais, dans le travail sus mentionné, j'ai fait allusion à ceci, que les voies de filtration découvertes par *Leber* se trouvent rétrécies par des masses vitreuses ou épithéliales ; et il y a plus de dix ans que j'insistais sur ce fait que le glaucome trouvait sa guérison dans le rétablissement de la filtration à travers une cicatrice appropriée.

Dans une récente discussion au congrès de Heidelberg

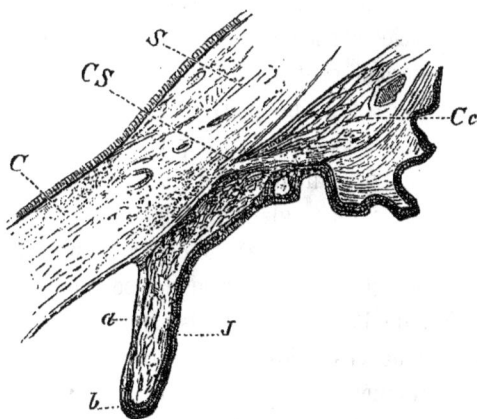

Fig. 15.

Alentours du canal de Schlemm. — C. Cornée. — I. Iris. — S. Sclérotique. — Cc. Corps ciliaire. — CS. Canal de Schlemm. — *a*. Tissu de nouvelle formation à la surface antérieure de l'iris. — *b*. Pigment de l'iris replié.

(1877), il a été appuyé avec raison sur les faits suivants, savoir : que l'occlusion de l'espace de Fontana (1) n'est certes pas une condition absolument nécessaire pour déterminer le

(1) Pour bien faire comprendre l'emplacement du canal de Fontana, je vous montre la coupe (voyez fig. 16 p. 368) que M. le professeur Waldayer a eu la bonté d'exécuter pour moi, et qui vous permet de voir de la façon la plus précise les arcades de cet espace formées par les processus de l'iris.

glaucome, et qu'il faut se défier des conclusions à tirer des dissections, car à la suite de processus glaucomateux qui persistent pendant quelque temps, le corps ciliaire et l'iris subissent dans la majorité des cas (non dans tous) des altérations sensibles, comme l'a dit avec raison *M. Pagenstecher*. Mais, dans cette discussion à laquelle je regrette de n'avoir pas pris part, on se range incontestablement néanmoins à l'idée que j'ai le premier défendue et constamment soutenue dans mes leçons, que le glaucome résulte d'un défaut de filtration et qu'il faut rechercher les causes de l'exagération de la tension dans les obstacles qui encombrent les voies de filtration.

Si dans la série des glaucomes consécutifs nous trouvons des cas multiples qui plaident en faveur de l'établissement d'un pareil obstacle, consistant en ce que l'iris et le cristallin viennent s'accoler contre l'angle iridien et oblitérer l'espace de Fontana, ces faits ne peuvent nullement être regardés comme devant nécessairement se présenter de façon à fournir les conditions fondamentales et indispensables pour l'évolution des trois types glaucomateux (aigu, chronique irritatif et chronique simple). L'obstruction des voies de filtration, tel est le point sur lequel se meut actuellement la question de l'étiologie du glaucome, et c'est dans le dégagement de ces voies que se trouve le but que doit viser le traitement.

Les voies de filtration sont, suivant Leber, 1° le pourtour de la cornée, et 2° le voisinage du nerf optique. Ce sont, comme je l'ai toujours exposé dans mes leçons, les seuls points où l'intérieur de l'œil se trouve dégarni d'une membrane anhiste, vitreuse, peu propre à la filtration. La plus importante filtration s'opère incontestablement à l'entour de la cornée où la chambre antérieure vient en quelque sorte se prolonger, à travers le tissu trabéculaire de l'angle iridien, jusque sous la conjonctive. C'est en ce point que s'effectue la réunion des espaces lymphatiques de la cornée, de la scléro-

tique, des membranes internes, avec le vaste espace lymphatique appelé chambre antérieure. Des obstacles qui s'opèrent
dans ce tissu, soit du côté de la chambre antérieure, soit dans
l'épaisseur de la sclérotique, soit vers la surface de la conjonctive, peuvent entraver la filtration dans ce cercle péricornéen,
la principale voie d'élimination des liquides intra-oculaires.
Ce tissu trabéculaire est représenté d'une façon saisissante
par la coupe de *M. Waldayer* (fig. 17, p. 369) qu'il a eu la
bonté d'exécuter pour ces leçons.

A part la recherche des obstacles qui obstruent les voies
de filtration, une autre question importante reste à l'étude:
c'est de trouver comment s'établit le cercle vicieux d'après
lequel une fois la pression augmentée, celle-ci tend incontestablement de plus en plus à fermer la principale voie de
filtration. A mon avis, c'est l'exagération de la pression elle-
même qui, changeant, quoique très-faiblement, la conformation de l'œil, dérange et comprime le tissu trabéculaire
de l'angle iridien et entrave ainsi progressivement la filtration.

Dans les formes de glaucome absolument dépourvues de
signes irritatifs, dans lesquelles l'excès de pression ne s'élève
que très-peu, et où le principal phénomène reste le refoulement de la papille, faut-il rechercher les causes non près
de la grande voie de filtration, mais dans la petite voie, au
voisinage du nerf optique? Cette idée de glaucomes *antérieur*
et *postérieur* que *Desmarres* fils avait déjà émise, il y a une
dizaine d'années, en rapportant la maladie à des troubles
inflammatoires répartis sur deux voies différentes de circulation sanguine, serait-elle à reprendre pour les voies d'élimination, ainsi que le propose M. *Stilling?* Pour cela, il
serait tout d'abord nécessaire de mieux connaître comment
le corps vitré qui ne communique pas, il est vrai, autrement avec la chambre antérieure qu'au moyen des stomates
de la zonule, mais dont les voies nutritives sont en constante
communication, déverse par filtration (au moyen de son canal

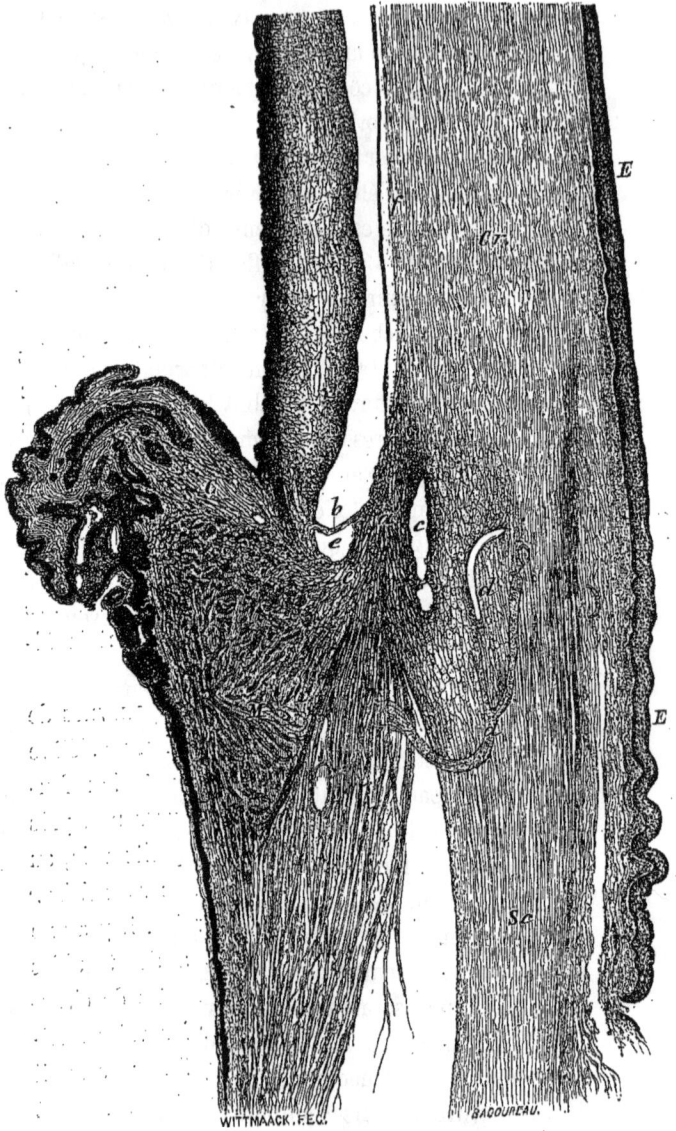

Fig. 10.

a. Tissu caverneux. — b. Prolongement de l'iris. — c. Canal de Schlemn. — d, d Vaisseaux sanguins. — e, e. Espaces de Fontana. — f. Membrane de l'escemet. — I. Iris. — C. Corps ciliaire. — M. Muscle ciliaire. — Cr. Cornée. — Sc. Sclérotique. — EE. Epithèle.

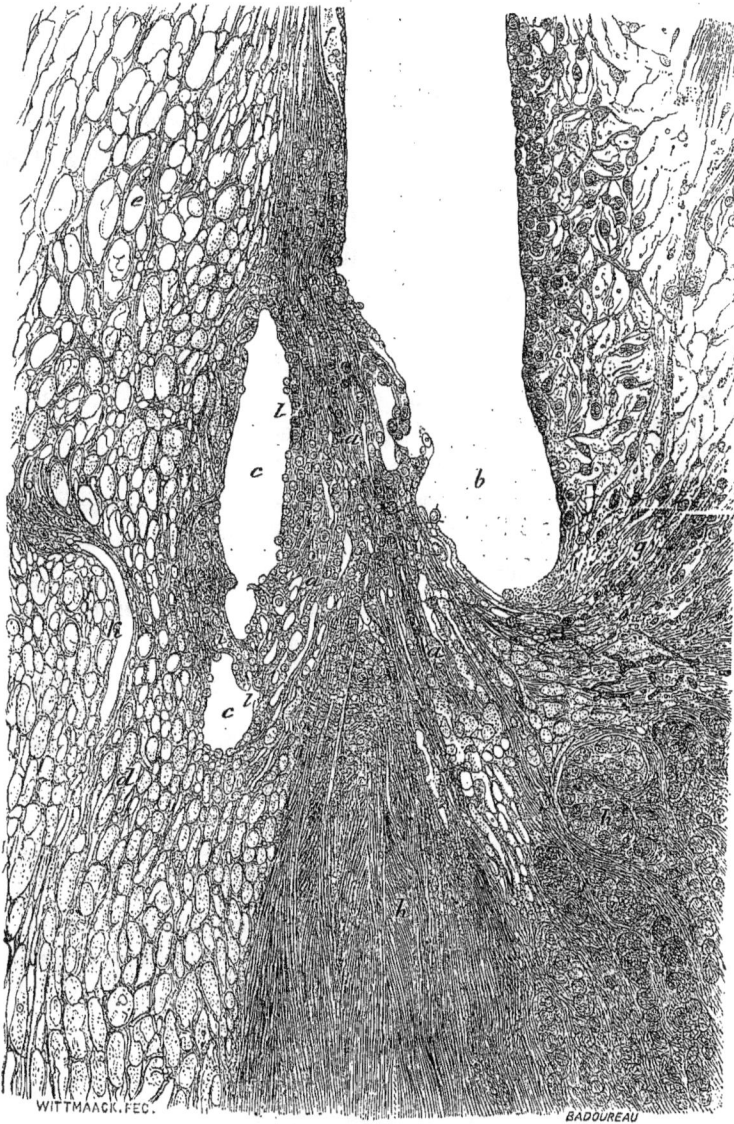

Fig. 17.

a, a, a. Tissu caverneux de l'angle iridien. — *b.* Angle iridien. — *c, c.* Canal de Schlemm. — *d.* Sclérotique. — *e.* Cornée. — *f.* Membrane de Descemet. — *g.* Racine de l'iris. — *h, h.* Muscle ciliaire. — *i.* Pont de tissu placé entre les deux comparti-ments du canal de Schlemm. — *k.* Veine. — *l, l.* Ouvertures qui font communiquer les espaces du tissu caverneux avec le canal de Schlemm.

24

central) ses produits d'élimination au dehors. Tandis que nous possédons pour la principale voie d'élimination des liquides, exactement connue et bien étudiée physiologiquement, des faits d'obstruction qui démontrent la corrélation directe entre ces obstacles et l'exagération de la pression ; nos connaissances sont très-incomplètes quant au fonctionnement de la petite voie postérieure de filtration du corps vitré, et absolument muettes relativement aux obstacles qui pourraient s'établir du côté de cette voie et retentir sur la pression intra-oculaire.

Toutefois il est incontestable que nos connaissances étiologiques sur le glaucome ont fait un pas considérable depuis que nous avons quitté le domaine obscur des névroses sécrétoires, et rapporté les causes du glaucome à des effets purement mécaniques. J'ai, comme vous le savez, Messieurs, toujours professé l'opinion que notre thérapeutique dans les affections glaucomateuses devait être mécanique, et je crois avoir pleinement manifesté cette tendance par mes recherches de drainage oculaire. Ne soyez donc pas étonnés si je m'arrête aussi longtemps sur cette question étiologique des maladies glaucomateuses, elle jette un jour particulier sur la tendance que doit poursuivre toute bonne thérapeutique, qui est d'étudier à fond les conditions mécaniques dans lesquelles un état pathologique place un organe malade, pour y opposer des remèdes dont l'action soit aussi mécanique. C'est en suivant une telle voie qu'on arrivera, non empiriquement, mais bien par raisonnement, à des découvertes pareilles à celle de *de Graefe*, et sous ce rapport, notre spécialité peut, comme elle l'a si souvent fait, servir de guide dans la thérapeutique médicale.

VINGT-CINQUIÈME LEÇON

ÉTIOLOGIE (*Suite*). — TRAITEMENT DU GLAUCOME

Avant d'aborder le traitement du glaucome, il sera nécessaire d'insister encore sur quelques points d'étiologie, que
l'observation clinique fait connaître, et qui trouvent maintenant bien plus aisément une explication que si l'on a
recours à la théorie sécrétoire du glaucome.

Disons tout de suite que le manque d'élasticité de la sclérotique doit, certes, être essentiellement favorable au développement du glaucome, d'abord en ne permettant aucune distension compensatrice pour de faibles et transitoires aug-
mentations du contenu de la coque oculaire; en second lieu
en facilitant l'établissement du cercle vicieux dont il a été
question plus haut, c'est-à-dire que l'exagération de pression
agissant sur l'enveloppe scléroticale, surtout rigide dans ses
couches externes, les issues des voies de filtration qui aboutissent à la chambre antérieure sont comprimées contre cette
membrane à un degré d'autant plus marqué que la pression
est plus forte.

Le glaucome, qui constitue à peu près un pour cent des
maladies oculaires; n'éclate ordinairement que lorsque les
signes de sénilité se développent, c'est-à-dire après la cinquantaine ; à cette époque, en effet, des dégénérescences graisseuses, des dépôts calcaires se montrent dans la sclérotique,
des masses vitreuses apparaissent abondamment au voisinage des voies de filtration. Rien d'étonnant alors que l'œil
étant arrivé à cet état de plénitude, la moindre goutte dé-

versée, en quelque sorte, dans ce vase déjà trop plein, le fasse déborder. Cet accident se montre, par exemple, si conjointement à des altérations athéromateuses, variqueuses, anévrysmales des vaisseaux rétiniens, il se produit des irruptions de sang dans l'œil. Pareille chose s'observe, si, après une instillation d'atropine, la dilatation généralisée des vaisseaux suffit à amener cet excès de réplétion capable de rompre l'équilibre entre la sécrétion et l'excrétion, et d'établir le cercle vicieux qui rend cette rupture définitive.

Nous nous expliquons maintenant, comment sur pareils yeux, des congestions sanguines de quelque durée puissent aboutir à cette même perturbation d'équilibre; et rappelez-vous, Messieurs, que de tout temps, on a signalé que des émotions vives étaient aptes à provoquer le glaucome. Ainsi il est d'observation que chez certaines personnes, les émotions fortes, comme les peuvent provoquer les excitations génésiques, une violente colère ou même seulement un froissement d'amour-propre, rendent pendant longtemps la face vultueuse, provoquent l'injection de la conjonctive et font que, comme on dit vulgairement, les yeux sortent de la tête.

A cet égard, le fait relaté par *Fischer* est bien frappant. Une dame d'une soixantaine d'années, très-sensible aux pertes de jeu, quoique conservant, en raison de sa position élevée, toutes les apparences d'un calme parfait, est en peu de temps privée, par suite d'un glaucome, de la vue de l'œil gauche. Défense absolue lui est faite de se livrer au jeu. Ce conseil est fidèlement suivi pendant longtemps, lorsque cette dame succombe à la tentation; elle fait, par malheur, une perte importante aux cartes, et est prise dans la nuit d'une attaque glaucomateuse foudroyante qui la rend à jamais aveugle, les ressources de l'iridectomie n'étant pas encore connues à cette époque.

Je vous citerai encore deux autres faits : Un ingénieur distingué de Paris quitte en ballon cette ville, pendant le siége. La descente a lieu en pays ennemi. Pris et retenu en

prison, cet homme, âgé de cinquante-six ans, est instantanément atteint d'une diminution de la vue due au développement d'un glaucome chronique simple des deux yeux. Je fis
une iridectomie en 1871 du côté gauche, l'autre œil ne fut pas
soumis à l'opération parce que, en dépit d'une forte excavation, la vision centrale et le champ visuel n'avaient pas sensiblement souffert. Des examens réitérés, pratiqués même six
ans après l'opération, ont démontré que l'amélioration de la
vue s'était maintenue du côté gauche, et que la vision avait
conservé son acuité normale à droite.

Une dame de la bonne société est surprise dans un des
grands magasins de nouveautés de la capitale, au moment
où elle soustrayait un objet de minime valeur; arrêtée et
conduite en prison, elle est prise d'un glaucome chronique
irritatif sur les deux yeux qui amène rapidement des excavations profondes des nerfs optiques, avec diminution considérable de la vision, mais dont les progrès sont enrayés par
une double iridectomie.

C'est sur pareils yeux, en quelque sorte préparés pour une
facile rupture dans l'équilibre entre la sécrétion et l'excrétion,
que nous voyons la moindre irritation, comme il arrive à la
suite d'une blessure, de la pénétration d'un corps étranger, etc.
amener, non une hypersécrétion de liquide dans l'œil, mais
une congestion telle des vaisseaux qu'elle suffit pour rompre
l'équilibre. Le même accident, avec ses congestions transitoires, aurait trouvé chez un jeune sujet un œil apte à subir
une distension compensatrice, due à l'élasticité de ses membranes enveloppantes. Tandis qu'un semblable phénomène,
se produisant dans un œil atteint d'altérations séniles considérables, dont les voies de filtration ont peine à charrier au
dehors l'afflux normal de liquide dans la coque oculaire,
pourra entraîner un faible surcroît de tension qui sera cependant suffisant pour établir le cercle vicieux déjà mentionné.

Il était autrefois impossible de comprendre pourquoi le
glaucome s'observait de préférence dans certaines races (les

Israélites), ainsi que dans certaines familles : c'est qu'il s'agit de personnes à sclérotique peu extensible, chez lesquelles les voies de filtration traversent cette membrane de façon à être plus aisément mises hors fonction, par les changements séniles qui s'opèrent dans tout œil. Au contraire, constate-t-on une extrême rareté du glaucome chez les Arabes (non du littoral), il faut se rappeler la remarquable souplesse des fibreuses chez ce peuple, et l'absence absolue de tendance à l'accumulation de la graisse, à quelque âge que ce soit, par conséquent aussi le peu de propension aux dégénérescences graisseuses. Pourtant combien sont fréquents, chez ce même peuple, les glaucomes consécutifs à des perforations cornéennes, ayant déterminé une soudaine entrave dans la filtration !

La constitution de la sclérotique, et la façon dont il est livré passage au liquide qui filtre en dehors, doivent aussi nous expliquer pourquoi ce sont de préférence les hypermétropes qui fournissent le plus grand contingent à cette redoutable maladie ; et qu'on veuille bien ne pas supposer que ce soit le glaucome qui amène un changement tel dans la forme du globe oculaire qu'il devienne hypermétrope. S'il résulte de l'exagération de pression, dans un pareil œil plat, une légère modification, celle-ci doit au contraire avoir pour effet de rapprocher davantage l'œil de la forme sphérique, d'augmenter le rayon de courbure de la cornée, et, par conséquent, d'accroître le pouvoir réfringent de l'œil glaucomateux. Mais les mensurations ophthalmométriques les plus attentives ont démontré que si pareils changements s'opèrent, ils sont si peu appréciables qu'ils ne sauraient influer sur l'état de réfraction de l'œil glaucomateux. De telles altérations du côté de la réfraction, si exceptionnellement elles s'observent, sont très-probablement dues à un changement de forme et d'emplacement du cristallin ; mais, en règle générale, on peut dire qu'aucune modification sensible n'a lieu pour la réfraction ; tout s'opère du côté du pouvoir accommodateur qui est progressivement aboli:

Aucune différence à noter, pour ce qui regarde le sexe, dans le développement des affections glaucomateuses, au moins d'une façon quelque peu appréciable; de même nous ne saurions dire que l'œil gauche fût plus exposé à l'atteinte de cette maladie, et nous ferons la même remarque en ce qui touche les yeux fortement pigmentés.

Recherchons maintenant quels sont les faits sur lesquels on a cru devoir s'appuyer pour vérifier la théorie de notre éminent maître *Donders*, et démontrer que c'était une hypersécrétion de liquide qui déterminait l'augmentation de pression et les phénomènes du glaucome. Encore ici je me sers d'une expression impropre, ce n'est pas pour vérifier la théorie sécrétoire que les expériences furent instituées, non, le *jurare in verba magistri* imposait aux expérimentateurs le devoir de la prouver; ils n'étaient guidés que par l'idée de rechercher dans quelle région nerveuse il fallait placer l'irritation. Et encore avec quel défectueux bagage se mettait-on en campagne pour ces recherches! La répartition des divers nerfs dans l'intérieur de l'œil n'était guère connue, on ne savait pas même sous quelle dépendance se trouvaient les soi-disant nerfs sécréteurs, si le sympathique ou le trijumeau devait ici jouer le rôle le plus important dans cette question de sécrétion (filtration vasculaire).

Tout en se contredisant mutuellement, on s'est rangé à la théorie d'après laquelle le trijumeau devait être regardé comme le nerf dilatateur des parois vasculaires, le sympathique comme présidant à la contraction des mêmes vaisseaux (de *Hippel* et *Grünhagen*). Se trouvant alors dans le cruel embarras d'être obligé d'admettre que, seule, la dilatation active des vaisseaux par suite d'une irritation des fibres du trijumeau déterminait une augmentation de pression et le glaucome, tandis que la paralysie du sympathique, étant suivie pourtant d'une semblable dilatation, ne déterminait pas le même effet (quoique cliniquement l'instillation de l'atropine comme cause de l'attaque glaucomateuse plaidât fortement en ce sens), on levait la difficulté en disant que l'unique dilatation ne suffisait pas, mais que par l'irritation du trijumeau, on diminuait aussi la résistance des parois à la filtration, et qu'ainsi l'on augmentait cette dernière, alors que par contre la paralysie du sympathique dilatait bien les vaisseaux, mais ne diminuait pas cette résistance.

Mais en parvenant à augmenter la tension par l'irritation du trijumeau (et qui douterait que de pareilles expériences doivent pouvoir réussir d'une façon ou d'une autre à activer le déversement de liquide dans la coque oculaire), on n'arrivait pas à établir ce cercle vicieux, d'après lequel une fois la pression augmentée, des symptômes irritatifs se montrent, ainsi que l'accroissement successif de cette pression, autrement dit on n'obtenait pas le développement artificiel du glaucome.

A ce reproche on pouvait répondre que dans les expériences, l'irritation de certains nerfs ne pouvait pas artificiellement être assez longtemps entretenue sans amener l'épuisement, mais que la pratique suffisait bien pour prouver que des affections, telles que des névralgies de la troisième paire, étaient suivies d'une augmentation de tension intraoculaire et de glaucome. Je regrette de vous dire, Messieurs, qu'ici je ne saurais non plus me ranger à l'opinion d'expérimentateurs préoccupés surtout de démontrer l'exactitude d'une théorie dont il ne paraissait pas permis de douter.

Abstraction faite des observations mal recueillies, où les névralgies se trouvaient déjà sous la dépendance d'une augmentation de tension de l'œil, je ne pense pas que sur un œil *non préparé* à devenir glaucomateux, la névralgie la plus intense et la mieux répandue dans l'expansion du trijumeau, puisse faire éclater un glaucome, mais je ne doute pas non plus que, chez des personnes à altérations séniles précoces, dont les yeux sont le siège d'une réduction sensible dans l'amplitude de leur pouvoir de filtration, une névralgie périorbitaire soit susceptible, en rougissant l'œil, en le rendant larmoyant, autrement dit en le congestionnant, d'amener une attaque glaucomateuse. Je ne me refuse pas plus à reconnaître ce fait, qu'il me paraît indiscutable que certaines émotions morales vives puissent provoquer le même accident.

Il nous reste encore à établir comment l'irritation des nerfs dans l'œil même, par suite de la présence d'un corps étranger, doit être interprêtée en faveur d'une augmentation fonctionnelle des soi-disant nerfs sécréteurs. Ce que la clinique nous enseigne, c'est que la présence d'un même corps étranger, situé dans un point identique, aura des effets absolument différents s'il s'est logé dans l'œil d'un adolescent ou dans celui d'un vieillard; chez ce dernier seulement, il y aura une tendance manifeste à ce que les symptômes irritatifs prennent aisément le caractère glaucomateux. Donc aussi pour les corps étrangers, l'irritation et la congestion qu'ils déterminent ne produiront le glaucome que sur des yeux prédisposés par le rétrécissement ou l'obstruction partielle de leurs voies de filtration.

Si nous discutons avec tant de soin les données étiologiques du glaucome, c'est qu'il s'agit d'une des questions les plus importantes de la pathologie de l'œil, et dont la solution retentira sur toute notre thérapeutique oculaire. Et pourtant combien était-on peu préoccupé de pareilles études, lorsqu'on découvrit l'action de l'iridectomie dans le glaucome ! J'ai passé l'hiver de 1856-57 chez *de Græfe*, et il n'avait alors qu'une préoccupation, cacher les résultats merveilleux de cette opération jusqu'à ce qu'il se fût bien convaincu qu'il n'était pas le jouet d'une illusion ou du hasard. Ayant parcouru la clinique de *Desmarres* père, *de Græfe* avait surtout été frappé des étonnants résultats que les paracentèses donnaient dans les diverses affections oculaires et le glaucome en particulier. Il ne lui était pas échappé combien la détente de l'œil était encore plus prolongée lorsqu'on pratiquait la beaucoup plus importante paracentèse que nécessite l'iridectomie. On avait trouvé que, dans le glaucome, l'œil devenait très-dur; on employa le moyen qui se montrait le plus propre à ramollir cet organe et on fit l'heureuse découverte que le glaucome pouvait être guéri par l'iridectomie.

Grand fut alors l'embarras pour expliquer l'action de l'opération, trouvée empiriquement, contre une maladie qu'on ne connaissait elle-même que fort incomplétement. Mais jusque dans ses derniers travaux, tout en avouant ne pouvoir donner l'explication de cette action curative, *de Grœfe* faisait observer qu'heureusement elle n'ajouterait rien à l'efficacité de l'opération. C'est à peine s'il daignait faire allusion à notre façon d'interpréter cette question, en déclarant qu'elle lui paraissait peu heureuse. Pourtant, Messieurs, *de Grœfe* était loin d'avoir dit le dernier mot dans cet important débat du glaucome, où il s'agissait avant tout de se rendre bien compte de la nature de cette affection.

Quoique très-probablement pendant toute ma carrière médicale je ferai encore de préférence l'excision de l'iris, comme étant l'opération la plus sûre contre le glaucome, j'ai la conviction que notre science progressant, on y substituera un autre procédé plus simple encore et surtout plus logique. C'est dix ans après que *de Grœfe* eut fait connaître sa découverte, que je publiai que l'excision de l'iris n'était pas elle-même le point essentiel pour la guérison du glaucome; que cette excision était pratiquée uniquement parce qu'on ne pouvait pas sans danger établir une large ouverture à la jonction scléro-cornéenne puisqu'ainsi on s'exposerait à un enclavement de l'iris.

De l'enlèvement d'une partie de l'iris dans l'opération du glaucome résulte une inutile mutilation, et c'est ce qui se présente, ainsi que j'ai cherché à le bien faire pénétrer dans l'esprit des praticiens, pour un autre acte opératoire, l'extraction de la cataracte. Pourtant, là aussi, vous me voyez souvent m'éloigner de mes préceptes et enlever un étroit lambeau de l'iris, dans le but d'obtenir une plaie nette, propre à *assurer une bonne filtration*, ainsi que je l'ai fait ressortir il y a déjà plusieurs années, filtration qui doit surtout être bien régularisée pendant la guérison qui suit un traumatisme aussi étendu que celui de l'extraction. L'iridectomie n'est dans cet acte opératoire, qu'une *simple affaire de nettoyage des plaies capsulaire et cornéenne et surtout de l'angle iridien*; aussi je dois dire que je ne rencontre guère de confrère compétent en pareille matière, qui ne partage ma manière de voir et n'ait, sans hésitation, renoncé aux anciennes idées sur l'irritation de l'iris par les masses corticales, sur le tiraillement de cette membrane, etc., dans les cas où l'on laissait l'iris intact. Il faut reconnaître que pour cette importante opération on n'est pas encore arrivé à la suppression d'un temps opératoire assurément inutile, et jusqu'à un certain point même nuisible; on préfère la sécurité à une plus grande perfection, mais, comme pour l'opération du glaucome, on se débarrassera de cette entrave qui fait que l'on mutile inutilement un œil.

Comment agit l'excision de l'iris dans le glaucome? Incontestablement cette opération doit son efficacité à la section, et le nombre déjà considérable de sclérotomies (*Quaglino*, *Mauthner*, etc.) qui ont été pratiquées jusqu'ici le démontre surabondamment. Ces faits contredisent en même temps l'idée émise par M. *Ad. Weber*, d'après laquelle ce serait le tiraillement de l'iris, au moment où on attire celui-ci au dehors pour l'exciser, qui dégagerait ce diaphragme de l'espace de Fontana, soit que la traction agît directement pour atteindre ce but, soit qu'elle permît à l'humeur aqueuse d'opérer ce dégagement en s'insinuant entre les parties accollées. Nous avons du reste suffisamment insisté sur la façon dont on doit considérer l'accollement de l'iris dans l'angle iridien relativement à la production du glaucome, et quelle serait pour M. *Weber* l'action de l'iridectomie dans les cas de glaucome chronique simple, où évidemment, le plus souvent, cette encoignure est restée absolument libre de tout contact avec l'iris.

A part le rétablissement de la filtration à travers la cicatrice produite, on pourrait songer que la section possède un autre mode de dégagement pour l'œil. Ainsi pour ceux qui admettent que le canal de Schlemm soit un canal lymphatique, en communication avec les veines, dont le sang est retenu par un système valvulaire (non encore étudié) s'opposant à ce qu'il se répande dans ce canal, à moins de conditions exceptionnelles (et ainsi doit bien être considéré le pendu de M. *H. Schmidt*, chez lequel ce confrère a trouvé le canal de Schlemm charriant du sang); ceux, dis-je, qui regardent ce vaste espace lymphatique renfermé dans le tissu trabéculaire qui contourne la cornée, comme étant en communication avec les veines et capable ainsi d'éliminer directement la lymphe, autrement dit l'humeur aqueuse, pourront émettre l'opinion que la section établit entre ces veines et les espaces lymphatiques (la chambre antérieure) une communication plus directe.

La théorie de M. *Exner*, qui veut que l'excision de l'iris agisse en faisant communiquer plus directement les artères et les veines de l'iris, de façon qu'après l'iridectomie le sang artériel se déversant immédiatement dans le courant veineux, serait alors transporté sur la section sclérale, fournirait, dans le cas indiscutable de l'effet curatif de la sclérotomie, une explication à cette action par un déversement plus direct, au moyen de la cicatrice qui s'établit entre la chambre antérieure et le système veineux. M. *Waldayer*, auquel j'avais demandé si, pour lui anatomiste, pareille disposition pouvait s'expliquer, m'écrivit les lignes suivantes : « Ce problème ne saurait à mon avis être résolu d'une manière certaine au point de vue purement anatomique. Sectionne-t-on la région en question (l'angle iridien), alors tout naturellement on ouvre une série de veines, d'espaces lymphatiques, de capillaires et d'artères. Mais qu'arrive-t-il? Immédiatement et

suivant les conditions de pression, le sang peut se déverser
dans les espaces lymphatiques ou inversement, mais ceci ne
peut être que de courte durée. La réaction traumatique obli-
térera les vaisseaux ainsi divisés; mais ce qui est possible
c'est que plus tard il s'établisse *d'une façon durable* une
communication plus aisée entre les voies lymphatiques et
sanguines. Les vaisseaux sont susceptibles de devenir à nouveau perméables, les thrombus peuvent être éliminés, et
l'établissement d'une pareille communication entre les lymphatiques et les veines ne saurait évidemment être niée, rien
ne s'opposant, au point de vue anatomique, à une semblable
interprétation; mais il n'est pas non plus possible à l'anatomiste d'apporter une preuve à l'appui de cette assertion. »

Ce qui me paraît pour le moment démontré, c'est que le
glaucome résulte d'une entrave apportée à la filtration, que
l'opération du glaucome doit, pour qu'elle soit efficace, être
exécutée dans la grande zone de filtration, la voie de *Leber*,
que cette opération rétablit la filtration et assure l'équilibre
entre la sécrétion et l'excrétion de l'œil. En outre, il me
semble prouvé que l'excision de l'iris ne joue ici aucun rôle;
mais ce qui reste encore à découvrir, c'est si le rétablissement
de la filtration s'opère au moyen de la section, en facilitant
le déversement directement au dehors (cicatrice à filtration),
ou dans le courant veineux, ou enfin dans ces deux sens à
la fois.

Les malades eux-mêmes attireront parfois votre attention
sur ce mode particulier d'action de l'iridectomie. Il y a plusieurs années j'ai opéré un jeune officier, ancien élève de
l'École polytechnique, d'un glaucome consécutif qui lui était
survenu à la suite d'une perforation de la cornée gauche avec
enclavement de l'iris. Une large pupille artificielle fut faite
en haut pour dégager autant que possible l'iris, et réussit à
conserver un reste de vision et à faire cesser tous symptômes
d'irritation; en même temps, on put constater que l'opacité
de la cornée s'éclaircit d'une façon très-sensible. La réunion

de la plaie eut lieu par une cicatrice faiblement cystoïde.
Rencontrant un jour mon jeune malade, je lui demandai
comment il se trouvait de son œil opéré ? Sans avoir eu le
moins du monde connaissance des discussions sur le mode
de guérison de son affection, ce monsieur me fit cette
réponse : « J'éprouve encore de temps en temps quelques
sensations de pesanteur dans le front, surtout lorsque je
m'applique pendant quelque temps ; mon œil me paraît alors
durcir, mais j'ai trouvé maintenant un moyen d'un effet certain pour me débarrasser de cette sensation désagréable, je
fais une sorte de massage de mon œil à travers les paupières,
et comme j'ai pu m'en rendre compte devant une glace, je
parviens ainsi à faire filtrer une certaine quantité de liquide
sous la conjonctive qui reste soulevée pendant quelques
heures; dès que j'ai obtenu ce suintement, je sens aussitôt
mon œil dégagé.» Le malade ayant répété cette manœuvre
devant moi , j'ai pu me convaincre de l'exactitude de son
observation.

Sans vouloir le moins du monde amoindrir l'insigne service que la découverte de *de Græfe* a rendu à l'humanité, il
est parfaitement justifié de rechercher les moyens de perfec-
tionner son opération, et de la débarrasser de ce qu'elle a
évidemment de superflu et de nuisible. On y est incontestablement autorisé, si l'on considère que l'iridectomie est une
opération des plus difficiles lorsque la pression est portée à
un haut degré; et les meilleurs opérateurs sont unanimes à
reconnaître que faire une iridectomie exacte (sans enclavement de l'iris) dans un cas de glaucome aigu, est chose fort
difficile. Songe-t-on encore à la possibilité de produire des
subluxations du cristallin, créant ainsi soi-même une forme
maligne de glaucome; pense-t-on au sérieux danger de l'iridectomie dans le cas encore assez fréquent de glaucome hémorrhagique, alors on est bien autorisé à dire que l'iridectomie, comme opération du glaucome, n'est pas encore la
perfection, et l'on se trouve engagé à rechercher, sinon une

meilleure méthode, du moins un procédé opératoire qui, à côté de celui qui existe déjà, puisse être appliqué dans les cas où ce dernier présente de réels dangers. C'est dans ce sens que j'ai dirigé récemment mes recherches, sans cependant pouvoir encore me flatter d'être arrivé à des résultats certains.

M. *Knies*, en terminant son travail qui a eu un si légitime retentissement, dit : « On pourrait aussi songer à pratiquer l'ouverture de la limite scléro-cornéenne du côté de la chambre antérieure, d'une manière en quelque sorte sous-cutanée, ainsi que *Wecker* a déjà commencé à le faire, en laissant la section périphérique inachevée. » C'est dans cette voie, sans cependant avoir présente à l'esprit cette réflexion de M. *Knies*, que je me suis engagé pour mes derniers essais de sclérotomie. J'ai fait exécuter des sclérotomes de différentes largeurs, depuis 2 jusqu'à 4 millimètres (*voy.* fig. 18), dont la pointe représente une lance. Avec celle-ci, je traverse, en me tenant à 1 millimètre du bord cornéen, de part en part la chambre antérieure, mais de telle manière que le bord du sclérotome soit conduit tangentiellement à l'extrémité supérieure ou inférieure du diamètre vertical de la cornée, et que l'instrument incise, en traversant la chambre antérieure, l'angle iridien dans tout son parcours (fig. 19).

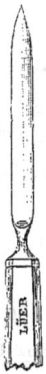

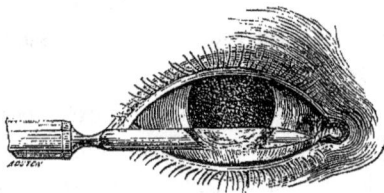

Fig. 18.

La section que M. *Knies* appelle sous-cutanée circonscrit, avec un sclérotome de 2^{mm}, un arc qui, sur une cornée de 12 millim. de diamètre, mesure $\frac{2\pi}{360}$ (96°22′46″)

Fig. 19.

× 6 = 10^{mm}09. Si sur une semblable cornée on exécute l'opération avec un sclérotome de 3^{mm}; cette même section atteint 12^{mm}56.

Vous m'avez souvent vu pratiquer cette opération, en particulier chez un confrère atteint de glaucome chronique simple de l'œil gauche, et qui m'écrit trois mois après son opération, qu'il est très-satisfait du résultat obtenu, lequel lui semble être définitivement acquis. Pourtant je ne voudrais pas encore actuellement me prononcer sur l'action comparative de la sclérotomie et de l'iridectomie. Très-probablement l'on accroîtra beaucoup l'action de l'opération si l'on ne se tient pas, avec le bord du sclérotome tangentiellement à la limite cornéenne, mais si on dépasse celle-ci d'un demi ou même d'un millimètre, de façon à être bien assuré que la section interne circonscrive un arc complet et pénètre en outre, près du bord cornéen inférieur ou supérieur (suivant l'emplacement que l'on a choisi), profondément dans le tissu trabéculaire de l'angle iridien. On pourra alors avec avantage se servir de sclérotomes étroits, bien plus facilement maniables.

Autrefois j'exécutais la sclérotomie avec un simple couteau de *de Græfe*, mais la nécessité de faire alors des mouvements de scie pour étendre la section, la difficulté d'obtenir deux ouvertures opposées d'égale étendue, m'ont fait recourir à des couteaux *ad hoc*, qui me permettent d'avoir, lorsque l'instrument a 2 ^{mm} de largeur, deux sections voisines du bord cornéen représentant, chacune, à la distance de 1 ^{mm} d'une cornée de 12 ^{mm} de diamètre, un arc de $\frac{2\pi}{360}$ (24°9′11″) $\times$ 7 = 2^{mm}95. Par l'emploi d'un sclérotome de 3 ^{mm}, ces arcs atteignent $\frac{2\pi}{360}$ (33°37′23″) $\times$ 7 = 4^{mm}10.

Je ne vous parle pas des sclérotomies qu'on a exécutées, soit comme le fait *Quaglino*, avec la lance, soit, comme *Bader* et *Spencer Watson*, avec le couteau *de Græfe*, en faisant une section identique ou même plus large que celle pratiquée pour l'iridectomie. Ces opérations me paraissent trop exposer à un danger auquel il faut échapper à tout prix, c'est-à-dire à l'enclavement de l'iris, que l'on évite par l'usage de sclérotomes étroits et l'emploi préalable de l'ésérine. Chaque sclérotomie sera précédée d'une série d'instillations de cet alcaloïde et suivie pendant quelques jours de l'application du même agent (deux instillations au moment du changement du bandeau, que le malade portera pendant deux jours). Du reste il n'est actuellement plus permis de procéder à une opération de glaucome, sans soumettre préalablement le malade à l'action de l'ésérine, mais il est nécessaire de savoir que, dans les cas aigus de glaucome, l'action du myotique ne s'obtient que bien imparfaitement. Aussi suis-je à me demander quel effet a bien pu atteindre *de Græfe* avec l'extrait de calabar, dans les cas de dilatation maximum de l'attaque glaucomateuse, lorsqu'il recommandait le resserrement de la pupille, afin de faciliter l'introduction du couteau lancéolaire dans la chambre antérieure. L'exagération de la tension et la difficulté apportée à l'absorption font que, même avec la meilleure ésérine, nous n'obtenons qu'une action très-imparfaite, et celle-ci doit avoir été à peu près nulle lorsqu'on se servait de l'extrait.

Je ne fatiguerai pas votre attention en vous parlant des soi-disant myotomies du muscle ciliaire, recommandées par *Hancock* et *Heiberg ;* elles ont eu l'avantage de démontrer qu'un débridement interne du tissu trabéculaire de l'angle iridien est capable de fournir une action puissante; elles ont encore contribué à donner la preuve que l'excision de l'iris ne joue pas un rôle actif dans l'opération du glaucome. Toutefois ces opérations, incertaines dans leurs résultats, sont actuellement abandonnées.

Il faut reconnaître qu'il est bien difficile d'expérimenter un nouveau procédé, lorsqu'on dispose déjà d'un moyen curatif puissant, surtout si l'on considère qu'il s'agit de conserver à un malade un restant de vision. Aussi, tant qu'un opérateur courageux ne se sera pas voué à la tâche périlleuse de prouver qu'on obtient par la sclérotomie ou l'iridectomie une puissance d'action égale, je vous conseillerai de vous tenir à cette dernière opération.

Dans deux circonstances seulement, je vous engage

25

vivement à renoncer à l'iridectomie et à recourir à mon procédé opératoire, c'est d'abord lorsque vous aurez reconnu
qu'il s'agit d'un glaucome hémorrhagique, car ici la double
section avec le sclérotome étroit (de 2 mm.) vous permet
d'échapper au danger de la section de l'iridectomie, et en
second lieu, dans les cas de glaucome absolu; là, la sclérotomie
doit toujours être préférée à l'iridectomie, l'opération n'étant
pratiquée que dans le but de débarrasser le malade de
fortes douleurs.

En pareils cas, au lieu d'énucléer, au lieu de faire de
vaines tentatives d'exciser un iris arrivé déjà à son plus haut
degré d'atrophie, enfin pour éviter de s'exposer à des subluxations du cristallin, à des hémorrhagies internes graves
qui augmentent souvent les douleurs, pratiquez sans crainte
la sclérotomie, que vous pouvez, si besoin est, répéter lorsque
son action s'est montrée insuffisante.

Quelques mots seulement sur les cures d'ésérine dans le
glaucome. L'essai tout empirique que fit M. Laqueur de
l'ésérine, était basé sur ce que l'atropine pouvait dans certaines conditions provoquer le glaucome; il se demandait alors
si la substance antagoniste n'aurait pas, dans un cas de glaucome, une propriété inverse. Malheureusement si l'atropine
provoque souvent le glaucome, l'ésérine ne le fait jamais disparaître. Cela se comprend d'ailleurs, car l'exagération de la
pression et l'obstacle à l'absorption empêchent son action qui
est incontestablement anti-glaucomateuse. Cette action, purement mécanique, résulte du dégagement par la contraction
de l'iris de l'angle iridien et du rétrécissement de tous les
vaisseaux du système vasculaire de l'œil, de façon à diminuer
la sécrétion.

L'ésérine doit être surtout recommandée dans les trois
circonstances suivantes : 1° lorsqu'au moyen d'une iridectomie ou d'une sclérotomie on a réduit la pression d'un œil
glaucomateux, en le rendant ainsi apte à recevoir cet alcaloïde. Aucune opération de glaucome n'est maintenant prati-

quée à notre clinique, sans être précédée et *suivie* de quelques
instillations d'ésérine. Si l'iridectomie n'a pas donné un résultat satisfaisant pour la vision, on prescrit un traitement
ayant pour base l'ésérine et conjointement on donne la quinine à l'intérieur (2 paquets de 20 à 25 centig. par jour). Ces
cures produisent parfois des résultats satisfaisants, et sont surtout recommandables si l'on a affaire à un malade qui n'accep-
terait pas une nouvelle opération, iridectomie ou sclérotomie
en sens opposé. Malheureusement ces cures ne peuvent être
bien longtemps poursuivies, parce que la conjonctive ne supporte guère un usage continu de l'ésérine et devient assez
rapidement le siége d'une conjonctivite folliculaire. Dans ces
conditions, les instillations se montrent douloureuses et irritantes; on se voit forcé alors de recourir à un collyre anti-
glaucomateux moins puissant, mais bien mieux supporté,
qui a pour base le chlorhydrate de pilocarpine. On instille
trois fois par jour une goutte d'une solution à 0, 10 centigr.
de cette substance pour 10 gr. d'eau.

2° L'emploi de l'ésérine est encore formellement indiqué,
en même temps que la quinine, dans tous les cas de prodromes
glaucomateux. Sachant que l'attaque aiguë de glaucome est
facilement suivie (ou par irritation sympathique, ou à cause
de la congestion de l'œil non opéré, ou enfin par suite de l'é-
motion) d'une attaque semblable sur l'autre œil, on peut avec
raison faire, pendant les premières semaines qui suivent l'o-
pération, des instillations d'ésérine du côté sain. Je conseille
ces instillations le soir au moment de se coucher, afin que le
trouble visuel produit par le myotique passe inaperçu pour
le malade et ne lui occasionne pas une inutile émotion.

3° La plus puissante action de l'ésérine consiste à préserver
l'œil des dangers d'un glaucome consécutif. Il n'est actuellement plus permis de traiter une perforation de la cornée
spontanée, ou traumatique, avec enclavement de l'iris, sans recourir à un emploi méthodique de l'ésérine. Je vous ai présenté un jeune homme, dont l'œil droit avait reçu le choc

d'un fragment de bille d'agate. La moitié infero-externe de
la cornée s'était trouvée fendue, et la plaie se prolongeait
encore de 7 à 8mm dans la sclérotique, le corps ciliaire ayant
été divisé. Après ablation du prolapsus, ce malade fut soumis à l'emploi prolongé de l'ésérine, joint à la compression.
Une cicatrice plate avec conservation d'une vision satisfaisante a été le résultat de ce traitement. Une velléité d'iritis
séreuse sympathique sur l'autre œil fut heureusement com-
battue par l'emploi de l'ésérine.

Un nombre considérable d'yeux peut être ainsi sauvé, en
substituant l'ésérine à l'atropine. Il est incontestable que
cette dernière substance aidait encore activement, dans les
cas de larges perforations, au développement du glaucome
consécutif et favorisait la déformation staphylomateuse.

Je termine le traitement du glaucome en vous disant comment il faut se comporter lorsqu'on a affaire à un glaucome
absolu, tel que l'œil reste très-douloureux et est pris souvent
de poussées nouvelles, dans lesquelles la tension déjà portée
à un très haut degré s'exàgère encore davantage (hémorrhagies
internes). L'énucléation d'un œil absolument impropre à
toute fonction paraît être le parti le plus raisonnable, mais le
plus souvent le malade se refuse à une pareille détermination.
Ici, à part la sclérotomie, l'emploi d'un drain nous a rendu
aussi des services ; mais ce moyen ne pourrait être appliqué
qu'autant qu'on aurait le malade sous sa surveillance, pour
pouvoir an besoin enlever le fil d'or, qui traverse un pont
sclérotical de 5mm de largeur près du bord cornéen ou une
bandelette de sclérotique d'un centimèt., en arrière du corps
ciliaire, si l'œil se montrait irrité par le corps étranger.

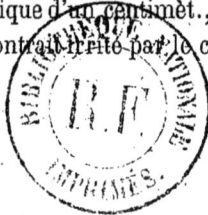

TABLE PROVISOIRE

DES MATIÈRES DE LA PREMIÈRE PARTIE

A LA MÊME LIBRAIRIE

Traité des maladies des yeux, par le docteur Ch. Abadie; 2 vol. in-8° de 500 pages avec 134 figures dans le texte (1876-1877). Prix : .... 20 fr.

Échelle métrique, pour mesurer l'acuité visuelle, par L. de Wecker; 1 vol. in-8° et atlas séparé contenant les planches murales. Le tout cartonné à l'anglaise. Prix : .. .. 7 fr. 50

Manuel d'ophthalmoscopie, par le docteur Landolt, directeur-adjoint du laboratoire d'ophthalmologie à la Sorbonne; 1 vol. in-18 cartonné, diamant avec figures dans le texte. Prix : .... 3 fr. 50

L'Œil artificiel, par le docteur Landolt; in-8° de 16 pages. Prix : .... 1 fr.

De l'entropion de la paupière supérieure, plusieurs cas opérés par le procédé de Snellen simplifié, suivis tous de guérison complète, par le docteur Brière, chirurgien de l'Hôpital du Havre; in-8° de 8 pages. Prix : .... 0 fr. 50

De l'iridectomie dans l'opération de la cataracte par extraction, par le docteur Dezanneau, professeur de clinique chirurgicale à l'école de médecine d'Angers; in-8° de 15 pages. Prix : .... 0 fr. 75

Considérations pratiques sur les cataractes, par le docteur Panas; in-8° de 32 pages. Prix : .... 1 fr. 25

Des atrophies papillaires, par le docteur Raoult; in-8° de 51 pages. Prix : .... 2 fr.

Du glaucome, sa nature, son traitement, par le docteur Reeb; in-8° de 90 pages avec figures dans le texte. Prix: ...3 fr.

De l'opération de la cataracte, nouveau procédé pour donner immédiatement à la vue toute son acuité et éviter une seconde opération en empêchant la formation des cataractes dites secondaires, par le docteur Deloulme; in-8° de 15 pages. Prix : .... 1 fr.

1483. — Paris. — Typ. Tolmer et Isidor Joseph, rue du Four-Saint-Germain, 43.

www.ingramcontent.com/pod-product-compliance
Lightning Source LLC
Chambersburg PA
CBHW061106220326
41599CB00024B/3932